우아한 건강법

생활습관으로 건강을 지키는

동의보감 양생법

우아한
건강법

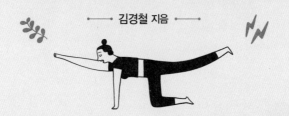

김경철 지음

소동

3부

거처

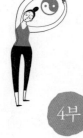

4부 감정

5부 남녀관계

6부 인간관계

7부 기후

생활 습관이 바뀌면
건강 운명이 바뀐다

여행을 가거나 수련원 등 특별한 장소에서는 여유와 행복을 느끼다가 일상으로 돌아와서는 삶이 행복하지 못하고 짜증나는 경우가 종종 있다. 일상에서 불편, 고통, 불안을 느끼거나 행복하지 않다면, 떠나기보다는 일상에서 실천할 수 있는 몸과 마음을 위한 건강 양생법養生法을 익히는 것이 필요하다. 이 책은 우리 전통 한의학에 기초하여 생활습관으로 내 건강을 지키도록 도와주는, 생활 양생養生을 위한 실용서라고 할 수 있다.

한의학이 강조하는 생활 양생에서 '양생'이란 무엇인가? 먼저 '양생'의 가치와 의미를 알 필요가 있다. 양생이란 질병의 예방과 재활 회춘回春(회복)을 통해 병 없이 건강하게 오래오래 사는 것이다. 곧, 심신心身을 건강하게 닦아 생활이 행복하고 자유로운 상태를 유지하는 것이다. 양생은 한의학 이론 중에서 가장 독특하고 실천적인 내용이다.

머나먼 상고시대부터 사람들은 본능적으로 질병을 예방하고 건강을 증진하는 수많은 귀중한 경험들을 축적해왔다. 이를 토대로 한의학은 음식, 거처, 감정, 남녀 성생활, 인간관계, 기후 여섯 영역에서 생활 속에서 실현할 수 있는 건강하고 오래 사는 방법에 대한 기초를 마련하였다. 그것이 '생활 속 건강 장수 양생법'이다. 한의학의 원전에 해당하는 《황제내경黃帝內經》과 《동의보감東醫寶鑑》 전체가 양생 이야기라고 할 수 있을 정도로, 한의학과 양생은 연관이 깊다.

《황제내경》은 "사람은 하늘과 땅의 기운으로 생하고, 사계절의 법으로 이루어진다."고 하여, 양생의 기초를 자연에서 마련하였다. 소우주小宇宙인 사람은 대우주大宇宙인 자연의 변화에 적응하여 생명을 유지한다는 뜻이다. 또한 《황제내경》은 "지혜로운 사람은 반드시 계절에 순응하여 추위와 더위에 적응하고, 감정을 조절하고, 거처에 편안하며, 남녀관계를 절제함으로써, 사특한 기운을 피하고 장수한다."라고 하여, 양생의 구체적인 항목과 내용과 방법을 말하고 있다. 이처럼 한의학은 양생의 범주에 자연 환경에 대한 적응과 인간 생활의 다양한 요소를 넣었으며, 인간 지혜의 최고이며 최종 목적이 바로 무병 건강 장수를 누리는 양생이라고 보았다.

사실, 시대를 막론하고 인간은 건강 장수를 갈망하였다. 최근에는 우리 사회가 고령사회로 진입하면서 건강 장수에 더 많은 관심이 집중되고 있다. 오늘날 한의학의 양생론은 신체와 정신을 함께 다루는 전일의학全一醫學의 입장에서 다양한 이론들을 바탕으로, 인격 수양, 정기신精氣神 수련, 마음 수행 등 폭넓은 분야로 연구가 확대되고 있다.

단군 신화에 마늘과 쑥이 등장한 데서 알 수 있듯이, 한의학과《동의보감》은 긴 세월 동안 우리 민족의 역사와 함께하였다. 인간의 생명과 생활을 관찰하고 연구해 집대성한《동의보감》은 중국에서도 찾아볼 수 없는 의학 체계를 구축하여 백성의 건강을 책임졌다. 또 동무東武 이제마李濟馬는《동의보감》의 건강 의학 정신을 계승하고 여기에 유학儒學의 사회생활 규범을 융합하여 네 가지 유형類型의 개체성 의학, 즉 사상 체질 의학을 발전시켰다. 사상 체질 의학은 이전과는 비교할 수 없을 정도로 개인의 건강과 생활습관을 체계적으로 관리할 수 있게 하였다.

그런데, 현대 한국사회를 살펴보자. 우리는 서양의 의학과 물질문명을 숭배하며 살아가고 있다. 일제강점기와 분단으로 인해 고대와 중세에 동북아시아의 정신문화를 지배했던 우리 조상의 뛰어난 양생법을 제대로 전승받지 못하여, 우리의 것을 모르고 단지 서양의 물질문명만 흉내 내고 있다.

이 책을 집필한 이유가 이것이다. 우리 한의학과《동의보감》에는 장수와 건강관리에 관한 뛰어난 양생법이 많다. 독자들이 우리 전통 양생법의 유익한 내용과 방법들을 이해하고 생활에서 실천함으로써, 정체불명의 건강법, 개인의 경험에 의한 방법, 서양 의학의 분석적 방법에 의존하지 말고, 지혜로운 사람으로 살아가면 좋겠다는 마음이 간절하다. 우리 전통 건강 양생법이 임상의학에서 크게 각광을 받지 못한 것은 양생의 목적이 질병 치료가 아니라 예방과 건강증진이기 때문이다. 그러나 병이 나고 고치려면 돈과 시간이 훨씬 많이 든다. 생활습관을 고쳐서 건강해질 수 있다면 경제적으로도 얼마나 효율적인가.

우리 전통 건강 양생법은 크게 세 가지를 강조한다. 먼저, 자연의 변화 이치를 알아서 자신이 생활하는 지역 여건과 기후 변화에 순응하는 삶을 강조한다. 둘째, 늘상 마주하는 사람들과의 만남을 원활하게 하는 '관계의 삶'을 말하고 있다. 나 자신의 개성을 알고 또 상대방의 특성을 알아서, 이웃을 열린 마음으로 대하고 열린 사회생활을 하자는 것이다. 마지막으로, 인간 내면의 마음, 정신의 행복과 편안함을 강조한다. 감정의 조절이 바로 해당한다. 가령 욱하는 분노를 조절하려면, 평소 감정 조절의 힘을 길러야 한다. 이를 위하여 마음공부를 해야 한다. 스스로의 내면을 훈련하면 복잡한 사회생활에서 발생하는 스트레스를 극복하는 데 큰 도움이 된다.

인간의 건강에 일상생활이 끼치는 영향은 매우 크다. 계절 변화, 지역 특성, 타고난 유전적 특징 등도 당연히 중요하다. 하지만 이들은 개인이 건강에 알맞도록 변경하여 최적화하기란 아직 어렵다. 그러나 일상생활은 개인의 노력에 따라 누구나 충분히 건강 장수를 누리도록 바꿀 수 있다.

생활습관에 따른 건강관리의 핵심은 우리 스스로가 생활 속에서 지속적으로 노력하여 습관화하는 것이다. 건강을 지키는 습관이 생활과 하나가 될 정도로 고도화되면, 이 습관은 청년에게는 열정과 자신감을 가지게 하고 장년과 노인에게는 회춘을 선사할 것이다. 난치병 환자는 재활과 갱생으로 이끌며, 우울·분노증후군·공황장애 등으로 심리적 문제가 있는 사람은 행복과 자립의 길로 나갈 수 있도록 도와준다. 또 사회 적응력과 인간관계 형성이 부족한 사람은 대인관계를 원활하게 해준다. 이렇게 개인의 건강을 증진하고 이들을 행복한 사회생활로 인도하면, 이는 개인의 건강관리로 끝나지 않고 더불어 사회적 문제를 해결하는 데 많은 도움이 된다.

한의학의 연구 대상은 인간의 생명과 생활이다. 그래서 한의학을 '물심양면物心兩面으로 관찰되는 인간 생명과 인간의 다양한 생활을 연구하는 학문'이라고 정의할 수 있다. 한의학은 질병의 발생과 치료 및 예방이라는 입장에서, 인간 생활의 구성 요소를 음식 섭취, 거처와 운동, 감정의 조절, 남녀 성생활, 인간관계와 사회생활, 기후 적응이라는 여섯 측면으로 본다.

이 여섯 영역에서 음식, 거처, 감정(희로喜怒), 남녀관계(음양陰陽), 인간관계와 사회생활의 부조리나 파손은 신체 오장육부五臟六腑의 내부적인 문제를 주로 야기하므로 내상內傷이라고 분류한다. 반면, 기후 적응이 그릇되어 발생하는 감기·독감·폐렴 같은 질병 등은 발병 요인이 주로 외부에서 비롯하므로 외감外感이라고 분류한다.

이 책은 모두 일곱 개의 장으로 구성되어 있다. 제1장은 '양생'의 기본 개념을 설명하며, 나머지 여섯 장은 음식, 거처, 감정, 남녀관계, 인간관계, 기후로 나누어 생활 속 건강 양생법을 살펴본다.

음식 인간 생활에서 음식은 건강 장수의 양생에서 아주 중요한 요인이다. 음식물 섭취는 생명 유지에 필수적이기 때문이다. 인간은 입으로 음식을 먹고 마시고, 코로 호흡하여 생명을 유지한다. 그리고 신체 아래로는 앞뒤의 구멍으로 소변과 대변을 배설하며 살아간다. 이를 한의학에서는 인체가 우주 자연의 기운과 소통하는 경로라고 하는 '승강출입升降出入'으로 설명한다. 즉 코로 숨 쉬는 호흡呼吸은 기氣와 양陽적인 생명현상이며 하늘의 기운과 통한다. 이에 대하여 입으로 먹고 마시는 음식飮食은 인체의 혈血과 음陰적인 현상으로 땅의 기운과 통한다. 음식은 호흡을 통한 에너지 생성과 신체의 물질적 요소를 구성하는 원천 재료라는 점에서, '음식 양생'의 중요성을 알 수 있다.

잘못된 음식 섭취로 생기는 질병을 음식상飮食傷이라고 한다. 이 음식상은 대표적인 내상병內傷病으로 특히 비위脾胃의 소화기 조절이 중요하며, 비위론脾胃論이 주로 음식 내상 질병의 진단과 치료를 담당하였다.

거처 거처는 현재 생활 여건과 환경, 사업과 노동, 운동과 취미 생활 등을 포괄적으로 말한다. 일상생활의 규칙성과 건강 운동이 중요하다는 것이다. 일하고 잠자고 휴식하는 주거 환경과 운동하고 취미 활동하는 환경에 대한 관리를 합해서 '거처 양생'이라고 한다. 거처는 인간의 경제 영역이나 문화 활동과도 연계되며 다양한 질병을 야기하므로, 사회적으로 예방 관리가 중요한 영역이다. 지금 우리 사회에서는 양생의 영역이 다양한 매체를 통하여 음식 생활에 집중되는데, 요샛말로 진정한 웰빙 힐링 문화가 형성되려면 바로 이 거처에 대한 양생법이 많이 홍보되어야 한다. 특히 정기신 이론을 바탕으로 하는 호흡 운동, 몸·마음·호흡의 삼위일체를 요구하는 도인導引 운동이 중요하다. 아울러 각종 양생 이론을 바탕으로 거처에 관한 다양한 내용이 개발되어야 할 것이다. 지역의 특성을 고려하고, 건강한 생활환경 조성을 위한 좋은 조경에 대한 연구 개발과 보급도 중요하다.

잘못된 거처로 일어나는 질병을 노권상勞倦傷이라고 한다. 노권상은 피로를 주 증상으로 하여 발열·오한·통증 등의 다양한 신체 증상이 나타난다. 노권상은 장기간의 지속적인 신체 손상으로 생기며, 오장육부의 생체 기능 자체가 부족한 본허本虛의 병증病證에 해당한다. 노권상도 음식상과 함께 내상에 속하므로, 비위론적인 입장에서 진단과 치료를 취급한다.

감정 질병이나 건강과 관련하여 인간의 감정은 중요하다. 특히 현대인에게 감정의 안정은 더욱 중요하다. 감정 폭발은 곧바로 질병을 야기하는 원인이 되기 때문이다. 겉으로 나타나기 쉬운 감정은 내부 성품의 내용과 연계가 깊다. 그래서 한의학에서는 음양 관계인 감정과 성품을 합쳐서 성정性情이라고 한다. 성정, 즉 정신적 측면의 안정과 편안함이 결국 행복한 생활로 이끈다. 여기서 가장 중요한 점은 감정이 생리적인 범위를 벗어나면 신체의 오장五臟을 직접 병들게 하므로, 감정의 심한 변동을 경계하고 근신謹愼하는 일이다. 감정의 조절과 안정은 장수 양생의 필수요소이다.

특히 질병 관리와 장수 건강을 다루는 의학적 입장에서, 한의학은 인간의 감정을 노희사우비공경怒喜思憂悲恐驚의 칠정七情으로 관찰하여 과도한 감정으로 일어나는 질병을 칠정상七情傷이라고 한다. 칠정상은 인체의 생리 기능 자체가 부족하여 일어나는 본허의 경우보다는, 각종 스트레스로 인하여 감정이 격해지고 기운 순환이 제대로 이루어지지 않아서 발생하는 '울체鬱滯'라고 할 수 있다. 이렇게 기운 순환의 소통疏通이 제대로 이루어지지 않아서 불통不通이 되면 인체가 이차적으로 허손虛損(어떤 손상으로 허약하게 됨을 말함)에 이른다. 이 기운의 불통으로 울체되어 생리 기능이 제대로 발현되지 못하고 기능이 억제되는 병증의 범주를 본한本寒이라고 한다. 본한으로 인하여 이차적으로 나타나는 피로 · 허약 · 허손은 노권상의 본허와는 다르게 진단하고 치료해야 한다.

남녀관계 장수 건강에서 남녀 성생활의 조절 또한 큰 의미를 가진다. 성관계는 인간의 자연적인 본성이지만, 질병 관리와 장수 건강의 양생을 위해서는 적절히 조절해야 한다. 너무 지나치거나 어긋난 성행위는 인체의 구성 요소인 정신기혈精神氣血과 오장육부에 직접 손상을 끼치므로, 양생론에서는 삼가 조절하는 것을 모범으로 삼는다. 지나친 성관계로 생기는 질병을 방노상房勞傷이라고 한다. 방노상은 오장육부의 기능을 저하하므로, 생리 기능 자체가 부족하고 저하된 본허에 해당한다. 젊은이가 마치 노인처럼 행세하거나 며칠 굶은 것처럼 기운이 부족한 증상이 바로 본허이다. 흔히 말하는 보약으로 꾸준히 대처해야만 한다.

또한 남녀 성관계 문제는 태교와 육아 문제와 밀접하게 관련있다. 고령화 저출생 시대에서 태교는 국가 정책적으로도 중요한 의미를 지닌다. 한의학의 남녀 방사와 태교를 잘 활용하면, 일등 국가의 초석을 마련하는 계기가 될 것이다.

인간관계 질병은 개인의 문제만으로 발생하는 것이 아니다. 사회생활과 인간관계에서 영향을 받아 일어나기도 한다. 사람은 혼자 사는 존재가 아니라 사회를 형성하여 살아간다. 그래서 사람과 사람의 관계에서 다양한 건강 문제가 발생한다. 사회생활 측면에서 질병은 먼저, 스스로 성실하지 못하거나, 둘째 타인을 간파하지 못하여 스트레스를 받는 경우에 발생한다. 가령 상대를 잘못 판단하여 사기를 당하거나 사업을 망치면, 건강은 일순간에 망치고 만다. 고대와 중세에는 주로 질병을 자연과 개인의 관계 중심으로 연구하였지만, 유교 성리학의 영향을 받은 이제마의 《동의수세보원東醫壽世保元》이후에 사회활동과 인간관계의 측면에서 자신이 스스로 건강을 해치고 질병을 야기하는 경우와 타인으로부터 스트레스를 받아 건강을 해치고 질병이 발생하는 경우까지 포함하여 연구하기에 이른다. 그리하여 자기 자신과 다른 남을 제대로 알고 현명하게 대처하는 지인知人 양생법이 건강 유지의 핵심이 된다. 특히 구조와 기능이 복잡한 현대사회에서는 지인 경영의 건강 양생법이 더 중요해지고 있다. 사회생활과 인간관계에서 다양한 문제가 일어나고, 이것이 개인의 성정 발현에 영향을 미쳐서, 건강을 해치고 질병을 야기하기 때문이다. 건강 백세 양생 연구에서는 사람을 제대로 알고 이에 맞도록 대처하고 인간을 경영하는 일이 아주 중요하다.

기후 한의학은 기후 적용을 중요하게 여긴다. 자연의 변화 법칙인 음양오운육기론陰陽五運六氣論을 바탕으로, 계절에 따른 기후 변화의 적용을 중요한 양생 내용으로 보는 것이다. 《황제내경》에서 "사계절의 음양은 만물의 부모이다."[四時陰陽者, 萬物之父母]라고 하였다. 계절의 변화에 적응하는 것이 생명 유지에 으뜸이라는 뜻이다. 이는 중국과 한국 등의 동북아시아 지방에서 사계절의 기후 변화가 생명의 생존과 번영에서 핵심적인 필요충분조건이며 이에 대한 적응이 아주 중요함을 관찰한 결과이다.

봄·여름·가을·겨울 사계절의 온열량한溫熱凉寒 사기四氣와 풍도·온도·습도의 기후 조건인 한서조습풍화寒暑燥濕風火 육기六氣가 바로 생명 생존의 필수 조건이다. 여름에는 섭씨 30도를 넘고 겨울에는 영하 20도 아래까지 내려가서 일 년의 기온 차이가 50도가 넘는 자연 환경을 감안하면, 사계절 기후 변화에 적응하는 양생이 중요하지 않을 수 없다. 이런 사계절 기후 변화에 적응하지 못하여 발생하는 질병을 외감병外感病이라고 하며, 이 외감병을 대상으로 상한론이나 온병론 등이 등장하여 감기·독감·폐렴 등을 치료하였다.

이상의 음식, 거처, 감정, 남녀관계, 인간관계, 기후 등의 6대 생활 건강 요인은 '건강 습관' 길들이기로 조절할 수 있다. 최근 암 등의 난치병을 이긴 환자들의 생생한 경험을 토대로 열 가지 생활 건강 지침이 나왔다. 십대 수칙으로 긍정적 마음, 적극적 자세, 규칙적 운동, 올바른 식습관, 금연과 절주, 정기적 건강검진, 과로를 피하고 나에게 맞는 생활하기, 사랑하는 사람과 함께하기, 마음으로 덕을 베풀기, 종교 생활 등을 제시하는데, 이는 생활습관을 강조한다는 측면에서 우리 전통 양생법과 유사하다.

일본 건강 속담에 "나에게 맞는 건강 생활법을 하나만 제대로 알고 실천한다면, 큰 행운이다."라는 말이 있다. 처음에 다양한 방법을 실행하기 어렵다면 자신이 쉽게 실천할 수 있는 한 가지부터 시작해 보자. 병원이나 건강관리원을 가지 않아도 되고 특별한 약을 복용하지 않아도 되니 얼마나 좋은가.

'건강 습관' 길들이기는 그냥 되는 것이 아니다. 평소 생각을 하지 않아도 실행이 저절로 될 정도까지 무수히 반복하는 연습이 필요하다. 적어도 1년 이상 꾸준히 지속해야 진짜 '건강 습관'이 되고 몸에 배면서 자연스럽게 실천할 수 있다. 영국의 사회개선가 새뮤얼 스마일스가 "생각이 바뀌면 행동이 되고, 행동이 되면 습관이 되고, 습관이 되면 성격이 달라지고, 성격이 달라지면 운명이 변한다."고 습관의 힘을 설명했다. 가장 중요한 것은 마음으로 받아들여 생활에서 실행하는 노력이다. 마음이 움직이면 행동이 달라지고, 건강이 바뀌면 운명이 변한다.

우리 모두 아프지 말고, 한의학으로 건강하게 오래오래 살자.

나에게 맞는 건강 생활법 하나를 찾아
제대로 알고 실천하면 큰 행운이다.

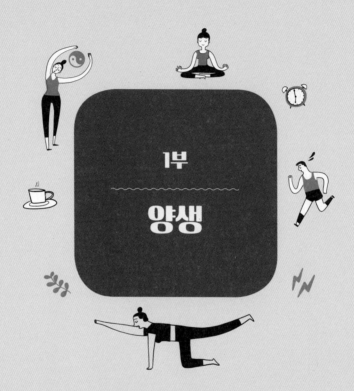

1부

양생

1 상대적 변견에
빠지지 말자

《동의보감》양생법은 이 세상이 상대적이라고 본다. 우리는 상대적인 변견*에 집착하지 말고 이를 정확하게 알아 잘 활용해야 한다.

낮과 밤, 여름과 겨울, 추위와 더위, 남자와 여자, 청년과 노인, 건강과 질병, 정신과 육체, 승자와 패자,

* 변견(邊見)은 상대적인 가장자리, 즉 중심에서 벗어난 극단적 측면을 뜻한다. 낮과 밤, 남자와 여자, 탄생과 죽음, 깨끗함과 더러움 등의 상대성도 일종의 변견으로 볼 수 있다. 또한 우리가 어떤 대상을 보고 '좋다'거나 '싫다'거나 판단한다면, 이런 생각과 느낌이나 감정 등도 모두 변견이다.

여당과 야당, 있음과 없음, 좋음과 싫음 등 세상의 모습은 모두 상대적인 속성을 지닌다. 현실 세계의 물질과 현상 그리고 우리 육체와 생각은 항상 변화하며 절대적으로 영원한 것은 없다. 수십억 년 된 태양이나 지구조차도 처음엔 생겨난 것이니 언젠가는 사라질 터이다. 하물며 일상의 사건 사고, 그 느낌이나 주장은 말할 것도 없다.

이처럼 우리가 보고 듣고 느끼고 생각하는 모든 것이 고정된 것이

아니며, 상대적인 변견이자 진짜가 아닌 허상虛像이라는 점을 인정하는 태도가 중요하다. 우리 느낌, 생각, 판단은 결국 현상, 사건 사고, 물질 등의 상대적인 모습에 의하여 일어나는 편벽 편중된 상대적인 변견이다. 그것을 마치 절대적이며 영원히 옳은 것인 양 그릇되게 인식하는 잘못을 범하면 안 된다.

우리가 접촉하는 대상도 상대적이고 내 느낌과 생각과 판단도 상대적이므로 그 모습에 집착할 이유가 없다. 이 점을 명확하게 알고 실행하면서 살아간다면 자유롭고 행복한 인생이라고 할 수 있다. 이 세상 밖으로 드러난 모습에 집착하지 않으며 또한 우리 안에서 생겨난 감정과 사고에 얽매이지 않고 이를 자유롭게 마음껏 잘 다루며 사는 삶이야말로 행복이자 축복이 아니고 무엇이겠는가.

《동의보감》의 양생 공부가 말하는 자유와 행복은 바로 이 점이 핵심이다. 온갖 현상, 사건 사고, 물질 그리고 우리가 일으키는 느낌, 생각, 판단은 상대적이므로 변견에 빠지지 말자는 것이다. 또한 온갖 모습의 경계에 집착하지 않는 데 그치지 말고(만약 이 세상이 진짜가 아니라는 차원에 머물기만 하면, 이 세상은 허무하다는 염세적인 변견이 되고 만다.) 여러 모습을 자유자재로 활용하면서 주체적으로 인생을 운영하자는 것이다.

우리는 이러한 상대적 이치와 활용을 모른 채 하나의 상대적 변견을 마치 모든 것으로 받아들이고 살아간다. 우리가 접촉하는 대상을 절대적 진짜라고 여기고, 우리 느낌과 생각과 판단이 절대적으로 옳다고 여기면서 말이다. 경제적 부유함, 사회적 성공, 아름다운 육체, 정치 권력, 품격 있는 문화생활 등을 추구하면서, 그것의 상대적인 의미와 가치를 생각하지 못하고 마치 절대적인 양 여긴다. 그 경계에 얽매여서 옴짝달싹 못하고 살아간다. 이 얼마나 아쉬운 삶인가.

사회적 제도를 넘어선 인간적 접근

개인 생활만이 아니라 한국 사회 전체도 마찬가지로 고정관념에 집착하여 상대적 변견을 절대적인 것으로 착각한 결과 온갖 갈등을 겪고 있다. 경제의 성장과 분배 문제, 노사 문제, 정치 이념의 충돌, 커지기만 하는 빈부 격차, 저출생 고령화 사회의 청년층 실업 문제에 등장하는 세대 간 갈등, 종교간 불인정, 중앙과 지방 사이 갈등 등 엄청난 회오리에 휩싸여 있다. 그러면서 각자의 생각과 판단이 옳다고 자기주장을 강하게 내세우며, 자신과는 다르게 생각하고 판단하고 행동하는 이들을 인정하지 않으려 한다. 갈등의 폭과 강도는 점점 심해져만 가고 있다.

이런 사회적 갈등을 해결하기 위해서는 제도를 마련하는 일도 물론 중요하다. 하지만 그와 더불어 인간적 접근이 절실하다. 그 기본이 바로 상대적 입장, 즉 나만 옳은 것은 아니라는 태도이다. 이 세상에 절대적으로 옳은 입장은 없다. 따라서 나와 다른 인식과 행동을 받아들이는 태도가 중요하다. 나아가 내 판단이 상대적 변견임을 알고 다름을 인정하는 '인간 노릇'에 대한 교육이 필요하다. 이 세상은 상대적이고 내 경험도 그러하며, 사회적 관념도 상대적 변견일 뿐이다. 그 변견에 얽매이지 않도록 스스로를 잘 챙기면서 살아가는 일이 멋진 삶이 될 것이다.

◆◆◆ 우아한 건강법

- 변견은 진짜가 아닌 '헛것'이다.
- 상대적 변견에 집착하여 여러 망상과 잡념을 일으키지 않고 살아가는 것이 건강생활 (양생)의 기본이다.

2 변화하는 순환을 인정하자

음양 상대성과 더불어 이 세상을 살피는 한의학의 관찰법이 '오행론五行論'이다. 이 오행론에 적용하여 살아가는 것은 무엇보다도 건강 장수를 추구하는 양생의 지혜로 손꼽힌다. 오행은 목화토금수木火土金水로 우주 자연의 다섯 가지 순환 요소, 에너지, 세력, 단계별 특성 등을 뜻한다. 이는 자연의 핵심적인 5대 특성으로서 발생發生, 추진推進, 통합統合, 억제抑制, 침정沈靜의 다섯 가지 힘과 기능을 말한다. 생명의 5대 특성인 운동, 혈액 순환, 소화 영양, 호흡, 배설과도 연계된다. 이 오행으로 세상의 변화를 관찰하고 만사를 분류할 수 있다. 오행론은 끊임없이 순환하는 사계절을 중시한다. 또한 1년 사계절의 순환처럼 인간사도 흥망성쇠를 순환하는 것으로 보므로, 순환의 자연관·인생관·역사관을 지닌다.

목木의 발생은 어떤 무엇이 새롭게 생기는 것을 말한다. 가령 좋은 아이디어가 떠오르는 것, 새내기가 입학하는 것, 마음을 다잡아 새롭게 시작하는 것, 봄에 새싹이 나는 것, 생명이 탄생하는 것, 힘찬 근육의 움직임, 눈이 보는 것, 간장과 담낭의 기능 등이 발생의 목에 속한다.

화火의 추진은 생겨난 기운이 성장, 발전, 전진하는 것이다. 가령 아이가 성장하여 청년이 되거나 여름에 나무가 잎이 무성하고 꽃이 피는 것, 힘차게 앞으로 나아가는 모습, 문화가 발전하는 경우, 적극적이고 무성하게 진행하는 상태, 뜻한 바를 성취하려고 열심히 일하는 상태, 심장과 혈액순환이 잘 되는 상태, 영양을 흡수하는 소장의 기능 등이 추진의 화이다.

금金의 억제는 성장한 기운이 쇠퇴하여 수렴하는 것을 말한다. 예를 들어 가을에 한편으로 알맹이의 결실을 수확하고 한편으로 쭉정이를 버리는 것, 중년의 쇠퇴기, 전진과 발전에서 뒤를 돌아보고 다짐을 하는 상태, 달리기로 심장이 부담되면 숨이 차서 더는 뛰지 못하는 상태, 우울하여 기운이 축 처지는 상태, 폐장과 대장과 피부의 기능 등이 바로 억제의 금이다.

수水의 침정은 저장, 응축, 보관하여 다음을 기대 혹은 기약하는 것이다. 가령 겨울에 씨앗을 창고에 보관하는 것, 물이 얼음이 되는 것, 깊이 생각하거나 장기적으로 기억하는 것, 추워서 안으로 들어가는 것, 뼈처럼 응축되는 상태, 머리카락처럼 질긴 것, 노년기, 신장과 방광 그리고 자궁과 전립선 등의 기능을 말한다.

통합하는 토土는 조절, 융합, 자기화自己化하는 것을 말한다. 가령 양의 상태에서 음으로 전환하는 중간 과정, 사계절 중에서 특히 여름에서 가을로 전화하는 환절기가 대표적이며, 인생에서 변화가 심한 사춘기와 갱년기, 이보 전진을 위하여 잠시 휴식하는 일보 후퇴, 경쟁 시합에서의 숨 고르기, 갈등을 중재하고 조절하는 것, 음식 섭취와 소화 영양 과정, 비위의 기능, 살찌는 것 등이 통합 기능의 토이다.

변화의 때에 맞도록 살기

오행은 서로 도와주고 견제한다. 봄의 목은 여름의 화를 도와준다. 여름의 화는 1년에 네 번의 환절기를 대표하는 여름과 가을 사이의 환절기인 토를 도와준다. 토는 가을의 금을 도와준다. 가을의 금은 겨울인 수를 도와준다. 겨울인 수는 다시 봄의 목을 도와준다. 이것이 상생相生이다. 돌고 도는 순환 과정에서 서로를 돕고 지원하는 작용이다. 목생화, 화생토, 토생금, 금생수, 수생목을 말한다. 이는 부분적 상생이 아니라 오행 전체 균형을 위한 상생이다.

반면 상극은 서로 견제하고 제압하는 것이다. 일반적 상태에서 목은 토를 이긴다. 토는 수를 이긴다. 수는 화를 이긴다. 화는 금을 이긴다. 금은 목을 이긴다. 상극은 견제하고 통제하여 조절하는 것을 말한다. 상극을 위한 상극이 아니라 오행의 전체적 조화를 위한 상극이다. 이처럼 오행은 상생과 상극을 통하여 조화를 이룬다. 상생만 있다면 그리고 상극만 있다면 너무 한쪽으로 치우쳐 과도한 오행은 결국 그 순환 관계가 파괴되고 만다. 그러므로 상생과 상극은 적절한 중도 상태를 유지하는 것이 중요하다. 우리 인체와 인간 사회의 전일적인 조화와 균형도 마찬가지라고 할 수 있다.

이 오행을 바탕으로 세상만사를 고정되지 않은 순환 과정으로 보고, 이에 맞도록 살아가자는 것이 한의학 양생의 기본 철학이다. 연애도 사업도 질병의 진단과 치료도 정치도 경제도 인생도 역사도 모두 고정된 것이 아니므로, 그때그때 시절의 변화를 살펴서 시의적절하게 대처하라는 것이다. 우리네 세상살이가 항상 변화하는 순환이므로 어떤 한 시절을 영원할 듯 받아들이고 거기서 벗어나지 못하는 일은 어리석은 짓이다. 순환하는 이치에 맞도록 잘 대처하는 것, 즉 때[時]를 중시하는 《중용中庸》의 시중지중時中之中 사고방식이 중요하다. 늘 일정한 '상常(원칙)'과 변화가 심한 '변變(변칙과 융통)' 사이에서, '상'을 기반으로 하여 '변'에 잘 대처하라는 뜻으로 해석할 수도 있겠다.

◆◆◆ 우아한 건강법

· 오행은 서로 도와주고 견제하며 순환한다. 어느 한 시절만 영원할 듯 받아들이지 말고 중도 상태를 유지하며 변화를 제대로 인식하자.

3 자신의 체질과 기를 파악하자

세간에 이런 말이 있다. "살아가면서 자신에게 맞는 양생법 하나를 찾으면 행복하다." 이는 자신의 체질과 상태에 맞는 양생법을 마련하는 경우를 뜻하는데, 특히 암癌과 같은 질환의 예방과 관리에도 그대로 적용된다. 가령 암은 현대 사회에서 가장 난치병에 속하는 만성 질환이다. 한의학에서는 이를 적취 積聚●, 옹저癰疽● 등의 분야에서 취급 하고 있으며, 고혈압 · 당뇨병 · 심장

● 일종의 노폐물 덩어리를 가리킨다.

: 신체 내외에 고름이 고여서 생기는 종기 를 말한다.

병 등의 다른 만성병과 더불어 범국가적 차원에서 극복해야 할 연구 대 상으로 여기고 있다.

암과 같은 난치병은 단순한 국소 질환이 아니라 전신의 상태를 반 영한다는 점에 문제의 심각성이 있다. 즉 암의 원인과 발생은 인간의 생 활 전반과 더불어 존재한다. 그래서 암을 노화의 한 현상으로 보는 견해

도 있다. 암과 같은 생활 난치병은 전체적이고 통일적인 접근법이 필요하다. 이들 질환은 우리가 살아온 인생의 반영이자 총체적 결과이기 때문이다. 혈액을 더럽히는 음식 과잉 섭취, 과도하게 신경을 쓰는 정신생활, 편리를 추구하여 나타난 게으름과 운동 부족 등, 우리의 생활습관이 정신적으로 육체적으로 암과 같은 난치병 형성의 환경을 만든다. 암의 극복은 많은 질병의 해결과 연계된다는 점에서도 중요하다.

암이나 중풍과 같은 난치병은 치료보다는 예방과 관리 차원에서 다루는 것이 합리적이다. 저출생 고령화 사회에서 삶의 질을 보다 높이려면 더욱 그러하다.

자신에게 맞는 양생법 하나

생활 난치병의 예방과 관리를 한의학적으로 보면, 자신의 체질과 기氣에 맞는 방법으로 건강한 삶을 유지하는 것이 필수적이다. 그 방법에는 체질과 기운에 적합한 음식 생활, 정신 수양과 적절한 운동 등이 있으며, 신체의 원기元氣에 합당한 환경을 마련하는 것이 필요하다.

음식은 혈액을 만드는 원천적 재료에 해당하므로 태어난 후의 후천지기後天之氣 입장에서 무엇보다도 중요하다. 신체 각 기관과 조직에 영양과 산소를 공급하는 혈액의 충실 여부는 일차적으로 음식의 적정함에 있다. 뿐만 아니라 음식을 직접 상대하는 입구멍에서 똥구멍까지의 육부六腑와 여기에서 만들어진 정미精微한 물질, 즉 정혈精血을 저장하는 오장五臟도 마찬가지로 음식과 관련이 깊다. 이처럼 오장육부 및 혈액의 후천적 양생은 음식으로부터 비롯한다는 점에서, 음식은 체질과 기 그리고 건강과 직결된다.

보통의 건강 관련 글에서 말하는 산성 피, 죽은 피, 탁한 피 등은 모두 자신의 체질과 기에 맞지 않은 혈액을 의미하며, 이것이 오장육부의 노화를 가져오고 암 등의 난치병을 형성한다. 자신의 체질과 기운에 맞는 음식이야말로 난치병 예방 관리의 일차적 요인이다.

그다음으로 정신생활 측면을 보도록 하자. 정신을 이루는 정精과 신神은 선천지기先天之氣인 신기腎氣(=정精)와 후천지기後天之氣의 대표 격인 종기宗氣*의 심기心氣(=혈血)가 결합하여, 두뇌라는 대행처를 통하여 나타나는 현상이다. 따라서 두뇌의 과도한 역할은 심신心腎의 정혈精血 손상을 가져오고, 이로 인하여 원기가 약해져 질환이 생겨나고 노화도 촉진된다.

* 심장의 박동력을 말한다. 심장의 박동은 모든 생체 기운의 으뜸이 되므로 종기라고 한다.

정신의 안정을 유지하는 나름의 수행법은 단지 인격 수양을 위해서만이 아니라 육체 건강을 위해서도 필요한 것이다. 신체 건강을 위한 차원에서 살펴보면 수양의 방법도 자신의 체질과 기에 합당한 것이 좋겠다. 예를 들어 양 체질에는 기를 차분하게 내리는 방법이 좋으며, 음 체질에서는 기를 상승시키는 방법이 적합하다.

운동의 경우를 보자. 근육·팔·다리를 사용하는 운동은 외부 움직임으로 내부 장기臟器에 적절한 자극을 주어 기운의 흐름을 원활하게 한다. 기운 차원에서 중요한 것은 잘 창통暢通하는 순환인데, 외부 운동으로 내부 장기에 영향을 주는 것은 기운의 순환적 입장에서 아주 좋은 방법이다. 예를 들어 상기되기 쉬운 양 체질에는 땀을 통한 기운의 발산법이 좋겠으며, 몸이 냉한 음 체질에는 심장의 박동력을 강화하되 부담이 가지 않는 정도의 운동이 좋을 것이다.

기운의 순환에 적합한 주변 환경도 중요하다. 이는 현대 문명사회에서는 충족되기 어려운 면이 많으나 각자의 형편에 맞게끔 나름의 노력을 기울일 필요가 있다. 즉 자연적인 생활을 영위하는 일로서, 공기·물·빛 등의 요소에 기초하여 인체 원기를 강화하는 쪽으로 환경을 구축하고 생활하는 것이 중요하다.

◈◈ 우아한 건강법

· 자신의 종합적 특성인 '개인 체질'을 알고, 그 체질의 생체 기운 상태에 알맞은 양생법을 꾸준히 실천하는 것은 큰 행운이다.

4 아침저녁으로 정기신을 보양하자

한의학 양생의 원리와 내용에서 가장 중요하고 특색 있는 내용이 정기신精氣神의 보양保養이다. 정기신은 생명의 세 가지 보물이라는 뜻으로 삼보三寶라고 하여, 생명의 구성과 기능에서 핵심 역할을 하는 것으로 본다. 생명 구성의 기본 물질인 정精은 육체 구성의 근본이고, 생명 에너지인 기氣는 생명 현상의 핵심이며, 신神은 생명의 주체로서 정신 사유 활동의 기간이다.

육체는 정신이 깃들어 사는 집에 해당한다. 그래서 신을 너무 지나치게 쓰면 없어지고, 정을 너무 쓰면 말라버리며, 기를 너무 피로하게 하면 끊어진다. 그러므로 만약 기가 쇠하면 형체도 쇠하는데, 이런 경우 오래 살 수 없다. 바로 정기신을 보양하는 것이 양생의 바탕이다. 또한 육체는 신이 있어야 존재할 수 있다. 만약 형체를 온전히 하지 않으면 신을 편안하게 기르지 못하며, 반대로 신을 기르지 못하면 육체도 마찬가지로 건강하지 못하다. 결국 기가 흩어져서 허공으로 돌아가고 몸이 죽어서 썩는 일을 면치 못할 것이다.

물질 만능에 젖은 현대인에게 정기신으로 생명을 관찰하는 일이 다소 생소하게 인식될 수 있다. 하지만 인생과 생명을 말할 때 눈에 보이고 손으로 만져지는 물질적 차원만이 전부가 아님을 고민한다면 어느 정도 받아들일 수 있을 것이다. 정기신 이론은 인간 생명의 중요 요소인 정(육체적인 요소), 기(생명 에너지 요소), 신(마음과 영혼적인 요소)이 양생의 핵심임을 바로 알고, 이를 조화롭게 충족하는 보양과 조절을 실천해야 한다는 것으로 이해하면 되겠다.

고치법과 옥천상식

사람이 수양하고 섭생하는 방법과 법칙이 많지만, 그 무엇보다도 정을 손상하거나 기를 소모하거나 신이 상하는 일이 없도록 해야 한다. 정과 기와 신을 보전하는 것이 가장 중요하다. 그래서 매일 아침 일찍 일어나 가만히 앉아 호흡을 조절하면서, 이빨을 상하로 맞쪼고 정신을 집중하고, 얼마 후 정신이 안정되면 심장이 제대로 박동하도록 가만히 깊은 호흡을 한다. 수십 차례 하고 나면, 문득 온몸이 화창해지고 혈맥이 절로 통하는 것을 느낄 수 있다. 이때 입안에 침이 생기고 정신이 충만함을 알게 된다. 침을 세 번으로 나누어 삼켜서 단전丹田으로 내려 보내 생명의 근원인 원양元陽*을 보강하도록 한다. 그런 다음에 두 손

• 신(腎)의 생리적 기능의 동력이 되며 생명 활동에서 힘의 근원이 되는 신의 양기(陽氣)

을 비벼서 뜨겁게 하여 마사지를 행한다. 이것이 끝나면 머리 빗고 양치하고 세수를 한다. 아침 식사를 마치고, 손으로 배를 문지르면서 다시 200~300보 천천히 산책한다. 이것이 아침 기상 후에 양생하는 대략적인 방법이다.

여기서 중요한 것이 바로 정기신 보양의 실천적인 방법으로 이빨을 맞쪼는 고치법叩齒法과 침을 삼키는 옥천상식玉泉常食이다. 정신을 집중하여 고치법과 호흡법으로 마음이 안정되면, 심장 박동도 안정되어 심장의 화火를 순환시켜 수승화강水升火降*이 제대로 일어난다. 그 결과 입 안이 화지華池*라고 할 만큼 침이 고이면, 이를 삼켜서 단전으로 내려보내 원양을 보강하는 것이다.

* 신체 상부에 있는 심장의 뜨거운 화기(火氣)와 아래에 있는 신장의 차가운 수기(水氣)가 잘 순환해야, 기운이 교류가 되어 건강을 유지할 수 있다는 한의학 원리 중 하나.

: 침이 입안에 가득 고인 상태가 건강 양생에 매우 유익하므로, 이를 마치 화사한 꽃이 핀 연못에 비유하여 표현한 것이다.

조선의 대학자인 이퇴계李退溪도 매일 아침에 실천한 이 방법은 인체 기운의 승강 조절에 참으로 간편하고도 효과적인 방법이다. 많은 분이 매일 기상 후에 실천하면 퇴계 선생처럼 건강 장수에 많은 도움을 받을 것이다. 이 건강 양생법은 너무 간편하여 간혹 천하게 여기는 사람도 있다. 요즘 한국 사회에서 유행하는 건강 양생법들은 제법 비싼 가격을 지불하고 배워야 하는 경우가 있는 데 반하여, 이는 너무나 손쉬운 내용과 방법으로 구성되어 있다. 그래서 경시하는 태도도 나름 이해는 되지만 진리는 쉽고 간단하다는 뜻을 생각해보면서, 지속적인 실천으로 다양한 도움을 얻기를 바란다.

한밤중 자시子時(23~1시)에 눈을 감고 가만히 앉아서 동쪽을 향한 다음, 힘써 뱃속에 있는 나쁜 공기를 세 번 내뿜은 뒤에 숨을 멈추고 코로 맑은 공기를 천천히 몇 번 들이마신다. 혀 밑에는 구멍이 두 개 있는데, 아래로 신腎과 통한다. 혀를 말아 입천장에 대고 천천히 호흡을 하면 침이 절로 나와서 입안에 가득 찬다. 이것을 천천히 삼키면 그 기운이 저절로 오장으로 들어가 적셔준다. 이렇게 하면 기가 단전으로 돌아가게 된다. 자시子時부터 축시丑時(1~3시)까지 해도 좋다. 또한 인시寅時(3~5시)에 일어나서 해도 되고, 누워서 하는 것도 괜찮다. 하루 일과로 인한 탁기濁氣를 배출하는 호흡법과 그 이후에 이어지는 깊고 미세한 호흡으로 입안에 고이는 침을 삼켜서, 오장을 보강하는 양생법이다.

이런 건강 수련법은 한의학의 바이오리듬으로 볼 때 자시가 물의 시간이므로 그 시간을 추천하지만, 하루 종일 어느 때에 행해도 좋다고 봐야 한다. 그래서 《동의보감》에서 "사람이 늘 옥천玉泉을 삼킨다면 천수天壽를 누릴 수 있고 얼굴에도 광택이 난다. 옥천은 입안의 침이다. 닭이 울 때, 이른 새벽, 해가 뜰 무렵, 정오 가까운 때, 12시, 오후 16~17시, 해질 때, 땅거미가 들 때, 밤 24시 등 하루 아홉 번 침으로 양치하여 삼킨다."라고 하였다. 옥천의 효험은 정말 좋다. 타액 분비가 적어지는 노령자일수록, 이 연정鍊精*의 효과를 많이 볼 수 있을 것이다.

* 이빨을 마주치고 침을 삼키는 것은 기운 순환을 도와 정기신을 보강하므로, 연정법이라고 할 수 있다.

- 정(육체적인 요소), 기(생명 에너지 요소), 신(마음과 영혼적인 요소)은 인간 생명의 핵심 요소다. 아침과 저녁, 하루 동안 생각나는 대로 정기신을 보강하는 양생법을 실천하면 건강 장수한다.
- 이빨을 마주치고 타액을 수시로 삼켜 단전으로 내려보내는 옥천상식법이 장수 양생의 으뜸이다. 하루 중 아침에 하는 것이 가장 효과가 크며, 노령자일수록 좋다. 이퇴계도 매일 아침 옥천상식법으로 인체 기운의 승강을 조절하여 장수하였다.

5 회춘 양생을
지금 실천하자

《동의보감》에 "사람이란 만물의 영장이다. 타고난 수명은 본래 4만 3,200여 일이다. 곧 120살이다. 그래서 만약 이름난 스승을 만나 비결秘訣을 받고 신심信心을 내어 애써 구한다면 비록 120살이 되더라도 건강한 상태로 살아갈 수 있다. 마치 늙은 나무에 어린 가지를 접붙였을 때 다시 싱싱하게 살아나는 것과 같다. 결국 사람이 늙었어도 진기眞氣를 다시 보하면 늙은 상태를 돌이켜 젊어질 수 있다."고 하여, 장수하는 회춘·재활·갱생의 양생을 실행하는 데 나이의 이르고 늦음이 없음을 주장하고 있다. 흔히 9988234*를 노래하는데, 무병장수

* 99세까지 팔팔하게 살다가, 2, 3, 4일 정도 앓다 죽자는 구호이다.

를 희망하는 회춘回春 양생은 현대 고령사회에서 참으로 희망의 메시지가 아닐 수 없다.

《동의보감》은 참된 마음으로 양생의 도리를 구하고 실천하는 일의

의미와 중요성을 언급하고 있다. "여순양呂純陽은 64세에 양생 선생인 정양진인正陽眞人을 만났고, 갈선옹葛仙翁은 64세에 정진인鄭眞人을 만났다. 이들은 모두 양생법을 실천하여 신선神仙이 되었다. 이들은 장년이었지만 양생의 도를 사모하여 규율을 지키고 양생 공부를 실행하여 목적을 달성하였다. 만약 세상 사람들처럼 욕망에 따라 정精을 손상시키고 생각을 너무 해서 신神을 손상시키며 몸을 피로하게 해서 기氣를 소모시켜 진양眞陽이 이미 손실되었다면, 비록 대도大道를 64세 이전에 든는다 하더라도 성공하기 어려울 것이다."고 하여, 나이에 관계없이 참된 마음으로 양생법을 실천할 것을 강조하고 있다.

　좋은 인연으로 올바른 스승과 함께 뛰어난 양생법을 만나, 생활에서 지속적으로 실천하면 누구나 건강 장수의 회춘을 경험한다는 희망의 말씀이라고 할 수 있다. 그러나 이때 신통술 같은 것으로 양생의 도리를 구하면 절대 안 된다. 신선의 상징적 서술은 문학적 표현으로 이해하면 되고, 생활 속에서 꾸준한 훈련으로 건강과 행복의 목표를 달성하는 태도가 중요하다. 만약 신통술 같은 이론과 기술을 추구하다 보면 이상한 사도邪道의 상태에 빠져 건강 장수의 회춘과는 멀어지게 된다.

◆◆ 우아한 건강법

- 건강 장수 양생법은 나이와 시기가 중요하지 않다.
- 양생법을 알았으면, 생활에서 습관처럼 실행하자.

6 정기 순환 관문을 이해하자

《동의보감》에서 "등 뒤에 삼관三關이 있다. 머리 뒤통수에 있는 관문을 옥침관玉枕關이라 하고, 등뼈의 양옆에 있는 관문을 녹로관轆轤關이라 하며, 수화水火가 교차하는 곳에 있는 관문을 미려관尾閭關이라고 한다. 이곳은 모두 정기精氣가 오르내리는 길이다."라고 하였다. 이 세 관문은 결국 정기신精氣神과 관련해, 옥침관玉枕關은 신, 녹로관轆轤關은 기, 미려관尾閭關은 정으로 연계되어 장수 건강의 중요한 축을 형성한다.

옥침관·녹로관·미려관으로 구성된 배유삼관背有三關은 정기精氣가 오르내리는 도로로서, 건강 장수와 마음 수행을 위한 신체 자세에서의 기운 순환 경로를 구체적으로 설명하고 있다. 삼관三關은 뇌후腦後, 협척夾脊, 수화지제水火之際의 부위로서 표현되는데, 옥침관은 경추 1, 2번으로 뇌후腦後이며, 녹로관은 흉추 3, 4, 5번 부위로 협척夾脊이며, 미려관은 꼬리뼈 선골부로 수승화강水昇火降의 기운이 만나는 곳에 해당한다. 인체 정기 순환의 핵심 통로이면서, 동시에 장수 양생을 위한 건강 운동에서 기운 순환이 어려운 세 부위를 지칭한 것임을 알 수 있다. 실제로 건강 운동 등을 꾸준히 실천하다 보면 자연스럽게 화타오금희華陀五禽戱*, 태극권 등의 동작이 배후 삼관背後三關:의 타통打通을 위한 내용으로 구성되어 있음을 알게 되며, 동시에 그 완전한 실현의 어려움도 알게 된다.

* 호랑이·사슴·곰·원숭이·새 등이 움직이는 동작에서 따온 건강 운동법이다.
: 배유삼관의 다른 이름이다.

배후삼관은 장수 건강 운동의 기본이면서, 동시에 도달해야 할 목표이기도 하다.《동의보감》은 '배후삼관'을 총론편에서 구체적으로 언급하고 있는데, 그 까닭은 육체적 기반을 중심으로 에너지 순환과 정신 집중의 내용을 함께 중시하는 입장에서 인체를 관찰했기 때문이다.

환단내련법

육체적 기반을 중심으로 한 에너지 순환과 정신 집중을 통한 수승화강의 성성적적惺惺寂寂*한 상태가 원활하게 진행되면, 정기 순환이 제대로 되는 증거로서 타액 분비가 원활하

* 성성은 정신이 또렷하여 밝고 맑은 상태이며, 적적은 고요하여 온갖 경계와 모습에 움직이지 않는 것을 말한다.

게 된다. 삼관을 바르게 잡고 편안하고 고르게 호흡을 하면, 수승화강이 제대로 되어 정신이 맑으면서도 동시에 마음이 고요한 상태를 이룬다. 이 경우에 신체적 증거로 침 분비가 원활하게 된다. 그래서《동의보감》

의 환단내련법還丹內煉法에서는 이 타액의 분비를 금액金液이나 금수金水 또는 신수神水라고 하였으며, 이 신수인 타액이 가득 고여 있는 상태를 비유하여 화지華池라고 하였다. 이 타액을 단전丹田으로 귀속하는 금액 환단金液還丹*이라고 한다.

건강 기공 운동을 포함하여 여러 양생법을 실행하면, 타액의 분비를 경험하게 된다. 이 타액의 분비에 대해서는 거의 모든 한의학 양생서에서 언급한다. 더불어 이 양생법은 심화心火를 하강下降하여 단전으로 들어가게 함으로써 건강 장수에 매우 중요하므로, 잠시 했다가 지나칠 공부가 아니고 평생을 두고서 수련해야 할 공부라고 주장하고 있다.

장수 건강의 양생법과 마음공부는 평생 실천해야 할 참된 공부이다. 설사 사회생활에서 온갖 성공과 실패를 거듭하더라도 결코 물러설 수 없는 절대적인 공부이다. 간혹 평생 공부하여도 결과가 없다고 빈정대거나 힐난하는 부류가 있는데, 이런 못난 부류에게 현혹되어 공부를 단절하면 안 된다. 인간으로 태어나 죽을 때까지 반드시 끊임없이 해야 할 공부는 오직 건강 양생과 마음 수행이라고 할 수 있다.

◀◀▶ 우아한 건강법

· 상하로 직립하는 인간의 구조에서 비롯한 건강 장수의 관문인 배후삼관을 이해하고, 이에 맞도록 생활하는 것이 중요하다. (1) 척추를 바로 펴고 (2) 호흡을 고르게 하면서 (3) 정신을 집중하면, 입안에 맑은 침이 고이게 된다.
· 이 맑은 침을 자주 삼키면, 마치 건강장수의 선약(仙藥)을 먹는 것과 같다.

7 생활 양생으로
무병장수하자

건강 양생에서는 육체와 정신을 지나치게 손상하지 않는 것을 장수의 방안으로 여긴다. 손상하지 않는다 함은 항상 보양하는 것을 원리로 삼고 편안할 때 위험할 것을 염려하여 미리 예방한다는 뜻으로, 비록 젊은 시기에 손상되어 허약하더라도 나이 들어 깨닫고 질병을 관리하고 보익한다면 기혈氣血이 넉넉해지고 정신이 만족하여 건강 장수할 수 있다. 즉 피로를 사전에 예방하는 것이 가장 중요하다.

흔히들 직장 일로 인하여 심신心身을 망치고 난 뒤에야 건강의 중요성을 뒤늦게 알게 되는 일이 다반사인데, 이때는 이미 늦다. 그러나 이 늦은 시기라도 그 의미를 제대로 알고 양생을 실천하면, 회춘할 수 있다. 그래서 건강 양생에는 이르고 늦은 것이 없다 하였다. 또 젊은 청년들은 건강 양생과는 관련이 없다고 막연히 생각하는데, 노화는 20대부터 이미 시작하므로 청춘 시절에 양생의 길을 알고 예방하는 것은 참으로 현명한 처사라고 할 수 있다.

건강 양생의 대가로 존경받는 중국 당나라의 손진인孫眞人은 "비록 매일같이 음식을 먹어도 양생하는 방법을 알지 못하면, 역시 오래 살기 어렵다. 양생의 도리는 적당한 노동이다. 다만 너무 피로하지 말고, 감당할 수 없는 일을 억지로 하지 말아야 한다. 대체로 흐르는 물이 썩지 않고 문지도리에 좀이 슬지 않는 것은 늘 운동을 하기 때문이다. 양생의 도리는 오랫동안 걷지도 말고, 오랫동안 서 있지도 말고, 오랫동안 앉아 있지도 말고, 오랫동안 누워 있지도 말고, 오랫동안 보지도 말고, 오랫동안 듣지도 말아야 하는 것이다. 이는 모두 수명을 단축하기 때문이다."라고 하였다. 결국 운동이 중요하되, 하나의 지속적인 동작과 버릇이 오히려 건강을 망친다는 말씀이다.

"손상하면 그 즉시는 모르지만 오래되면 수명을 단축하기 마련이다."라고도 하였는데, 건강 장수를 방해하는 만성질환이 나타나면 이미 늦다는 뜻이다. 옛말에 "몸은 게을러지기 쉽고, 마음은 방만해지기 쉽다."고 하였다. 적당한 운동과 휴식으로 피로를 조절하고 어떤 한 가지 동작을 지속적으로 하지 않으며 정신을 수양하는 것이 양생의 중요한 항목이다. 문제는, 알기는 쉬우나 지속적인 실천이 어렵다는 점이다.

양생의 일곱 가지 실천 방법

《동의보감》은 건강을 관리하는 생활 양생의 구체적인 일곱 가지 실천 방법으로 첫째, 말을 적게 하여 체내의 정기正氣를 보양하기를 권한다.

대체로 말을 많이 하면, 기운을 손상하기 때문이다. 둘째, 색욕을 경계하여 정기精氣를 보양하도록 한다. 정기는 생명의 원천이므로 함부로 배설하는 것을 조심한다. 셋째, 기름기 적은 음식을 먹어 혈기血氣를 보양한다. 지나친 기름기는 기혈 순환을 방해하기 때문이다.

넷째, 침을 자주 삼켜서 오장의 기운을 보양한다. 침을 뱉지 않을 뿐만 아니라, 걸음을 빨리 하지 않으며, 귀로는 지나치게 힘들여 듣지 않고, 음식을 너무 배불리 먹지 않는다. 또 지나치게 목마르게 하지 말고 지나치게 마시지도 않는다. 다섯째, 성을 내지 않아서 간기肝氣를 보양한다. 분노는 간을 손상하기 때문이다. 여섯째, 어떤 음식도 맛있게 먹어 위기胃氣를 보양한다. 즐겁게 맛나게 먹는 식사가 위장의 소화를 돕기 때문이다.

일곱째, 사색과 걱정을 적게 하여 심기心氣를 보양한다. 사람이 욕심을 버리면 마음은 자연히 안정되고, 마음을 깨끗이 하면 정신은 자연히 맑아져서 육욕六欲이 생기지 않고, 삼독三毒이 저절로 없어지므로 심장이 튼튼해진다. 이 일곱 가지는 양생 실천의 중요성을 의미하며, 생활 속에서 함께하는 지속적인 실행이 중요하다.

《황정경黃庭經》에서 "그대가 죽고 싶지 않다면 곤륜崑崙(머리와 얼굴)을 닦아야 한다. 머리는 자주 빗어야 하고, 손은 늘 얼굴에 두어야 하며, 이는 자주 맞쪼아야 하고, 침은 늘 삼켜야 하며, 호흡은 가지런하게 단련하여야 한다. 이 다섯 가지가 곤륜을 닦는 방법인데, 곤륜이란 머리를 말한다."고 하여, 머리와 얼굴의 기운 순환을 중시하였다. 우리나라 이

제마의《동의수세보원》에서도 체질별 빗질의 차이를 태음인과 소음인과 소양인 순으로 말하면서, 이것이 중풍 예방에 효과가 있다고 언급하였다.

양생 실천의 어려움 극복하기

건강 양생에서 아주 유명한 명언이 있다. 혜강嵇康이 말한 건강 양생 실천의 다섯 가지 어려움이다. 명리名利를 버리지 못하는 것이 첫째 어려움이다. 그 이유는 명예와 이익의 지나친 추구는 두뇌와 심장을 손상하기 때문이다. 희로喜怒를 없애지 못하는 것이 둘째 어려움이다. 희로는 감정을 대표하는 말이다. 결국 성냄, 기쁨, 우울, 슬픔, 공포 등의 감정이 과도하여 곧바로 오장五臟을 손상하는 것을 경계하라는 뜻이다.(오장이 바로 생명의 근원이기 때문이다.) 성색聲色을 버리지 못하는 것이 셋째 어려움이다. 외부 물질의 화려한 유혹에 과도하게 집착하는 것은 심기와 생체 에너지를 지나치게 소모하기 때문이다. 스마트폰으로 대표되는 현대 물질문명의 화려한 도구와 콘텐츠에 너무 집착하지 말아야 할 것이다. 기름진 음식을 끊지 못하는 것이 넷째 어려움이다. 인체 노폐물의 지나친 축적으로 기혈의 순환을 방해하기 때문이다. 과다한 정신노동으로 신神이 허하고 정精이 흩어지는 것이 다섯째 어려움이다. 과도한 정신력 소모는 생명력 자체를 고갈하므로 경계해야 한다.

　만약 이 다섯 가지가 없다면, 오래 살기를 구하지 않아도 자연히 오래 살게 된다. 이는 건강 양생의 육체적·정신적 양면의 특성을 매우 잘

설파한 것으로, 역대 건강 양생가에서 크게 인정받는 내용이다.

갈선옹葛仙翁은 《청정경淸靜經》에서 "사람이 욕심을 버리면 마음은 자연히 안정되고, 마음을 깨끗이 하면 정신은 자연히 맑아져서 육욕六欲이 생기지 않고, 탐진치貪嗔痴*의 삼독三毒이 저절로 없어진다. 사람이란 마음이 비면 정신이 맑아지고, 앉아

* 탐욕(貪慾)과 진에(瞋恚)와 우치(愚癡), 곧 탐내어 그칠 줄 모르는 욕심과 노여움과 어리석음을 의미한다.

서 선정禪定에 들면 마음이 고요해지며, 말하고 듣는 것을 적게 하면 정신과 수명을 보존하게 된다. 사람이 대체로 말을 많이 하면 기氣를 상하고, 너무 기뻐하면 정情을 방종하게 하며, 성내는 일이 많으면 의意를 상하고, 슬퍼하고 사색하며 걱정하는 일이 많으면 신神을 상하며, 탐욕과 피곤한 일이 지나치면 정精을 상한다. 대개 이러한 것들은 모두 수양하는 사람에게 있어서는 안 될 일이다."라고 하여, 생활 속에서 삼가 근신謹愼하여 수양修養할 것을 권하고 있다.

◀◀▶ 우아한 건강법

건강 양생법은 생활에서 습관처럼 실행해야 한다.
《동의보감》은 생활 양생을 위한 일곱 가지 실천법을 권한다.
- 말을 적게 하여 체내의 정기를 보양한다.
- 색욕을 경계한다.
- 기름기 적은 음식을 먹어 혈기를 보양한다.
- 침을 자주 삼켜서 오장의 기운을 보양한다.
- 성을 내지 않아서 간기를 보양한다.
- 어떤 음식도 맛있게 먹어 위기(胃氣)를 보양한다.
- 사색과 걱정을 적게 하여 심기(心氣)를 보양한다.

사상 체질을 제대로 알자

사상의학四象醫學은 조선 말기에 동무 이제마의《동의수세보원》을 통해서 창안된 우리 민족 고유의 한의학이다. 모든 사람은 태양인, 소양인, 태음인, 소음인의 네 가지 체질 가운데 하나에 해당되며, 이런 체질에 따라 신체 형태, 심리 상태, 활동 양상, 버릇, 질환 등이 다르므로 각 체질에 맞게 인간 경영을 하면 더욱 효과적이다.

기질과 유형 체질

보통 체질體質에는 여러 의미가 있다. 유전적인 선천적 체질, 태어난 이후 변화하는 후천적 체질(체력의 의미를 포함), 생리적 체질, 병리적 체질, 심리적 특성을 의미하는 체질, 특이한 반응을 나타내는 특이 체질, 허약한 체력이나 아토피 등의 질병에 잘 걸린다는 의미의 협소한 뜻을 가진 '체질' 등이 있다. 또한 학문 분야에 따라서도 의미하는 바가 다르다.

음양오행으로 보면 인간의 선천적인 성품은 타고난 기질氣質로 인하여 어느 한쪽으로 편중 편벽된 경향성을 띤다. 이것이 개인의 습성(버릇)으로도 나타난다. 결국 체질은 기질의 편중 편벽성으로 나타나는, 정신적이고 육체적인 패턴을 종합하여 전일적全─的으로 말하는 것이라고 할 수 있다.

인간의 보편적인 일반성보다 개체성을 중시하는 한의학은 그 자체가 바로 개체 생리, 개체 병리를 중심으로 펼치는 체질 의학이다. 사상 체질은 네 가지 유형類型을 구분하므로, 혈액형 같은 유형 체질의 일종이다.

오장의 대소와 사상 체질

인체는 우주 자연의 5대 기운을 본받아서 오장을 통하여 생명현상을 나타낸다. 오장은 인체 정기精氣를 저장하는 생명 발현의 핵심이므로, 장수 건강 양생과 관련하여 중요한 것은 오장의 대소 강약이다.

사상 체질은 오장의 대소 강약이라는 구조적인 기반을 바탕으로 발현되는 생명현상을 관찰한 것이다. 발생학적으로 오장의 대소로서 네가지 사상 유형을 구분하므로 선천 체질 의학임을 알 수 있다. 또한 태어난 이후의 사상 체질적 특성은 후천적 기운 순환의 편벽(기질의 차이성으로 발현)으로 다시 나타난다. 얼굴 생김새, 몸통의 특성, 질병 발생의 특성, 버릇, 취향, 재주 등등의 다양한 현상의 영향이 그것이다. 사상 체질 의학은 하나의 생리, 병리, 진단, 치료, 예방 양생 체계를 갖춘 의학 이론인 것이다.

사상 체질은 기왕의 한의학이 보다 더 발전한 것이다. 사상 체질은 선천 체질론, 생리와 병리를 종합하는 체질론, 성정 체질론, 네 가지 유형 체질론을 기본 내용으로 하며, 우수한 맞춤형 의료 기술 정보를 제공하고 있다. 그중에서 장수 건강과 관련하여 가장 중요한 핵심은 성정性情의 조절이다. 즉 성품과 감정의 조절이 체질을 결정하는 중요 요소이며, 질병을 발생하는 인자가 되고, 건강 장수를 위한 사회생활 양생법의 핵심이다.

세 살 버릇 여든까지 간다는 속담이 있다. 타고난 성품 즉 심성은 잘 변하지 않는다. 타고난 심성의 차이에 따라 폐비간신 네 장부의 크기가 결정되고, 장부의 대소에 따라 네 가지 체질로 구분한다. 여기서 대소大小는 크고 작음을 말하는 것과 함께, 장부 기능이 활발하고 약함을 의미한다.

태양인은 폐대간소하다. 기와 진액을 발산하는 폐 기능이 활발하고 흡수하는 간 기능이 약하다. 반대로 태음인은 간대폐소하다. 흡수하고 수렴하는 간 기능이 강하고 발산하고 내뱉는 폐 기운이 약하다. 그리고 소양인은 비대신소하다. 음식물을 받아들이는 비 기능이 강하고 배설하는 신 기능이 약하다. 반대로 소음인은 신대비소하다. 배설하는 신 기능은 좋으나 받아들이는 비 기능이 약하다. 여기서 폐비간신은 서양의학에서 사용하는 장기 개념과는 차이가 있다.

네 가지 체질 중 어떠한 체질로 타고 나는 것은 본인의 신령혼백神

靈魂魄이 선택한 선천적인 것이다. 그리고 어떤 체질이 더 좋고 나쁘다는 우열의 개념은 없다. 각 체질의 특징을 잘 알고 약하게 타고난 부분을 잘 조절하는 것이 중요하다.

건강의 조건과 잘 나타나는 질병

타고난 체질에 따라 건강의 조건과 잘 나타나는 질병이 다르다. 흔히 병이 나면 체질을 바꾸면 된다는 식으로 말하지만 체질은 바뀌는 것이 아니다. 체질 개선의 의미는 체질적으로 접근해서 병증을 개선해서 체력을 회복한다는 의미이다. 자신의 체질을 잘 알고 평소 몸에 나타나는 증상을 잘 관찰한다면 자신의 건강을 스스로 관리하는 데 많은 도움이 될 것이다.

태양인은 평소 소변 양이 많고 자주 봐야 건강하다. 소변이 잘 안 나오면 병을 의심해야 한다. 대변은 매끄럽게 나오고 덩어리가 크고 양이 많아야 좋다. 얼굴색은 희고 몸에 살이 찌지 않는 편이 좋고 명치 밑에 덩어리가 없어야 한다. 등과 허리와 외신(고환)에 땀이 나는 것은 좋고 입안에 침이 고이거나 잘 넘어가지 않으면 병이 된 것이다. 음식물을 넘기기가 어렵고 삼킨 뒤 다시 토해내거나 위 부위가 몹시 창만한 경우는 열격반위噎膈反胃라는 특이 병증으로 반드시 치료를 받아야 한다. 하체가 원래 허약해 힘이 없어 다리가 풀리는 해역증解㑊證 역시 치료가 필요하고 평소 운동을 통해 하체를 단련하는 것이 좋다.

소양인은 대변이 잘 통하면 건강하다. 내부의 양기가 상승하지 못해서 울체되면 위장이 열을 받아 대변이 건조해지고 막히는데 가슴이 답답하고 고통스럽다. 평소 비장이 찬 경우 설사를 한다. 설사를 자주 하다가 대변을 간신히 보거나 몸에 열이 나고 두통이 있으면서 대변이 가늘게 조금씩 나오면 변비가 될 징조이다. 소양인은 신장의 배설 기능이 약해 소변이 시원하지 않는 경우가 있다. 노심초사로 양기가 허약해지면 잠들었을 때 땀을 흘리는 도한이 생기고 음기가 약해지면 오후에 열이 나고 갈증이 나면서 구역질이 난다. 이런 경우는 반드시 약을 복용하고 마음과 몸의 섭생에 더욱 주의해야 한다.

태음인은 평소 땀을 잘 흘리면 건강하다. 머리부터 가슴 아래로 땀이 나고 땀방울이 충분히 큰 것이 좋다. 평소 가슴이 뛰고 울렁거리는 증상과 눈이 아프거나 눈 주위가 떨리는 증상이 흔히 있다. 설사병이 생겨 소장이 꽉 막히고 마치 안개가 낀 것 같이 답답함을 느끼면 중병이 된 것이다. 반대로 식사량이 많은데 변비가 생기고 갈증이 나고 소변량이 늘어나면 간에 조열潮熱이 생기는 징조로 매우 좋지 않다. 조열이 심해지면 음혈(음기과 혈액)을 고갈시켜 귀가 울리고 눈이 침침하며 하지가 무력해지고 허리가 아픈 소모성 질환이 생겨난다.

소음인은 소화가 잘 되면 건강하다. 음식물을 받아들이는 비위의 기능이 약해 잘 체하고 과식하거나 찬 음식을 먹으면 설사를 잘 한다. 식후 트림을 많이 나거나 하품이 잦은 것도 비위 기능이 약하기 때문이다. 찬 음식과 기름기가 많은 음식을 삼가는 것이 좋다. 평상시 자신도 모르게 한숨이 나오기도 하고 꼼꼼한 성격 때문에 생각이 많아 내부 갈등으로 에너지 소모가 많은 경우 가벼운 산책과 취미를 이용한 기분 전환이 좋다. 평소 땀이 적은 편인데 많아졌다면 병을 의심해야 한다. 이는 양기가 매우 부족해 외부로 새 나가는 경우이므로 급히 치료받아야 한다. 특히 더운 여름철 지나친 운동이나 무리한 목욕 등으로 땀을 많이 흘려서는 안 되고 수박·참외·아이스크림·냉면 등의 찬 음식을 주의해야 한다.

선척적 한계성과 후천적 가능성

사상 체질의 건강 양생에서 가장 중요한 것은 무엇일까. 이는 바로 양생의 교육이다. 교육이 바로 사람의 정신을 바로 세우고, 따라서 육체적으로도 건강하게 하는 비책이다. 나이가 들면서 새록새록 느끼는 대목이다. 교육은 타고난 선천적인 한계성을 후천의 인간적인 노력으로 그 가능성을 확대하는 것이다. 그래서 교육은 인간 사회에서 최고의 항목이라고 할 수 있다. 한의학의 마음 수행과 건강 양생에서도 마찬가지이다.

인간은 선천적으로 체질적 한계성을 가진다. 이것이 출생 이후의 후천적인 생활에서도 지대한 영향을 미친다. 인간은 이처럼 유전적인 한계성을 가지고 살아가는 것이다. 육체적인 태소음양인太小陰陽人의 사상 체질은 오장의 대소 강약으로 인한 한계성을 보인다. 이는 탄생에서 죽는 순간까지 가지고 가는 특성이다.

정신적으로도 육체적인 측면에 견주어 비박탐나인鄙薄貪懦人의 한계가 있다. 천박하고 비루하거나, 경박하고 경솔하거나, 탐욕스럽거나, 나약하고 비겁한 우리 인간의 정신적인 문제점을 네 가지로 파악하고, 이를 사상 체질에 견준 것이다. 인격 수양을 하여 정신적으로 이 네 가지 단점을 극복한다면, 정신적으로 주색재권酒色財權 등에 쉽게 경도되는 경향성을 가진 비박탐나인의 한계성을 극복할 수 있다. 바로 이 점에서 교육의 가치가 발휘될 것이다.

사상 체질 의학을 비롯한 한의학은 선천적인 한계성과 동시에 후천적인 가능성을 말하고 있다. 성정의 경도로 인한 태생적인 기질의 편중을 교정하는 것이 수행과 양생의 교육이다. 바로 개인의 개체성인 체질의 특성을 알고서, 육체와 정신의 교육으로 개선하는 것이다. 양생의 교육적 가치는 '선천적 한계성'을 극복하고 '후천적 가능성'이 발현하도록, 개인의 장점을 증강하고 단점을 교정 보완하는 것이라고 할 수 있다.

◀◀▶ 우아한 건강법

- 사상 체질은 '나'를 알고 '너'를 아는 건강 양생법이다. 핵심은 성정의 조절이다. 나의 특성을 알아서 장점을 살리고 단점을 보강하면서 성실하게 양생법을 실행할 수 있다. 또 다른 이의 기질을 알아서 남으로부터 생길 수 있는 건강상의 피해를 막을 수 있다.

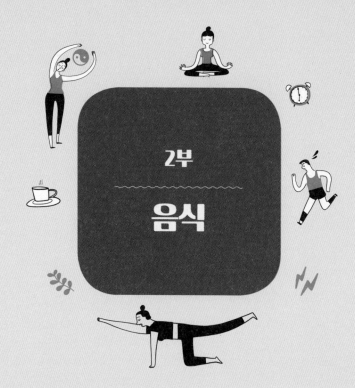

2부

음식

● 9, 10, 11, 12장의 내용은 《중국음식문화사》(왕런샹 지음, 주영하 옮김, 민음사, 2010)를 참고하였다.

9 담담한 맛으로
정을 보익하자

음식은 혈액 형성의 원천적 재료이다. 건강 양생에서 음식
섭취는 아주 중요하다. 무엇을 어떤 방식으로 먹는가에 따라, 그 사람의
건강 상태나 생각과 감정 그리고 생활과 버릇 등이 달라지고 결국 운명
이 변한다. 이처럼 음식은 우리 인생에서 중요한 부분을 차지한다. 필자
가 늘 하는 말이 있다. "사슴의 피와 호랑이의 피는 다르다." 현대 연구
에 의하면 사슴과 호랑이의 혈액 상태는 확실히 다르다고 한다.

오곡의 담담한 맛

《동의보감》에서 정精은 음식물에서 생긴다고 하여 보정이미補精以味,
즉 정이 부족한 사람은 음식물로 보익하라고 하였다. 맛이 달고 향기로
운 음식물에서는 정이 잘 생기지 않는다. 오직 맛이 담담한 음식물이라
야 정을 잘 보관할 수 있다. 《서경書經》의 〈홍범洪範〉에서는 맛에 대하여

"곡식에는 단맛이 있다. 세상의 음식물 가운데서 오곡五穀만이 온전한 맛을 가지고 있다."고 하였다. 이처럼 오곡의 담담한 맛이야말로 음식의 기본이며, 이를 고르게 섭취하는 것이 정을 가장 잘 보충할 수 있는 방법이다. 몸이 허약하거나 질병이 중할수록 오곡의 담담한 맛을 제대로 섭취하는 생활 습관이 더욱 필요하다.

《동의보감》이 전하기를, 대개 죽이나 밥이 거의 끓어갈 무렵 가운데에 걸쭉한 밥물이 모이는데 이것이 쌀의 정으로, 몸에 정을 가장 잘 보충한다. 먹어보면 뱃속이 편안하고 활력이 생기는 효과가 있다. 옛이야기에서 가난한 집 부인이 너무나 먹을 것이 부족하여 밥 지을 때 한가운데 거품이 일어나는 끈끈한 액체만 자신이 먹고 남편에게 그 밥을 먹게 하였다. 부인은 자신보다 남편에게 충분한 식사량을 제공하려는 좋은 뜻이었으나, 이는 도리어 남편을 해친 결과가 되고 말았다. 자신이 곡식의 정액을 먹고 남편에게는 똥에 가까운 껍데기를 먹인 꼴이 된 것이다. 곡식의 정미 부분이 얼마나 중요한가를 알 수 있는 대목이다.

찌는 조리법

고대와 중세 동북아시아의 농경 사회에서 곡식 재배는 먹을거리를 얻는 중요한 수단 가운데 하나였다. 이로 인해 고대인의 음식 소비 구조는 이전과 근본적으로 달라졌다. 곡물이 중요한 먹을거리로 떠올랐으나, 어떻게 조리하여 먹을 것인가 하는 문제가 오히려 큰 숙제가 되었다. 여기서 국과 탕 그리고 '찌는 조리법'이 등장하였다. 특히 '찌는 조리법'은 동양과 서양의 식생활을 구분하는 중요한 조리법인데, 이런 전통은 이미 6,000년이 넘는 역사를 지닌다. 현재에도 유럽인들은 '찌는 조리법'을 거의 사용하지 않는다. 가령 프랑스와 같이 세계 최고 수준의 조리법을 자랑하는 나라조차도 주방장들이 '찌는 조리법'에 대한 개념을 몰랐던 것으로 알려져 있다.

서양에서 증기 기계를 발명한 이후 인류는 산업혁명 시대에 진입하였다. 그러나 동양에서 증기의 힘을 이용한 역사는 서양과 비교할 수 없을 정도로 오래되었다. 동양에서는 이미 역사 이전에 증기 시대에 진입한 셈이다. 음식을, 특히 고기를 쪄서 먹는 방법은 육식으로 인한 혈액 순환 저해 문제를 어느 정도 지연한다고 인정받고 있다. 불에 익혀 먹는 것과 함께 쪄서 먹는 방법을 개발한 동북아시아 선조의 지혜를 엿볼 수 있는 대목이기도 하다.

예의범절은 음식으로부터

《예기禮記》에서 "무릇 예의 시초는 모두 음과 식에서 시작되었다."[夫禮之初, 始諸飮食]고 했다. 이 말은 예의는 음식 활동에서 생겨났고, 음식 예법은 모든 예의의 기초라는 뜻이다. 음식 예절은 문명사회에만 존재하는 것이 아니며, 그것의 발생 역시 액체를 마시는 음飮과 고체를 먹는 식食 자체가 생겨난 때와 같다.

역사적으로 음식 내용이 풍부해지고 식사하는 장소나 식기와 같은 식사 환경이 전에 비해 좋아지면서, 식사 과정을 어떻게 규범화할 것인가 하는 문제가 당면한 과제로 떠올랐다. 이에 따라 수준 높은 음식 예절이 연이어 체계화되고, 그와 관련된 여러 관습도 차례로 만들어졌다. 오늘날 입장에서 보아도 당시의 음식 예절과 관습은 일정한 합리성을 갖추고 있다. 이 때문에 많은 규범이 오늘날 우리 식생활에도 남아 있다. 이것 역시 중국과 한국을 중심으로 하는 동북아시아 음식 문화를 구성하는 중요한 특징 중의 하나이다.

고대나 중세의 중국과 한국을 중심으로 하는 동양 사회의 대표 계급인 귀족들이 식사할 때는 자주 장대한 악대 연주가 뒤따른다. 음악과 함께 식사를 권하여 입으로 맛있는 음식을 맛보고 귀로 절묘한 음악을 듣는다. 지위가 높을수록 악대 규모 역시 커진다. 이와 같은 '음식 진행곡'은 사람들을 도취시키고, 전체 연회 과정을 장중하고 운율이 넘치게 한다. 음악은 즐거운 락樂으로서 오행으로 보면 토土에 해당한다. 음식의 소화 그리고 영양의 흡수 기능도 토에 해당한다. 그래서 식사하면서 듣는 음악은 소화와 영양의 흡수에 도움이 된다고 볼 수 있다. 또 음악이 함께하는 공간 안에서는 사리를 분별하지 못하거나 술에 취해서 생겨나는 불화가 쉽사리 생겨나지 않는다.

예禮는 질서이다. 인간 사회에서 예의범절禮儀凡節은 필수 요소로서 고대나 현대 사회를 막론하고 아주 중요하다. 식생활에서 익히는 질서는 가정(선천적인 혈연 사회) 그리고 학교나 직장(후천적인 관계와 교류의 사회)에서 그 교육적인 가치가 높다. 또한 한의학 측면에서 살펴볼 때, 식생활에서 유래하는 예절 바른 습관은 건강 양생과 밀접한 관계가 있다.

· 인체의 정(精)은 특별하게 뛰어난 맛이 아니라, 담담한 맛이 가장 유익하다.

· 고기와 음식은 삶거나 찌는 방법으로 요리하면, 소화와 흡수에 도움이 되고 혈액 노폐물이 많이 발생하지 않는다.

· 식생활에서 유래하는 예절 바른 습관은 건강 양생과 밀접한 관계가 있다. 특히 심장과 혈액순환에서 그러하다.

10 오곡, 오과, 오축, 오채를 고르게 먹자

요즘 만성 생활습관병과 대사증후군 등이 많아지면서, 육식 금지와 채식이 이슈이다. 채식과 육식은 건강상의 어떤 비교 가치가 있을까?

음식 섭취는 건강 양생에서 아주 중요한 요인이다. 먼저 음식 종류를 고르게 섭취하는 것이 가장 필요하다. 《황제내경黃帝內經》*과 《동의보감》에서 장수 건강에 유익한 음식을 크게 곡물, 과일, 육류, 채소의 네 가

* 중국의 가장 오래된 의서(醫書). 진나라·한나라 때에 편찬되었다고 전하며 황제와 명의(名醫)의 문답 형식으로 고대 중국의 의술과 신체관(身體觀)을 기술하였고, 침구 의학의 고전이다. 18권.

지로 분류하였다. 특히 《황제내경》은 "오곡五穀으로 심신을 보양保養하고, 오과五果로 그것을 보조補助하며, 오축五畜으로 그것을 추가해주고, 오채五菜로 그것을 보충한다."고 하여, 이 네 부류의 음식이 건강 양생의 식생활에서 중요한 비중을 차지함을 강조하였다.

이는 다시 말하면 일방적인 채식이나 육식을 주장하는 것이 아니라, 포괄적인 중도의 음식 섭취를 통해 전일적인 영양을 섭취하자고 제안하는 것이다. 장수 건강에 유익한 오곡, 오과, 오축, 오채에서 말하는 '오五'는 모두 음양오행에서 가져온 숫자로서, 구체적인 다섯 가지 종류를 가리키기보다는 통틀어서 일컫는 용어로 이해할 법하다. 오곡은 찰기장·메기장·벼·보리·콩 등의 곡식, 오과는 복숭아·자두·살구·대추·밤 등의 과일류, 오축은 소·양·개·돼지·닭 등의 육식 재료, 오채는 접시꽃풀·향초·파·부추·염교* 등으로 대표되는 채소를 가리킨다.

* 백합과의 여러해살이풀. 꽃줄기의 높이는 30~60cm이며, 잎은 비늘줄기에서 뭉쳐나고 속이 비어 있다. 가을에 자주색 꽃이 피고 열매를 맺지 못한다. 잎은 절여서 먹으며, 중국 남부가 원산지이다.

오곡을 기본으로 하는 이유는 도가의 입장에서 자연에 대한 관찰 및 지식과 밀접한 관련이 있다. 또한 사계절이 분명한 동북아시아 농경 생활의 결과물로 볼 수 있다. 한의학적으로 보면 실제 음식 섭취에서 곡식류 섭취가 일반적으로 복부의 장기를 편안하게 한다. 또 음식 종류에서 오곡은 중앙과 중용에 해당하는 토土(소화기) 기운에 해당하므로, 곡식을 핵심 음식으로 자리매김하였다고 볼 수 있다. 현대 영양학 관점에서 본다면, 곡물의 주요 성분은 전분과 단백질이다. 콩류에는 비교적 많은 지방이 들어 있다. 인체의 열에너지는 당분과 지방에서 나온다. 성장과 신체 보완은 단백질에 의존한다. 따라서 곡물과 콩류는 이와 같은 조건을 기본적으로 충족한다. 이것이 바로 선조들이 말하는 '오곡위양五穀爲養', 즉 '오곡으로 보양한다'는 뜻인 셈이다. 한편 식물성 단백질에 비해 동물성 음식은 높은 열량과 단백질을 적절하게 제공하는 보조 수단이다. 또 채소와 과일에는 다량의 미네랄과 각종 비타민 그리고 섬유소가 들어 있어, 소화액의 분비와 위장의 움직임을 촉진한다.

인간의 치아 32개(사랑니 포함)는 그 구성이 어금니 20개, 앞니 8개, 송곳니 4개로서, 구성 비율이 어금니 62.5퍼센트, 앞니 25퍼센트, 송곳니 12.5퍼센트이다. 어금니는 콩과 같은 곡물을 으깨고, 앞니는 채소나 과일을 깨물고, 송곳니는 고기를 찢는 데 사용한다. 치아 비율을 고려해도 곡물 5, 과일과 채소 2, 육류나 어패류 1 등의 균형 잡힌 식사가 알맞다.

사람의 위장, 소장, 대장 등의 소화기 구성을 살펴보아도, 일방적 육식이나 채식보다는 오곡, 오과, 오축, 오채를 고르게 섭취하는 것이 타당하다. 그래서 한의학의 음식 영양 섭취 이론은 분명히 과학적인 음식 이론이라 볼 수 있다.

이 네 부류에 해조류와 견과류 등을 추가하여 섭취하면 더욱 좋은 영양소와 미네랄이 보충될 것이다. 평소 식생활에서 꾸준한 실천이 필요한 부분으로, 장수하는 사람들의 식단에서 확인된 사실이기도 하다.

◀◀◀ 우아한 건강법

- 음식을 조화롭게 섭취하려고 노력하는 것은 양생의 기본이다.
- 인체 오장육부의 특성과 치아 배열을 보더라도, 육식, 채식, 곡식, 과일, 견과류, 해조

류 등을 아울러 섭취하는 습관이 건강 양생에 알맞다.
- 편벽된 음식 섭취는 건강을 해치는 지름길이다. 편식의 문제는 많은 세월이 지나고 나서야 큰 질병으로 나타난다는 점이다.(진단하기도 매우 어렵다.)

11 음식의 기미를 올바로 느끼자

음식 섭취에서 해당 음식물의 종합적인 상태를 판단하는 제일의 기준은 기미氣味, 즉 '기운과 맛'이다. 음식의 기운은 따뜻함[溫], 뜨거움[熱], 차가움[寒], 서늘함[涼], 보통 성질[平]로 관찰되며, 음식 맛은 신맛[酸味], 쓴맛[苦味], 단맛[甘味], 매운맛[辛味], 짠맛[鹹味]이 있다.(이런 연구 관찰은 건강 생활, 질병 발생과 치료 등의 입장에서 분류한 내용으로 이해하면 된다.) 특히 생명현상의 물질적 바탕이 오미五味에 근본하고 오장과 관계가 깊으므로, 음식의 다섯 가지 맛과 기운은 건강 양생에 매우 중요하다. 심장에는 쓴 음식이 좋고, 폐에는 매운 음식이 좋으며, 간에는 신 음식이 좋고, 비장에는 단 음식이 좋으며, 콩팥에는 짠 음식이 좋다. 이것이 바로 오미와 오장이 조화를 이루는 음식 섭취의 요령이다.

오미의 조화에 주의하지 않으면, 오히려 오미에 의해 손상을 당한다. 오미의 지나침이 건강을 해치고 질병을 일으킨다는 말이다. 즉 음식

맛이 너무 시면, 간장에 나쁜 기운이 넘쳐나서 비장의 기운이 끊어진다. 맛이 너무 짜면, 콩팥과 골격의 기운이 병리적으로 지나쳐서 근육이 줄 어들고 심장 기능이 떨어진다. 맛이 너무 달면, 비장에 습열濕熱의 기운 이 가득 차 어두운 안색을 띠고 콩팥의 기운도 손상을 받는다. 맛이 너 무 매우면, 호흡기를 손상하고 이차적으로 힘줄과 핏줄이 풀리고 정신 에 해를 입는다.

이처럼 어느 하나의 맛을 편식하면 근육이나 뼈에 손상을 입으며, 더욱 근본적으로 오장육부에 손상이 발생한다. 비장과 위장이 불편하 고 간장과 콩팥이 서로 조화를 이루지 못하며, 결국 혈액은 검붉은 색을 띠며 심혈心血이 통하지 않아 생명을 위협할 수도 있다.

《황제내경》에서는 한 가지 맛을 편식하여 생기는 해로움에 대하여, 한 단계 더 나아가 설명한다. 짠 것을 많이 먹으면 혈맥이 굳어지고 얼 굴색이 바뀌며, 쓴 것을 많이 먹으면 피부가 마르고 털이 빠진다. 매운 것을 많이 먹으면 힘줄이 조이고 손톱이 마르며, 신 것을 많이 먹으면 살이 굳어지고 입술이 말려 올라간다. 그리고 단 것을 많이 먹으면 뼈에 통증이 오고 머리카락이 빠진다. 오미의 편식으로 나타나는 건강상의 다양한 상해를 알 수 있다.

오미가 신체 오장에 미치는 영향을 알고 몸이 불편할 때 몇 가지 음 식을 먹지 않고 피하면, 몸에 더 큰 해로움이 오는 일을 방지할 수 있 다. '오미소금五味所禁'은 오미를 금해야 하는 내용이다. 만약 질병이 있 을 때, 매운맛은 기운[氣]에 나쁘다. 기에 병이 나면 매운 음식을 많이 먹으면 안 된다. 짠맛은 피[血]에 나쁘다. 피에 병이 있으면 짠 음식을 많이 먹으면 안 된다. 쓴맛은 뼈[骨]에 나쁘다. 뼈에 병이 있으면 쓴 음식을 많이 먹으면 안 된다. 단맛은 피부[皮]에 나쁘다. 피부에 병이 있으면 단 음식을 많이 먹으면 안 된다. 신맛은 근육[筋]에 나쁘다. 근육에 병이 있으면 신 음식을 많이 먹으면 안 된다.

오미는 곧 오장의 기를 양생한다. 병에 걸려 기가 약해지면, 곧 많이 먹을 수가 없다. 적게 먹고 보양을 해야지 지나치게 많이 먹으면 몸에 해롭다. 결국 오미는 나름의 독특한 기능°이 있으므로 곡물, 육류, 채소, 과일 등의 기운과 맛을 고르게 섭취

• 매운 음식은 기운을 발산하여 내치며, 신 음식은 기운을 모으고, 단 음식은 기운을 느슨하게 이완하며, 쓴 음식은 기운을 단단하게 하고, 짠 음식은 기운을 부드럽게 한다.

하는 것이 중요하다. 이런 지식을 잘 알고 있으면 음식이 단지 배만 채워 주는 것이 아니라, 동시에 좋은 약의 작용을 발휘하여 장수 건강에 직접적인 도움이 된다는 사실을 확인할 수 있다. 음식으로 몸 안팎의 질병을 치료하고 예방 관리할 수 있는 것이다.

음식에 대한 올바른 인식

'약'이란 병이나 상처를 고치거나 예방하기 위해서 먹거나 바르거나 또는 주사하는 모든 것들을 말한다. 한편 음식은 우리가 삶을 영위하기 위해서 늘 먹고 마시는 것들을 말한다. 늘 먹고 마시기에 생명을 영위하는 것이므로, 결국 약보다도 음식이 사람의 생명에 보다 소중하다. 히포크라테스도 "음식으로 고치지 못하는 병은 약으로도 못 고친다."

고 하여 식사 습관을 강조하였으며, 고전 한의학에서 "약으로 보익하는 것이 음식으로 보익하는 것만 못하다."[藥補不如食補]고 하여 음식으로 몸을 보강하는 것을 중시하였다. 또 약식동원藥食同源, 의식동원醫食同源이라고 음식과 의약을 동일하게 바라본다. 물론 질병으로 아플 때는 약을 먹어서 얼른 고쳐야 하겠지만, 평소에 음식을 잘 먹어서 질병이 없도록 하는 편이 더 좋다. '약이 되는 음식'이라고 함은 바로 이런 것을 가리킨다.

한의학에서는 약재藥材란 의미로 '본초本草'라는 용어를 사용한다. 풀 '초草'라는 글자이지만 꼭 풀이나 나무에서 나는 것만이 아니라 동물성이나 광물성 등의 약효가 있는 모든 것을 포함하는 의미라 할 수 있다. 그런데 식물이건 동물이건 또는 광물이건, 모든 것은 생성되면서부터 지니는 독특한 특성이 있다. 어떤 것은 뻗어나가는 성질이 강하고, 어떤 것은 거두어들이는 성질이 강하다. 그런 여러 특성 중에서도 특히 강한 성질을 활용하여 질병이 난 사람의 무너진 균형을 바로잡아 주는 것이 약이나 본초이다. 예컨대 차가워서 병이 난 사람은 더운 성질을 가진 것으로 따뜻하게 해주고, 열 때문에 병이 난 사람은 차가운 약재로 병을 고치는 것이다.

우리가 매일 먹는 음식도 나름대로의 성질을 지닌다. 고추는 맵고 오이는 서늘한 것처럼 말이다. 음식은 약만큼 성질이 강하지는 않아서 늘 먹어도 몸의 균형에 큰 문제를 일으키지는 않는다. 하지만 편식이 몸에 해로운 이유는 같은 성질을 계속 섭취해서 몸의 균형이 깨어지기 때문이다. 그래서 제 몸에 맞는 음식을 균형 있게 섭취하는 것이 건강 장수에 중요하다.

'약이 되는 음식'을 섭취하는 양생법에서 우선은 곡물, 채소, 과일, 해조류, 육류 등의 음식 종류를 고르게 먹고, 사계절의 절기에 맞도록 때에 맞추어 먹는 것이 좋다. 영양분과 미네랄 등을 고르게 먹어서 오장을 균형 있게 돕고, 먹는 때를 맞게 해서 육부가 편안하게 음식을 받아들일 수 있도록 해야 한다. 또한 자신의 체질에 맞는 음식을 먹는 것이 좋다. 약재가 각기 다른 성질을 타고나듯이, 사람도 각기 다른 체질을 가지고 태어난다. 태어나면서부터 열기를 가지고 태어나서 겨울에도 그다지 추위를 타지 않는 사람이 있고 겨울이 한참 지나 여름이 다가오는데도 춥다고 하는 사람이 있는 것처럼, 사람마다 체질에 따라서 양생 건강법도 다르고 먹는 음식도 다르다. 그러므로 체질에 맞는 음식을 먹어야 보다 건강하게 살아갈 수 있는 것이다.

◀◀ 우아한 건강법

- 음식의 기운과 맛은 오장육부에 큰 영향을 끼친다. 자주 먹는 음식의 기운과 맛을 제대로 파악하자.
- 수년간 지속적으로 섭취하는 음식은 그 영향이 아주 강하므로 마치 약과 같다. 체질에 맞는 음식을 먹어야 더 건강하게 살아간다.

12 약식동원의 가치를 깨닫자

약식동원藥食同源이란 약과 음식이 하나의 근원이라고 여기는 견해이다. 자연의학인 한의학의 입장에서 음식과 약의 원리와 기전은 단지 작용의 정도와 세기에서 차이가 있을 뿐 동일하다고 보는 것이다. 음식은 건강 양생을 가능하게 할 뿐만 아니라 질병을 치료해 주기도 한다. 반면 잘못 다루면 질병을 유발하여 사망에 이르게 할 수도 있다. 동북아시아 선조들은 이런 이치를 일찍이 알고 있었다.

중국 당나라에 들어와 전문적인 식이요법食餌療法*을 연구하는 학자와 그들의 저서가 속속 등장했다. 이

* 음식물의 품질, 분량 따위를 조절하여서 직접 질병을 치료하거나 예방하고 장기(臟器)를 보호하면서 전신의 영양을 완전하게 하는 방법.

로써 양생 음식에 대한 학문이 서서히 형성되었다. 당나라 초기 의약학자 손사막孫思邈(581~682?)은 어려서 병을 앓아서 의학을 공부했다. 그는 일생 동안 관직과 명예를 탐하지 않고, 오로지 의약학 연구에 전념

했다. 《천금요방千金要方》과 《천금익방千金翼方》 등의 책을 썼고, 후세 사람들로부터 '약왕藥王'이라고 불리며 존경을 받아 중국에서 현재까지도 제사를 모시고 있다.

손사막이 쓴 두 편의 저서에는 식료食療와 식치食治만을 전문적으로 다루는 영역이 있다. 이는 후에 식이요법학 발전에 큰 영향을 주었다. 《천금요방》과 《천금익방》을 합하여 이르는 《천금방》은 '비급천금요방備急千金要方'이라고도 하는데, 모두 30권으로 제26권에서 식치를 전문적으로 다루고 있다. 후세 사람들은 이것만 빼서 마치 별도의 책처럼 《천금식치千金食治》라고 했다. 손사막은 말하기를 "사람 목숨은 소중하기가 천금보다 귀하며, 하나의 처방으로 목숨을 구하니 그 덕행이 이에 비기겠는가."라고 했다. 즉 처방 하나의 가치가 천금과 같다는 뜻이다. 그는 《천금식치》 서론에서 '식이요법'의 필요성을 말하였다. 평소에 약물을 남용하여 마구 쓰면 안 되고 음식으로 조절하는 방법이 필요하다고 강조하였다.

손사막은 "사람 몸을 편안하게 하는 근본은 음식에 있다. 질병을 치료하는 효과는 약물에 의지해야 한다. 그러나 음식을 마땅하게 다룰 줄 모르는 사람은 오래 살 수 없다. 아울러 약물에서 금해야 하는 점을 모르는 사람은 근본적으로 질병을 치료할 방법이 없다. 이 두 사실은 중요한 관건이다. 만약 소홀히 하여 잘 익히지 않는다면 너무 안타까운 일이다. 음식은 오장육부를 편안하고 순조롭게 해주며, 사람의 정신과 마음을 기쁘게 만들어주고, 노폐물을 척결한다. 만약 음식으로 질병을 치료할 수 있다면, 곧 좋은 의사라고 칭찬할 만하다. 의사라면 당연히 먼저 질병의 근원을 파악하여, 그것이 신체 어느 부위에 해로움을 주는지 알 아내야 한다. 그래야 음식으로 질병을 치료할 수 있다. 식이요법만으로 치료가 안 될 때 비로소 약을 써야 한다."고 하여, 음식 치료를 강조하였 다. 손사막은 음식이 바르지 못하면 신체 건강을 해칠 수 있는 가능성에 대해 말하면서, 음식을 적게 먹고 인체에 유익한 음식을 잘 골라서 먹는 데 신경 쓰라고 강조했다.

약선의 가치

장수 건강 양생의 약재를 넣어 조리한 음식을 일컬어 '약선藥膳'이라 부른다. 병을 예방하고 치료를 돕기 위하여 먹는 음식이다. 인체의 생리적 특징이나 병리적 현상을 한의학적 이론으로 접근해서 음식과 한약 재료를 혼합하여 적합하게 약선 요리를 만든다. 최근에는 식습관이 잘못 되었거나 여러 스트레스 속에서 살아가는 현대인이 건강의 균형을 유지하고 질병을 예방하는 데 활용하고 있다.

매일 하는 식사를 통해 건강을 유지하고 증진할 수 있다는 것이 바로 약선에 담긴 의미이다. 약선은 대체로 중국 당나라 말기부터 유래하였고, 식이요법과 관련된 일부 저서에서 한 가지 음식으로 질병을 예방하거나 치료하는 방식에 대해 문제를 제기하면서 시작되었다. 복합 처방에 대한 논의가 시작되면서 새로운 양생 의료 체계의 하나인 약선이 출현한 것인데, 약과 음식의 결합은 새롭고 창의적인 발전이기도 하다.

북송 초기의 《태평성혜방太平聖惠方》과 조금 뒤에 출간된 《성제총록聖濟總錄》이 각각 식치食治 부분을 몇 권으로 나누어 전문적으로 다루었다. 책에서 소개한 식이요법 처방은 대부분 약과 음식을 같이 끓이는 '약선' 방식을 사용하였으며, 음식 재료를 오래 끓여 무르게 만들어 환자가 쉽게 섭취하도록 하는 죽의 죽방粥方, 무와 다시마 등의 기본 맛국물로 만든 다양한 국의 갱방羹方, 곡물과 함께 혼합하여 만든 밥의 반방飯方, 여러 가지 떡의 병방餠方, 생선회의 회방膾方 등 여러 종류로 구분했다.

이런 약선 음식은 특히 허약자와 노인 그리고 회복기 환자들에게 좋다. 약선은 노인의 보건을 위하여 반드시 필요하며, 식이요법 처방으로 노년을 편안하게 건강 장수할 수 있도록 돕는다. 노인들은 흔히 약을 싫어하고 음식을 즐긴다. 질병을 낫게 하는 방법으로 식이요법이 필요한 이유이다.

병을 치료하는 일은 병을 조심하는 일보다 못하고, 약으로 치료하는 일은 음식으로 치료하는 일보다 못하다. 따라서 대부분 만성질환은 먼저 식이요법으로 치료하는 것이 좋다.

◀◀ 우아한 건강법

- 우리가 생활에서 늘상 섭취하는 음식이 혈액의 원천적인 재료가 된다.
- 병을 치료하는 일은 병을 조심하는 일보다 못하고, 약으로 치료하는 일은 음식으로 치료하는 일보다 못하다.
- 대부분 만성질환은 약보다 식이요법이 먼저다.

13 따뜻한 물과 차를 마시자

한의학이 이론이 없고 단지 경험만 있다는 의견이 있다. 언뜻 서로 대치하는 듯 보이는 한의학의 두 견해를 비교하면서, 그 주장을 사람의 건강과 연계해 살펴보자. 자신이 어디에 속하는지를 생각해보면 유익할 것이다.

부양과 자음

인체의 음양에 대한 여러 견해 중에서 양陽의 기운을 중시하는 쪽과 음陰의 기운을 중시하는 쪽이 있다. 하나는 인체의 진기眞氣에서 양기를 더욱 중요하게 여기는 학파이다. 이 학파에서는 사람은 항상 양기가 부족해지기 쉬우므로 이를 북돋워 생명력을 강화해야 한다고 주장한다. 한약 처방에서도 양陽과 기氣의 약재를 즐겨 사용한다. 다른 하나는 인체의 진기에서 음기를 더욱 중요하게 여기는 학파이다. 사람은 음기가 부족해져 질병이 일어난다고 보는 입장이다. 한약 처방에서도 음陰과 혈血, 진액津液의 약재를 즐겨 사용한다. 겉으로 봐서는 서로 대치되는 듯 보이는 이 두 견해의 발생은 사회 환경이나 생활과 관련이 깊으며 또한 개인 체질과도 관련이 있다.

건강 장수와 관련하여 노화와 죽음은 여러 각도에서 볼 수 있다. 사람이 늙어가는 것을 일종의 '식어가는' 현상으로 볼 수가 있다. 어린 아이들은 겨울철에도 무릎을 드러내고 신나게 노는 반면 노인은 더운 여름에도 찬물을 마시지 못하고 손발이 항상 차다. 이는 진기에서 양기가 부족하기 때문이다. 사람의 양기는 항상 부족해지기 쉬운 것이므로, 이를 보충하는 것이 최상의 건강법이라고 할 수 있다. 바로 부양법扶陽法의 주장이다. 한약으로는 인삼, 육계, 부자 등이 해당한다.

다른 측면으로 사람의 노화를 살펴보면 일종의 '메마르는' 현상을 볼 수 있다. 어린 아이들은 물이 오른 피부의 윤택함을 자랑하고, 나이가 들어 늙으면 쭈글쭈글하고 건조해진다. 신체의 진액인 물이 말라가는 것이다. 이 신체의 물인 음혈陰血이 부족해지니 여러 병이 일어난다고 보고, 이 진액인 물을 보충해주는 것이 최상의 건강법이라고 주장하는 것이 바로 자음법滋陰法이다. 한약으로는 숙지황, 구기자, 당귀 등이 해당한다.

유난히 손발과 뱃속이 차서 여름철에 찬물을 마시면 설사를 하고 항상 이불로 배를 덮어야 하고 기운이 쉽게 없어지고 피곤한 사람은 바로 부양의 논리가 적용되는 경우이다. 이들은 주로 호흡이 짧아 활동할 때 식은땀이 쉽게 흐르고 조금만 땀을 흘려도 몸에 부담이 되어 손발과 머리가 차가워지고 아프고, 식욕이 떨어지고 잘 체하며 반드시 설사로 연결되고, 기운이 없어서 콧구멍이 건조하고 말하기도 귀찮아지고, 계피와 생강으로 달인 수정과 등을 좋아한다.

신체 하부는 차고 무력하나 머리는 열이 나면서 기분이 답답한 사람은 자음의 논리가 적용된다. 이들은 주로 배가 차더라도 가슴과 얼굴 등은 항상 허열이 뜨고, 손발이 차더라도 손바닥에 땀이 조금 나고(더 심하면 손바닥 등의 건조함), 주로 밤에 식은땀이 나고 자주 마른기침을 하고, 간혹 잘 체하더라도 반드시 설사로 연계되지는 않으며 설사하는 도중에 물을 마시거나, 열이 많아서 콧구멍이 건조하고 찬 음료수나 쓴 맛의 채소를 선호하는 증상이 나타난다.

만약 두 방향의 증상이 모두 나타나는 경우는 음양양허증陰陽兩虛證으로 양기 부족과 음기 부족의 두 측면을 고려하면서 음양을 모두 보익해야 한다.

오전 11시, 오후 3~5시경에 온수 마시기

생활 속 건강 지키기 습관으로 부양과 자음의 이론을 활용하자면, 먼저 따뜻한 온수를 오전 11시와 오후 3~5시경에 마시는 습관을 추천한다. 온수의 수분과 열기를 같이 흡수하므로 부양과 자음을 겸할 수 있기 때문이다. 또한 허약한 사람이 감기나 피로로 지친 경우에, 한약 탕제를 복용하고 따뜻한 죽을 먹고 이불 등을 덮고서 뒷목에서 약간 땀이 날

정도로 발한하는 방법이 원기 회복에 좋다.

사람은 온혈동물이다. 따뜻한 기운이 중요하다는 말이다. 기운이 충만하고 순환이 잘 되어야, 감정 조절의 힘도 생기게 마련이다. 한의학에서는 이를 부양 이론으로 강조한다. 그리고 또한 사람은 수분이 아주 중요하다. 체액이 충만해야 피부, 두뇌, 근육 등이 제대로 작동한다. 인체에서 진액津液이 중요하다는 말이다. 진액이 잘 돌아야 감정 조절의 힘도 생기는 것이다. 한의학에서는 이를 자음 이론으로 강조한다.

여기에 부양과 자음의 정신을 생활에서 실무적으로 실천할 수 있는 방법이 있다. 따뜻한 기운과 맑은 수분을 함께 섭취하는 손쉽고 유익한 건강법이 바로 '온수 마시기' 방법이다. 맑은 약수를 따뜻하게 마시는 것은 몸과 마음에 좋다.(약수를 산에서 직접 구해도 되고 요즘은 한라산·백두산 생수를 마트 등에서 구입할 수 있으므로, 약간의 수고와 경비 지출만 하면 된다.)

하루 일과에서 오전에 피곤해지는 경우가 있고, 오후에 피곤해지는 경우가 있다. 보통 오전 11시경, 또는 오후 3~5시경에 진액과 기운이 부족해지기 쉽다. 그래서 이 시간에 따뜻한 물을 맥주잔으로 두 잔 이상 마시면, 진액과 기운 생성에 좋다. 진액과 기운의 생성과 운영이 향상되면, 마음의 힘이 생기고 감정 조절의 가능성도 높아진다. 만약 그냥 물 마시기가 어렵다면, 차를 매개체 삼아 마시면 된다. 본인이 좋아하는 어떤 차라도 괜찮다. 온수나 따뜻한 차를 마시면서, 마음공부에 대한 이야기를 하면 더욱 좋을 것이다.

환자나 허약한 사람일수록 처음 온수를 마시면 소변을 자주 보게 된다. 꾸준히 온수를 조그마한 찻잔에 계속 마시면, 아랫배가 따뜻해진다. 그러면 기운이 생기고 더 이상 소변을 보지 않고 저절로 참을 수 있게 된다. 양기가 돌기 때문이다. 이처럼 온수를 정성껏 마시면 진액과 기운이 충만하여, 스트레스를 이기고 감정을 조절하는 근원적인 힘이 생긴다.

따뜻한 차를 연하게 마시기

차는 영양학적으로 접근하는 것이 아니다. 기운氣運으로 이해해야 한다. 차는 머리를 맑게 하고 몸과 마음의 독소를 제거하고, 기운을 차리게 한다. 원래 차는 마음공부 하는 분들의 흐트러지는 마음을 잡아주는 음료로 활용되었다. 또는 학문하는 선비가 머리를 총명하게 하고 마음을 편안하게 하기 위하여, 즐겨 마신 고급의 정신문화 건강 음료이다. 맑은 기운의 차일수록 더욱 그러하다. 그래서 감정을 조절하는 마음의 힘을 배양하려면, 차를 즐겨 마시는 것이 필요하다. 사실 차는 면역력도 도와주는 좋은 식품이다. 육체적으로도 도움이 된다.

오전과 오후에 정해진 시간이 되면, 따뜻한 차를 마시면서 향과 기운과 맛을 느끼고, 마음을 편안하게 하면서 평정심을 갖도록 한다.(지나치게 차 마시는 형식적인 법도에 얽매일 필요도 없으며, 그냥 부담 없이 마시면 된다.) 농도를 좀 연하게 마시는 것이 좋다. 한국 사람들은 안마나 지압도 강하게 아프게 해주는 것을 좋아하듯이 차나 커피도 진하게 마시는 것을 선호하는데, 그냥 농도를 연하게 마시는 것이 몸과 마음의 평화에 더욱 알맞다.

녹차도 좋고(오래된 녹차도 건강에 좋다), 보이차도 좋고, 홍차, 반半발효 차도 좋다. 자신에게 맞는 차를 준비하여, 형편에 맞도록 정성껏 마시면 되는 것이다. 차 종류를 바꿔가면서, 꾸준히 실천하는 것이 필요하다. 평소에 차를 즐겨 마시고, 여유가 있으면 차 박람회 등에 가서 차를 이해하는 시간을 가지면, 자연스럽게 차를 더욱 알게 되고 평정심 유지에도 도움이 된다.

◀◀ 우아한 건강법

- 오전 11시경, 또는 오후 3~5시경에 진액과 기운이 부족해지기 쉽다.
- 따뜻한 온수를 맥주잔으로 두 잔 이 시간에 마시는 습관을 갖는다. 진액과 기운의 생성과 운영이 향상되어 마음의 힘이 생기고 감정 조절의 가능성도 높아진다.
- 따뜻한 차를 마시면서 향과 기운과 맛을 느끼고, 평정심을 갖는 것도 좋다. 농도를 좀 연하게 마시는 것이 좋다

14 더운 여름일수록 따듯하게 먹자

《동의보감》에서 건강 장수하는 양생의 도리를 배우는 데는 나이의 이르고 늦음이 없다고 하였다. 사람은 유전적으로 건강하거나 혹은 허약하거나 타고나게 마련이다. 하지만 선천적 요소가 아니라 태어난 이후의 후천적 양생이 중요하다는 점을 인식할 필요가 있다. 생활 속 건강 습관으로 건강하게 타고난 신체를 유지할 수 있고 부족한 부분을 보충하는 효과가 있기 때문이다. 먼저 중요한 것은 회춘과 갱생의 길이 지금이라도 가능함을 인식하는 것이다. 의식을 전환하고 생활과 함께 실천하면 된다. 머리로 이해만 하고 실행하지 않으면 소용이 없다. 지금 배가 고픈데 밥을 먹지는 않고 요리하는 이론을 듣고만 있으면, 고픈 배를 채울 수는 없는 법이다. 조그마한 내용이라도 생활 속에서 실천하는 것이 핵심이다.

'생활 습관으로 건강 지키기'를 통한 장수 건강 관리법에서 '더운 여름에 따뜻한 음식 챙겨 먹기'가 참으로 중요하다. 더운 여름철에 따뜻한 음식을 섭취하자고 주장하니 의아하게 여길 수도 있겠다. 그러나 사실을 알고 보면 계절의 기후 변화에 적응하는 것이 건강 장수 양생의 기본이다. 특히 중국과 한국 등의 동북아시아 온대 지방처럼 사계절 기후 변화가 뚜렷한 지역에서는 기후에 적응하는 일이 생명이 생존하는 핵심적인 필요충분조건이다. 즉 사계절의 온열량한溫熱凉寒 기운과 풍도 · 온도 · 습도의 기후가 생명 생존의 필수 조건이므로, 계절의 기후에 적응하는 양생이 중요하다는 것이다.

그중에서 고령자 사망률이 높은 겨울과 여름의 건강법이 중요하다. 더위와 추위가 다른 어떤 기후 변화보다 인체의 건강에 큰 영향을 미치기 때문이다. 그래서 겨울과 여름의 온도 조절과 체온 유지 섭생이 필요하며, 이는 음식 섭취에도 적용된다.(외기의 기온이 피부와 코를 통하여 인체에 영향을 끼친다면, 음식의 온도는 위장 · 소장 · 대장 등의 소화기를 통하여 인체에 영향을 끼친다.) 그래서 특히 더운 여름과 추운 겨울에 외부 온도의 적응만큼이나, 섭취하는 음식의 온열 상태가 중요하다.

차가운 뱃속을 따뜻하게

우리는 더운 여름에 시원한 음료나 차가운 음식을 섭취하여 열기를 식히려 하지만, 더운 여름일수록 따뜻한 음식을 먹어야 한다. 날씨가 더워지고 기운이 밖으로 치닫는 여름에 인체는 이에 상응하여 기운을 몸의 표부로 표출해 내므로, 피부 표면은 따뜻해지고 반대로 몸속의 장부는 차가워진다. 몸의 외부가 더워지므로 몸의 내부는 상대적으로 차가워지는 것이다. 이는 자연 순응의 입장에서 관찰한 것이다. 따라서 한여름에 날씨가 더워지면 팥빙수나 찬 과일 등의 차가운 음식을 과용하여 배탈이 나기 쉬우므로, 성질이 뜨거운 음식을 먹어 보신하는 양생법이 생긴 것이다.

삼계탕°은 더운 여름철 따뜻한 음식의 대표 주자이다. 닭고기와 인삼, 대추 등을 함께 넣어 달여서 만든 삼계탕은 차가워진 뱃속을 데우는 작용을 한다. 닭고기의 따뜻한 성질, 인삼의 보양기補陽氣 하는 성질, 대추의 비위를 보강하는 온기 등으로 인해 삼계탕은 차가워진 소화기

• 닭이 하루의 시작인 새벽 해 뜰 무렵에 자연 속 양기의 태동에 감응하여 울어대는 현상에서도 양적인 발생 기운이 강한 성질임을 잘 알 수 있다. 인삼은 보양기 하는 대표적 한약으로 잔뿌리가 많은 생김새, 다른 약재에 비하여 상대적으로 두텁지 않은 육질, 달인 물이 농도가 옅고 탁하지 않은 것에서 양적인 기의 속성을 알 수 있다. 대추는 온기를 간직한 한약으로 비위를 보강하는 작용을 한다. 마늘은 신열(辛熱)하여 기운을 소통하고 차가운 냉증을 없애고 탁한 노폐물과 사기를 제거하는 작용을 한다. 그래서 전체적으로 보면, 차가운 뱃속을 따뜻하게 하는 뛰어난 여름철 보양 식품이 되는 것이다.

계통을 데우고 이를 바탕으로 신체의 전반적인 기운을 보강한다. 삼계탕 외에도 된장찌개, 순두부, 복국, 곰탕 등등 뱃속을 따뜻하게 하는 음식을 섭취하면 된다. 물도 반드시 따뜻하게 (적어도 냉기는 피하고) 마시도록 한다. 그동안 환자들을 보면 더운 계절에 따뜻한 음식을 먹는 일이 그리 쉽진 않다는 점을 필자도 잘 안다. 일반적으로 여름철에 열기를 식혀주는 시원하고 간편한 음식을 찾기 쉬운데, 이런 음식은 속을 냉하게 한다는 것을 알아야 한다. 건강이 걱정되는 사람일수록 속의 냉기를 몰아내는 음식이 필요하다. 특히 더운 여름철에 말이다.

여름철 더운 열기는 신체 표면인 피부에서 강하게 나타나므로, 시원한 물로 샤워를 하든지 찬물에 들어가서 열기를 식히면 된다. 삼계탕이나 소고기국밥 같은 따뜻한 음식을 먹고 따뜻한 물이나 차를 마시면서, 시원한 냉탕에 들어가거나 찬물로 샤워를 하는 것이 여름철의 현명한 건강 피서법이라고 할 수 있다. 에어컨의 찬바람은 코로 바로 들어가서 신체 내부를 손상하므로 허약한 사람은 피하는 것이 좋다. 사람은 온혈동물이므로 따뜻한 양기가 중요하다. 더운 여름일수록 따뜻한 음식을 먹고 신체 내부의 오장육부를 보강하여, 건강하게 지내자!

◆◆◆ 우아한 건강법

- 더운 여름에 뱃속은 오히려 차가워지기 쉽다. 그래서 따뜻한 음식이 좋다. 가령 더운 여름철, 시원한 냉수에 샤워나 목욕을 하고 뜨거운 삼계탕 등을 먹는 것이 좋다.
- 추운 겨울에는 다함께 식사를 하고 디저트 레스토랑 등의 따뜻한 실내에서 시원한 아이스크림이나 수정과 같은 차가운 음료를 마시면서 속에 울체된 열기를 풀어준다.

15 의지 순환으로 총명해지자

학교 성적과 대학 입학이 신분 상승의 기회가 되면서, 우리 사회가 학생들을 지나친 경쟁으로 내몰고 있다. 두뇌력과 학습 능력이 최대 관심사이다. 옛날 선비들은 과거를 볼 때 사서삼경四書三經을 모두 암송해야만 했다. 의사 시험에도 《황제내경》 같은 주요 서적은 필수적으로 외워야 했다. 이처럼 동양의 학문은 암송이 근본이었다. 흔히 말하는 "골수에 새기도록 또는 혼백에 맺히도록" 외워야 했다. 기억력을 뛰어나게 해주는 총명탕이 그래서 인기다. 총명탕은 기억력을 좋게 하는 한약재로 구성된다. 이름도 주자총명탕, 공자총명탕 등 선현의 명호를 빌려 효과를 과시한다.

총명탕의 원리는 이렇다. 기억은 단기 기억과 장기 기억으로 구분하는데, 이를 한방에서는 의意와 지志로 설명한다. 우리 마음이 외부 사물에 접촉하여 어떤 한 생각을 일으킨 후에 이를 헤아리는 것이 의(단기 기억)가 된다. 이는 단기간의 자기화이므로 오행으로 보면 자기화, 통합, 융합하는 토土에 해당한다. 이 단기 기억을 다시금 되새겨 간직하고 저장하는 것은 지(장기 기억)가 된다. 이 지는 장기간의 저장과 보관이므로 오행으로 보면 침정하는 수水에 해당한다. 그래서 의지意志는 의라는 단순 및 단기 과정을 거쳐 굳세게 저장되는 지에 다다른 상태이다. 그래서 뜻이 굳은 사람을 지사志士라고 하는 것이다.

의학적 차원에서는 의와 지가 비장[土]과 신장[水]의 기운과 통한다고 볼 수 있다. 총명탕의 한약재 구성도 바로 비장과 신장의 기운을 보익補益하면서 원활하게 순환하도록 하여, 심장과 두뇌의 기운을 돋우는 것이다.

만약 비장의 기운이 허약하여 음식의 소화 흡수와 영양 운송이 제대로 되지 못하면 의가 약하여 기억력이 떨어진다. 이런 경우에는 일반적으로 비장의 기운을 돋우는 인삼차, 백출차, 숭늉, 대추, 생강, 찹쌀 등이 좋다. 그리고 신장의 기운이 허약하여 양기가 제대로 작용하지 못하면 정수精髓와 골수骨髓와 뇌수腦髓가 부족하여 기억력이 감퇴되고 창의력 또한 없어진다. 여기엔 녹용, 숙지황, 구기자차, 하수오차, 잣죽 등이 좋다.

의지, 즉 비장의 토 기운과 신장의 수 기운이 잘 순환할 때 심장과 머리에 혈액과 기운이 제대로 공급되어, 총명해지고 기억력이 우수해진다. 비장과 신장 외에 부수적으로 심장과 두뇌의 혈액순환 계통을 돕는 것으로는 국화차, 석창포+원지차, 산조인+용안육차, 양파, 죽순, 연근차, 녹차 등이 좋다. 자신의 체질을 감안하여 보조적으로 즐기면 된다. 또한 신장 및 비장과 관련된 장단기 기억력과 심장의 혈액순환은 결국 건망증과 치매의 예방과 치료에도 활용이 가능하다.

작은 실천으로 총명해지기

한방적으로 총명해지는 방안을 더 살펴보자. 물론 수험생이라면 총명탕을 복용하는 것이 가장 좋다. 그리고 의지를 강화하는 방안으로 호흡조절이 가장 효과가 좋다. 편안하게 앉거나 서서 척추를 곧추 세우고 어깨에 힘을 빼고서, 천천히 호흡을 하는 것이다. 강제로 길게 하거나 중간에 멈추지 말고, 자신의 호흡에 맞게 천천히 숨을 쉰다. 깊은 숨에 따라 의지가 강화된다. 이는 실천이 중요하다. 제대로만 하면 그 결과로 입에 침이 고인다. 이 침을 꿀꺽 삼키면 체력 강화에도 좋다. 천천히 숨을 쉴 때 정신을 호흡에 집중해야만 제대로 효과가 있다.

다음으로 쉽게 실천할 수 있는 방안이 목과 어깨의 경직된 경혈을 풀어주는 것이다. 목은 머리라는 하늘과 몸이라는 땅의 기운이 교차하는 곳이므로 굳어지기 쉽다. 따라서 이 굳은 부위를 풀어주면 전신과 두뇌에 기운의 순환이 좋아져서 총명해진다. 이곳에 약침으로 구성된 총명침이 도움이 된다. 또 양손으로 뒷목의 머리카락이 끝나는 지점부터 부드럽게 만져서 어깨까지 살펴보면 콩알 크기나 팥알 크기로 경직된 근육이 발견된다. 이는 공부를 열심히 하여 근육의 경혈이 굳었거나 정신적 스트레스가 크다는 증거로, 부모님의 사랑의 손길이 필요하다. 부모님이 사랑하는 마음으로 아주 천천히 주무르거나 마사지하면 경직된 경혈이 풀어지고 기운의 순환이 제대로 되어 두뇌에 산소와 혈액의 공급이 잘 되어 기억력이 우수해진다.

특별히 시간과 노력이 필요하지 않은 보조 용품으로, 하루에 많은 시간을 할애하는 수면 중에 두뇌 순환에 영향을 주는 한약 베개가 좋다. 국화 베개도 좋고, 당·천궁·백출 등의 베개도 좋다. 개인의 체질과 상태 그리고 취향에 맞도록 구성하여 활용하면 된다. 이 한약 베개는 후두부의 여러 경혈을 통하여 한약의 향기가 작용하며 또 지압의 효과도 있다.

◀◀◆ 우아한 건강법

• 두뇌의 총명은 단기기억의 '의(意)'와 장기기억의 '지(志)'와 연계된다. '의'는 소화기와 관련되고 '지'는 비뇨생식기와 관련되므로, 각각을 강화하는 한방 음식을 알맞게 섭취하도록 한다.

16 사상 체질별
음식을 섭취하자

동무 이제마는 사상인四象人에게 적당한 음식을 소개하고 있다. 음식은 사상 체질별로 골고루 섭취하는 것이 중요하다. 이 점은《황제내경》이나《동의보감》이나 똑같이 강조하고 있다. 이제마는 체질적 특성을 감안하여 음식 섭취를 차별화하자는 점에 주안점을 둔다. 이는 질병 발생에서 특히 유념할 필요가 있다.

사상 체질별 이로운 음식과 해로운 음식

태양인의 생명력을 증강하는 기운은 흡취吸聚하는 기운이다. 흡취는 기운을 안으로 모아서 간직하는 것을 말한다. 음식도 이런 기운으로 작용하는 것이 중요하다. 태양인은 영양분의 축적보다는 과도한 에너지 소모가 더 쉽게 일어난다. 이를 양화기陽化氣의 기화氣化 작용이 지나치다고 한다. 태양인에게 이로운 음식은 감, 귤, 앵두, 다래, 배추, 메밀, 신선한 조개 종류, 포도, 문어, 뱅어, 생굴, 오가피, 모과, 소나무 줄기, 다래 줄기 등이다. 해로운 음식은 도라지, 무, 밀가루, 설탕, 참기름, 자극성 음식이나 지방질 많은 중탁重濁한 음식 등이다.

태음인의 보명保命하는 기운은 호산呼散하는 기운이다. 호산은 기운을 밖으로 뿜어내어 퍼뜨리는 것을 말한다. 음식도 이런 기운으로 작용하는 것이 중요하다. 태음인은 에너지 발생과 작용보다는 더 과도하게 영양분의 물질 축적이 일어난다. 이를 음성형陰成形의 혈화血化 작용이 지나치다고 한다. 태음인에게 이로운 음식은 밤, 배, 능금, 가지, 순무, 도라지, 설탕, 들기름, 벼, 좁쌀, 율무, 큰콩, 콩나물, 두부, 무, 쇠고기, 청어, 명란, 더덕, 살구, 은행, 호도, 호박, 소라, 연어, 잉어, 땅콩, 잣, 맥문동, 오미자, 녹용, 산조인 등이다. 해로운 음식은 곶감, 염소고기, 닭고기, 돼지고기, 계란 등이다.

소양인의 보명하는 기운은 음청陰淸하는 기운이다. 음청은 기운을 맑게 시원하게 하는 것을 말한다. 음식도 이런 기운으로 작용하는 것이 중요하다. 소양인은 지나치게 열이 위로 올라가서 신체 하부는 허약하고 상체는 과도하게 열이 상충上衝하거나 신체를 메마르게 한다. 그래서 시원하게 수분을 적셔주는 것이 보명이다. 소양인에게 이로운 음식은 박과(호박, 수박, 참외 등), 배추, 참기름, 보리, 기장, 메조, 팥, 녹두, 숙주나물, 더덕, 가지, 오이, 시금치, 돼지고기, 계란, 넙치, 새우, 게, 복어, 가재, 굴, 해삼, 딸기, 상추, 우엉, 파인애플, 전복, 깨, 숙지황, 산수유, 저령, 택사, 구기자 등이다. 해로운 음식은 자극성이 있는 조미료(마늘, 생강, 고추,

후추 등), 꿀, 닭고기, 개고기, 술 등이다.

소음인의 보명하는 기운은 양난陽暖하는 기운이다. 양난은 따뜻한 기운을 안으로 유지하는 것을 말한다. 음식도 이런 기운으로 작용하는 것이 중요하다. 소음인은 기혈이 부족하여 신체의 내부 또는 하부가 차가워지는 경향이 있다. 태음인이 냉한 이유는 습담濕痰(노폐물)으로 인해 순환이 저하된 것이고, 소양인이 냉한 이유는 속으로만 열이 들어가서 표면으로는 냉한 것으로서 사상 체질적으로 구분된다. 소음인에게 이로운 음식은 대추, 파, 달래, 산초, 고추, 꿀, 엿, 소금, 감자, 기장, 찰벼, 개고기, 닭고기, 꿩, 명태, 정어리, 부추, 생강, 석류, 쑥, 아욱, 후추, 꽁치, 다시마, 고등어, 홍합, 당근, 멥쌀, 옥수수, 노루고기, 염소, 인삼, 당귀, 천궁, 계피, 진피, 부자 등이다. 해로운 음식은 밤, 배, 참외, 수박, 맥주, 메밀, 호도, 녹두, 배추, 보리, 돼지고기, 찬 음료수, 빙과류 등이다.

건강한 식사요법

체질 불문하고 건강을 유지하기 위한 식사요법으로 장수 양생에서 권하는 방법은 아래와 같다. 먼저 식사는 제철에 나는 음식을 주로 이용한다. 제철 음식이 자연의 기운을 제대로 간직하고 있기 때문이다. 식사는 하루 두 끼 혹은 세 끼를 하고, 야식이나 간식은 하지 않는다. 위의 80퍼센트만 먹고, 저녁 9시 이후엔 먹지 않는다. 소화기와 배설기를 편안하게 하기 위함이다. 식사는 간단하게 먹는다. 음식의 종류를 적게 한다. 종류가 적으면 소화가 편하다. 흔히들 고급 음식을 다양하게 많이 먹는 것이 좋다고 막연하게 알고 있는데, 간편한 식단이 인체의 소화 영양 과정엔 좋다. 종류와 양을 적게 먹는 것이 중요하다. 식사 시간은 일정하게 하며 배부르지 않게 채소와 해초를 될 수 있으면 자주 먹는다. 반찬으로도 간식으로도 좋다. 특히 혈액 순환에 도움이 된다.

식사와 함께 과일을 먹는 것이 좋다. 과일은 기운 순환의 보조 작용을 한다. 가공식품은 될수록 적게 먹는다. 음식 첨가물 등에서 각종 유해 독성 물질이 나온다. 동물성 식품은 많이 먹지 않는다. 간·대장·소장 등의 상태에 따라서도 육식이 체질에 맞는지가 다르다. 소장 등이 크면 육식이 괜찮지만, 소장 등이 짧으면 안 맞다. 육식이 맞는 경우라도 식사 때 바로 희석되도록 양파, 배추, 무 같은 채소를 같은 비율로 먹어서 예방하고, 식후엔 반드시 따뜻한 차로써 속을 풀어준다. 식사에서 충분히 씹고 식사 중간과 직후에 물을 가능한 한 마시지 않는다. 침을 섞어주는 것이다. 침 분비는 아주 중요하다.

사상 체질과 차

태양인은 모과차·감잎차·솔잎차·오가피차·메밀차가 좋고, 소양인은 녹차·결명자차·구기자차·산수유차·보리차·녹두차가 알맞고, 태음인은 오미자차·칡차·율무차·잣차·연한 원두커피·말린 무차, 도라지-더덕차·산마차·국화차·연근차가 좋다. 소음인은 인삼차·생강차·대추차(대추10:생강10:감초3)·귤피차·레몬차·수정과·옥수수차·쑥차·꿀차·숭늉 등이 좋다.

사상 체질별로 오장육부의 구조적인 대소와 기능적인 강약이 다르다. 나의 사상 체질을 알고, 이에 맞도록 음식을 섭취하고 차를 마신다.

생활에서 지속적으로 자신의 체질과 반대로 음식을 섭취하거나 차를 마시면, 신체의 단점이 더욱 허약해지고 질병에 걸리기 쉽다

건강을 유지하기 위한 식사요법

- 식사는 제철에 나는 음식을 주로 이용한다.
- 야식이나 간식은 하지 않는다.
- 위의 80퍼센트만 먹고, 저녁 9시 이후엔 먹지 않는다.
- 식사는 음식의 종류를 적게 한다.
- 식사 시간은 일정하게 한다.
- 식사와 함께 과일을 먹는 것이 좋다.
- 식후엔 반드시 따뜻한 차로서 속을 풀어준다.
- 충분히 씹고 식사 중간과 직후에 물을 가능한 한 마시지 않는다.

17 한방 음식 재료 알기
하나

한약은 한쪽으로 쏠린 약물의 성질을 이용하는 것이다. 음식과 차 등은 그 편벽된 정도가 약에 비하여 심하지 않으므로 건강할 때는 항상 먹어도 괜찮다. 그리고 질병 관리에도 많은 도움이 된다. 누구나 쉽게 구할 수 있으며 몸에도 좋고 부담 없이 항상 즐길 수 있는 한방 음식 재료 몇 가지를 살펴보기로 하자.

율무

율무는 성질이 조금 차고 맛이 달며 폐장과 대장을 이롭게 한다. 호흡기에 있는 가래를 제거하여 기침에 도움이 되고, 장위腸胃에 있는 탁한 습기(노폐물)를 물리쳐 몸을 가볍게 하고, 근육과 관절 운동을 이롭게 한다. 이런 성질을 이용하여 한의원에서는 신경통과 관절염 등에 율무를 이용하기도 한다. 따라서 율무는 장위가 크며 습기가 머물러 몸이 비만하고 잘 붓고 물만 먹어도 살이 찌고 대변이 늘 무른 사람에게 차나 잡곡밥으로 좋다.

율무는 힘과 성질이 완만하므로 양을 많이 써야만 하고, 좋은 물로 씻은 후 약간 쪄서 냉장고에 보관한 채로 밥과 차를 달여 먹는 것이 좋다. 차의 한번 달이는 양은 30~40그램으로 하루에 여러 번 나누어 복용해야 한다. 율무는 걸쭉하므로 차를 달일 때 눋지 않도록 조심해야 한다. 백미 상태보다는 현미 율무가 더욱 효과가 좋다.

옥수수

옥수수는 길게 성장하여 여름 기운을 타고나 화기火氣가 많으며 단맛이 있다. 이런 성질은 불에 달구면 내부의 화기가 터져 나오듯 폭발하여 튀겨지는 팝콘이나 옥수수튀김을 보면 잘 알 수 있다. 이처럼 옥수수는 열이 있으면서 퍼져나가는 성질이 있으므로, 기운이 퍼지지 못하고 울체되어 있는 막힌 속을 풀어주는 효과가 있다. 그래서 뱃속이 차가운 사람의 위장 허약이나 소화 불량에 좋고, 아울러 몸의 탁한 기운을 제거하여 이뇨 효과도 있다. 이런 이뇨의 효과는 옥수수의 수염, 잎, 뿌리 등이 훨씬 강하다.

이뇨는 소변이 잘 배출되도록 하는 것이다. 소변이 잘 배출되는 것은 복부 특히 하복부 양기의 힘이 충분하다는 뜻이다. 따라서 옥수수는 뱃속을 따뜻하게 하고, 소변의 배출을 돕는다. 그러나 염증성으로 열이 나는 소변 배출 곤란 등의 증상에는 사용하지 못한다.

보리차와 옥수수차　생활에서 보통 여름에는 보리차, 겨울에는 옥수수차를 섭취하는 까닭은 보리의 시원함과 옥수수의 따뜻한 성질을 이용하는 것이다. 보리는 가을에 심어 겨울을 지나고 봄을 거쳐 이른 여름에 수확하여 겨울의 찬 기운이 주된 성질이므로 몸을 시원하게 해준다. 그래서 몸의 상체 부위에 열이 많고 변비가 있는 사람에게 알맞다. 그리고 옥수수는 늦봄이나 초여름에 심어 늦여름에 수확하는 것으로 여름의 따뜻한 기운이 있고 팽창하는 성질이 있으므로, 퍼져나가는 기운이 부족하고 복부나 손발이 차가운 사람에게 알맞다. 또는 과식하기 쉬운 비만형의 냉한 체질에 적합하다.

복분자

복분자覆盆子는 산에서 나는 나무딸기로 차와 술을 만들어 먹는다. 맛이 달면서 약간 시고 성질은 온한 편이다. 복분자는 남자의 정력을 보강하고, 여자의 자궁을 튼튼하게 하여 임신에 도움이 된다. 요즘 인기를 끌면서 다양하게 상품으로 활용되고 있다.

　복분자라는 이름에서도 양기를 돋우는 한약임을 잘 알 수 있다. 노인이 복분자를 복용 후에 소변 줄기가 달라져서, 오줌을 누면 요강을 엎어버렸다는[覆盆] 이야기에서 유래하였다.(앞에서 이야기한 소변 배출의 근원적인 힘을 생각하면 그 의미를 이해할 것이다.) 이처럼 복분자는 젊은 나이에 비해서 빨리 정력이 쇠퇴하는 체질에 알맞은 한약이다. 만약 어떤 이가 정력의 바탕이 되는 신기가 부족하지만 허열이 생겨 마치 자신의 정력이 왕성한 것으로 착각하여 남녀 합방의 횟수를 자랑하는 경우가 있다면, 이는 정력의 빠른 감퇴를 나타내는 가짜 현상으로서 복분자 등의 한약 차가 도움이 된다. 음위증, 모발 탈색, 눈의 피곤, 잔뇨감, 밤중의 식은땀, 요통 등에도 좋다.

결명자

결명자決明子는 성질이 약간 차고 맛이 쓰면서 조금 짠 편이다. 간장의 기운을 돕고 진액을 보충하므로, 눈이 침침한 것과 눈물이 흐르고 눈알이 아픈 것을 다스린다. 결명자는 눈을 밝힐 뿐만 아니라, 상부의 열로 인한 두통이나 두풍(머리가 어지럽고 자신도 모르게 머리를 흔드는 증상), 코피가 자주 터지는 데에도 도움이 된다. 따라서 몸이 전반적으로 냉한 사람은 피하는 것이 좋다.

신체가 열성 체질로서 근육질이고 대변이 된 편이며 목소리가 힘찬 사람은 결명자를 그냥 보리차처럼 달여 마시면 된다. 그러나 냉성 체질로서 대변이 무르거나 가늘고, 배와 손발이 차가운 사람은 반드시 볶아서 차로 마시는 게 좋다. 오래전에 북한 미그MIG 전투기를 몰고 귀순한 비행사가 인터뷰에서 북한 공군 조종사들은 사상 체질을 감별 받고 시력 보호 차원에서 결명자를 섭취한다고 말한 적이 있다. 이후 남한에서도 결명자가 유행하기 시작하였다. 그러나 정확하게 활용하는 것이 중요하다.

칡

칡은 인체의 부족한 진액을 공급하고 소화기 계통에 생긴 열을 없앤다. 갈증도 없애고 소화불량에도 도움이 된다. 특히 술로 인한 주독酒毒 제거에는 일품이다. 칡은 성질이 차면서 달고 쓴 맛이므로, 장위가 발달하여 식성이 좋고 신체 건장하면서 몸에 열이 있는 사람이 두통, 상기, 흉번(가슴이 답답한 증상), 변비, 피부 알레르기, 머리에 땀이 많이 나는 경우 등의 증상에 알맞다. 그러나 몸이 차고 장위가 허약한 사람은 적은 양을 생강이나 대추와 함께 달여 마시는 것이 좋은 방법이다. 즙과 술도 마찬가지라고 할 수 있다.

칡과 남자 정력 이야기 칡에 관해서는 동일한 질문을 제법 받는다. 칡을 먹으면 남자 정력이 무너진다는 말이 정말이냐고. 칡은 열성 체질로서 얼굴색이 검붉거나 복부와 등에 근육이 있고 피부가 두꺼우며 대변이 굵은 사람에게 좋다. 이와 반대 경우일수록 좋지 않으며 심지어 정력에 손상도 있다. 문제는 칡이 아니라 사용하는 사람의 지혜이다. 이 세상에 누구에게나 무조건 좋은 음식은 없으며, 또한 독성을 제외하고 무조건 나쁜 음식도 없다.

천마

천마天麻는 약력藥力이 강하여 한약으로만 정의되었으나, 한 농부의 노력으로 인공 재배가 가능해지고 정부에서 여러 측면을 고려해주어 식품으로도 인정되고 있는 형편이다. 천마는 근육과 골격을 강하게 하고, 허리와 무릎을 부드럽게 한다. 그 생김새가 독특하여 이름이 '수자해좆' 인 점에서도 어느 정도 짐작할 수 있듯이, 심장과 두뇌 순환계를 보강하고 정력을 세게 하는 작용이 있다. 그리고 감정과 스트레스로 상기되어 어지러운 현훈증에도 도움이 된다. 가슴이 두근두근 뛰는 경계驚悸, 사지四肢 경련, 말이 어둔하게 나오는 경우, 두통, 고혈압, 동맥경화증 등에 좋다.

알로에

알로에는 성질이 차고 맛이 쓰므로 염증을 없애는 작용을 한다. 본초명은 노회蘆薈라고 한다. 열이 많은 사람이 변비가 있고 갈증을 느끼며, 입에 구취가 심하고 피부가 가려운 경우 등에 많은 도움을 준다. 따라서 오염 물질을 먹거나 자신의 양보다 지나치게 과식하여 염증과 탁한 피를 가진 현대인에게 대체로 알맞다. 그러나 체질과 건강 상태를 고려하여 한시적으로 섭취하는 것이 좋다.

알로에는 장수 건강식품이 아니고, 몸의 염증 노폐물 제거 음식이므로 지혜롭게 사용해야 한다. 뱃속이 찬 사람은 절대적으로 그 양을 조절할 필요가 있다. 알로에는 보약 계통이 아니어서 장기간의 상용常用은 부작용을 유발하므로 삼가는 것이 좋다.

하수오

하수오何首烏는 간장과 신장을 튼튼하게 하며 얼굴색을 윤택하게 하고 머리카락을 짙게 한다. 여성의 자궁과 갱년기 장애에도 알맞다. 하수오는 대표적인 건강 장수 한약이며 식품이다. 이런 명품 보약에는 반드시 재미있는 전설이 따른다.

하수오의 전설 하수오의 뜻으로 두 가지 해석이 전해진다. (1) 옛날 하 씨 성을 가진 남자가 날 때부터 몸이 허약하여 늙어서도 자식이 없었는데, 하수오를 백 일 동안 먹고서 오랜 병이 낫고 몇 년이 지난 후에는 아이를 낳고 장수를 누렸다는 이야기가 있다. (2) "어찌 머리가 검어지지 않을 수 있겠는가" 하는 하수오의 뜻처럼 신장과 생식과 머리털에 유익하다는 이야기다.

인간의 욕심과 하수오 유감 몇 년 전 하수오가 사회적 이슈가 된 적이 있다. 어느 식품 기업의 제품으로 말이다. 가짜를 사용한 기업의 부당 이익이 문제이지, 하수오는 아무런 죄가 없다. 요즘 시중에서는 적하수오와 백하수오로 나누는데, 식품으로서는 큰 의미가 없는 구분이라고 봐도 된다. 또 자연산 적하수오라고 하여, 한 뿌리에 수백만 원씩 호가하는 양심 불량의 경우도 있어 조심해야 한다. 결국 가정 건강용으로는 적하수오나 백하수오 둘 다 적당하며, 차와 술 모두 괜찮다. 하수오는 건강 장수에 명품 보약이다.

호도

호도는 성질이 열熱하고 맛이 달다. 신체의 경맥을 통하게 하며 머리카락을 검게 하고 두뇌 개발과 혈액순환에 도움이 된다. 또한 기운을 수렴하는 작용을 하므로, 폐장의 호산지기呼散之氣를 모으고 해수와 천식에 도움이 되며, 충만한 진액으로 신기腎氣를 도와 요통에 도움이 되며 신체를 윤택하게 한다. 따라서 진액이 마르고 열이 많아 대변이 건조한 야윈 이에게 좋다. 그러나 많이 섭취하면 풍風이 동하며 비만이 되고 눈썹이 빠지기 쉽다. 소장이 커서 뚱뚱한 이는 삼가는 것이 좋다.

육계, 계피

계피桂皮는 뱃속을 따뜻하게 하고 혈액순환을 도우며 심장, 간장, 폐장의 기운을 이롭게 한다. 따라서 대추·생강·감초 등과 함께 겨울철 수정과를 만드는 재료로 이용되어 심신을 산뜻하게 한다. 만약 뱃속이 찬 사람이라면 수정과를 활용하는 것도 좋은 양생법이 된다. 수정과는 겨울철 차게 섭취하는 것이 제 맛이 나고 몸에도 좋다.

계피는 성질이 매우 열熱하고 맛이 맵고 달아, 감기 초기에 파뿌리나 생강 등과 함께 달여 마시면 좋다. 뱃속이 차고 심장과 폐장이 허약하여 식은땀이 나는 경우에는 황기 등과 함께 달여 차로 상용하면 도움이 된다.

- **창자와 피부의 노폐물 제거 : 율무차**(살이 찌고 피부가 흰 사람이 대변이 무른 경향성을 보이는 경우)
- **소변을 잘 보게 함 : 옥수수 · 옥수수염차**(평소 소화기가 허약하고 몸이 냉한 경우)
- **변비 : 보리차**(열이 많고 소화기가 튼튼하며 평소 대변을 굵게 보는 경우)
- **남녀 정력 : 복분자차**(야윈 사람이 소변 줄기가 약하고 자주 보면서, 피곤하고 정력이 약한 경우)
- **시력 : 결명자**(열이 많고 대변이 된 사람, 만약 평소 대변이 무르거나 냉한 체질은 볶아서 사용)
- **술의 해독 : 칡**(신체가 건장하고 대변 형태가 좋고 열이 있는 사람. 소화기 약하고 야윈 사람은 금함)
- **신체 발열**(감기, 독감 등) **: 칡**(평소 체력이 있는 사람이 감기, 독감 등으로 실열이 나는 경우에 사용. 중년의 갱년기 열처럼 소모성 질환의 허열에는 사용하지 못함)
- **건강 장수 : 호도**(머리 두뇌력 강화, 1~2개의 소량 복용을 꾸준히)
- **피부 염증과 변비 : 알로에**(평소 대변이 된 열성 체질이 단기간에 사용, 냉 체질은 절대 금함)
- **몸이 냉하고 혈액순환이 안 되는 경우 : 계피차**

18 한방 음식 재료 알기 둘

 잣

잣은 그 옛날 신라가 중국의 당나라에 수출하였다. 중국 당의 입장에서는 바다 건너 들어온 수입품이었다. 그래서 해송자海松子라 이름 붙었다. 한의학에서는 신기腎氣를 돋우는 명약으로 취급한다. 맛이 달고 성질이 온하여 근육통, 신경통, 현훈을 다스린다. 내부로는 두뇌와 오장을 튼튼하게 하고 밖으로는 피부를 윤택하게 한다. 외견상으로 신체가 건장하고 열이 많고 땀을 많이 흘리고 대변이 된 편인 사람이 피곤하거나 정기가 허약한 경우에 도움이 된다.

잣은 대표적인 건강 장수 식품이다. 녹용에 버금갈 정도로 효능도 좋다. 하루 30~40개 정도를 기준으로 먹으면 된다. 대변이 무른 자는 10~20개로 하면 된다.

수정과와 잣 잣이 들어가는 전통 식품 중에 수정과가 있다. 수정과의 물은 계피를 달인 것으로 추운 계절에 몸을 따듯하게 하는데, 잣을 곁들여 신기를 온양하는 힘을 증강한 식품이다. 수정과는 시원하게 마셔도 계피의 열한 성질로 인하여 인체 내부에서 따듯하게 작용한다.

당귀

당귀當歸의 성질은 따뜻하며 맛은 달고 매우며 독이 없다. 여러 가지 풍병風病, 혈병血病, 허로虛勞를 낫게 하며 나쁜 피를 풀어 헤치고 새 피를 생겨나게 한다. 그러므로 혈액과 깊은 관련이 있는 부인과 질환인 생리통, 생리불순, 하혈 등에 도움이 된다. 또한 나쁜 창양瘡瘍*이나 쇠붙이

* 몸 겉에 생기는 여러 가지 외과적 질병과 피부병을 통틀어 이르는 말.

에 다쳐서 어혈이 뭉친 것을 낫게 한다. 혈액에 관계된 질환을 치료하고 부족한 피를 보하거나 나쁜 피를 없애주어서 전체적으로 혈액을 조화롭게 한다. 또한 비장과 위장 등에 충분한 혈액을 공급하여 소화기의 기운을 돕는 역할도 하므로, 일을 많이 하거나 신경을 많이 써서 혈액이 부족하거나 몸이 허한 경우에도 당귀 술과 차가 도움이 된다.

주의할 점 당귀를 섭취할 때는 대변의 상태에 주의를 기울인다. 혈액 조성을 도와주는 작용으로 위장을 윤潤하게 하여 대변을 무르게 만들기 때문이다. 대변의 상태가 좋은 사람은 좀 진하게 마셔도 좋고, 대변이 무른 이는 조금 연하게 마시거나 대추나 생강 등과 함께 달여 마신다.

천궁

천궁川芎은 혈액 순환을 도우므로 부인 냉증과 생리불순 등에 이용된다. 또한 성질이 따뜻하고 매운 맛이 있어, 한냉으로 막힌 기운을 뚫어주는 작용을 한다. 생리통, 생리불순, 신경통, 두통, 눈의 피로 등에 많은 도움이 된다. 단지 지나친 복용은 매운 맛으로 기운을 지나치게 펼치게하므로 진기眞氣를 손상할 우려가 있다.

사물탕 : 부인 건강의 명품 천궁은 차로 달여 복용하는 것이 좋다. 흔히들 당귀, 작약, 숙지황 등과 함께 달여 사물탕四物湯이라고 하며, 부인과 질환과 건강에 적합한 식품으로서 차로 많이 음용한다.

계절의 순환 이치를 감안하여 봄에는 천궁, 여름에는 작약, 가을에는 지황, 겨울에는 당귀를 각각 두 배로 하여 복용하면 계절의 순환에 적응하는 묘미가 있다.

사군자탕 : 남성 건강의 명품 사물탕이 여성 명약 식품이라면 사군자탕四君子湯은 남성 명약 식품이다. 인삼, 백출, 백복령, 감초로 구성된다. 최근엔 복령 대신에 황기를 넣기도 한다

팔물탕과 장수 건강 사물과 사군자를 합치면 팔물탕八物湯으로 남녀노소 모두에게 좋은 음료가 된다. 항상 섭취하면 사전에 피로를 막고 질병 발생을 예방하는 장수 건강식품이다. 커피만큼 사물탕, 사군자탕, 팔물탕

이 대중화되는 시절이 오면 좋겠다.

살구

살구는 씨앗이 핵심이다. 씨앗을 한약으로 행인杏仁이라 하여, 건강에 그 성능이 우수한 것으로 본다. 씨의 뾰족한 앞부분을 제거하고 차를 달인다. 살구는 폐장에 귀속하여 기관지 등의 호흡기를 튼튼하게 하므로 가래기침, 목감기, 천식 등에 도움이 된다. 더불어 기름기가 있으므로 장운동을 도와 배변을 이롭게 한다. 호흡기와 대장을 도우므로 이차적으로 피부를 윤택하게 한다. 따라서 평소에 약간의 변비가 있고 호흡기와 피부의 상태가 좋지 않은 경우에 상복하는 것이 알맞다.

감국

한약으로 감국甘菊은 야생국화의 꽃봉오리를 말한다. 쓴 맛이 적고 향이 좋은 것을 선택하여 식용으로도 이용한다. 산국山菊은 10~11월에 걸쳐 전국의 야산에서 황색 꽃을 피우며, 한방에서는 감국이라 하여 해열·해독·진통·소염 효능이 있다.

식품으로는 국화차나 국화주가 있다. 국화주菊花酒는 예로부터 건강 강장주로서 중히 이용되어 왔는데,《동의보감》에 보면 '연년익수延年益壽'라 하여 건강 장수에 도움이 되며, 고혈압과 풍으로 어지러운 풍현風眩을 치료한다고 하였다.

본래 국화는 성질이 서늘하여 외감 풍열로 인한 오한, 발열, 두통 등에 쓰는 한약이다. 간장에 열이 차서 혈압이 높아지고 머리가 아프고 눈이 충혈되는 증상에 사용하며, 숙취로 머리가 무거운 데에도 효과가 있다. 그래서 항상 불면과 두통 등이 있는 사람, 많은 학습을 요구하는 학생이나 시험 준비생, 감정과 스트레스를 받기 쉬운 감정노동자, 눈의 피로가 심한 사람, 컴퓨터를 많이 이용하는 근로자 등등에게 알맞다.

유자

유자차는 성질이 온하고 맛이 달고 약간 시다. 위장의 체기를 내리고 술로 인한 주독을 제거하므로, 숙취에는 따뜻한 유자차가 좋다. 그리고 임신부의 구역질에도 도움이 된다. 목을 청량하게 하는 작용도 있는데, 이때 도라지와 함께 일대일 비율로 달여 마시는 것이 좋다. 유자청도 좋고 유자 분말을 온수에 타서 차로 마시는 것도 괜찮다.

귤피

귤피橘皮차는 밀감의 껍질을 말린 것으로 오래되어 방향성이 없어진 것을 진피陳皮라고 하고 더욱 상품上品으로 친다. 성질이 온하고 맛이 조금 쓰면서 신맛이 난다. 가슴과 명치의 기운을 소통하게 하고 가래를 없게 하므로 기침, 상기, 구역감, 소화불량, 초기 감기 등에 도움이 된다. 평소 소화기가 허약한 사람이 감기에 걸려 초기에 밥맛이 떨어지고 기침이나 가래가 있을 경우에 생강, 대추, 대파의 흰 뿌리 등과 함께 달여 차로써 복용하면 괜찮다.

모과

모과木瓜는 성질이 따뜻하고 맛이 시고 무독하며, 그 기운이 간장에 귀속하므로 혈액순환을 개선하고 근육의 움직임을 돋우고 강하게 하여 다리와 무릎에 힘이 없는 것을 도와준다. 또한 음식물의 소화, 갈증, 목의 가래, 탈수 후의 근육 경련 등에도 좋다.

단지 모과의 신맛이 강하므로 많이 먹으면 치아나 뼈를 손상할 우려가 있으니 자신의 체질과 상태에 맞추어 복용하는 것이 좋다. 대부분의 한국인 체질 중에 모과를 지속적으로 섭취해서 좋은 사람은 거의 없는 형편이다.

◀◀◀ 우아한 건강법

- 건강 장수 : 잣(1일 10~20개 정도의 소량을 꾸준히 섭취)
- 여성의 건강한 생리, 생리통 : 사물탕 차
- 남성의 피로를 해소 : 사군자탕 차
- 피부와 창자의 건강 : 살구
- 기침, 몸의 가래 : 살구 · 모과 · 유자 차
- 어지러움, 두통, 상기 : 천마, 국화(감국)차(머리를 많이 사용하는 직장인, 학생의 경우에 소량으로 자주 섭취)

한방 음식 재료 알기 19 셋

 구기자

구기자拘杞子는 달고 따뜻한 성미를 가졌으며, 우리 몸의 근원이 되는 정수精髓를 만들어주며 눈도 밝게 하고 성욕을 세게 하는 효능이 있어, 주로 간장과 신장을 보하는 보음약補陰藥으로 쓰인다. 만성 피로 및 과다한 성관계로 허리부터 하체까지 아픈 증세에 쓸 수 있으며 허약한 체질에도 좋다.

한의학에서는 잎을 구기엽, 열매를 구기자, 뿌리를 지골피地骨皮라 하여 다양하게 이용한다. 지골피는 갱년기 증후군처럼 인체의 음기陰氣가 부족하여 진액이 고갈되어 일어나는 열 증상인 음허화동陰虛火動에 사용된다. 이처럼 구기자나무는 이용 부위가 열매, 줄기, 잎, 뿌리껍질 등 어느 하나 버릴 것이 없다. 구기자주 담그는 법은 구기자의 잎과 줄기를 물에 씻은 다음 칼로 2~3센티미터 정도로 썰어서 물기를 없애고,

말린 열매와 같이 독이나 항아리에 넣고 독한 술을 재료의 2~3배가량 붓고 밀봉하여 냉암소에서 4~5개월 동안 보관한다.

뇌수·골수·정수와 장수 건강식품 재료 《동의보감》은 머리의 뇌수腦髓, 척추의 골수骨髓, 비뇨생식기의 정수精髓를 장수 건강의 핵심으로 본다. 이 세 가지는 상하로 서로 연계되어 건강의 핵심 축이 된다. 이들의 연계 통로를 배유삼관背有三關(경추의 1관, 흉추의 2관, 꼬리뼈의 3관)이라 하는데, 이는 정기신精氣神 삼보三寶와도 통한다. 뇌수, 골수, 정수를 돋우는 한약 식품은 결국 정기신을 보강하는 최고의 건강 장수 먹거리 재료가 되는 셈이다.

구기자의 전설 하수오처럼 구기자에도 건강 장수의 전설이 있다. (1) 옛날 중국 어느 고을 우물가에 여인들이 모여 마을에 100세 넘는 노인이 많아 시집살이가 고달프다는 이야기를 하고 있었다. 길을 지나가는 선비가 이 이야기를 듣고 우물 주변을 살펴보니 구기자와 그 뿌리가 우물에 떨어져 우물색이 변해 있는 것을 보고, 이 물을 먹고 마을 사람들이 장수함을 알았다고 한다. 이 고사가 말해주듯 구기자는 불로장수의 명약으로 알려져 있다. (2) 선비가 길을 가는데 젊은 친구가 늙은 노인을 구박하고 때리는 장면을 보고 그 사연을 알아보니, 젊은 양반이 부친이고 매 맞는 노인이 아들이더라고. 아들 녀석이 대대로 내려오는 집안 전통(구기자 우물 물 마시기)을 무시한 탓에 저만 홀로 조로早老 현상이 나타났다는 이야기다. 아무튼 구기자의 효능이 대단하다는 뜻으로 알면 된다. 또 구기자에서 장수 백세주가 유래하였다는 이야기도 있다.

석류

석류石榴는 달고 신 맛이 있으며 인후의 갈증을 없애지만 많이 먹으면 치아와 폐장을 손상한다. 석류차는 약간 떫은맛이 있으므로 설정泄精(정액이 흐르는 것)을 그치게 하며 장위를 삽澁하게 하여° 설사와 이질에도 도움이 된다. 요즘 이란 석류가 여성용으로 많이 애용되는데, 시간을 두고 검토할 필요가 있다고 본다.

> ° 설사는 대장 내피가 어떤 원인으로 미끌미끌하여 음식이 지나치게 빨리 내려가서 일어나는 증상이다. 이때 대장의 내피를 껄끄럽게 하여 설사를 치료한다는 뜻이다.

녹용

사슴의 머리 부분에 솟아오르는 연질의 녹용鹿茸은 성질이 따뜻하고 맛이 달면서 독이 없고 사슴피가 흐르고 있다. 뿔이 늙어서 피가 빠지고 나면, 뼈만 있는 녹각이 된다. 뼈와 피를 음양적으로 고찰하면, 뼈는 딱딱하고 굳어 응집하는 음이며 피는 부드럽고 움직이는 양이라고 할 수 있다. 뼈[陰]는 힘을 안으로 모으므로 뼛속의 피[陽]를 누르고, 피는 눌린 힘에 반발하여 뼛속에서 생성한다. 녹용도 같은 이치로 뼈를 뚫고 나오는 것으로 말할 수 있다.

녹용과 호산지기 온습한 피의 정기精氣가 신체 안에 있지 않고 뼈를 머리

밖으로 돌출시킨 것이 녹용이다. 즉 녹용은 몸속 양의 힘이 강력하여 외부로 내보낸 것이다. 이를 통해 기운의 상승上昇, 발산發散, 호산呼散이 녹용의 의미라고 볼 수 있겠다. 따라서 양기陽氣를 돋우는 대표적인 약이 된다. 호산·상승·발산하는 기운이 부족한 사람, 즉 피곤하거나 허약한 사람, 성장기 아동이나 청소년(성장 효과), 뇌수가 부족한 사람이나 과다 경쟁 속에 있는 수험생(총명 효과), 골수가 부족한 골다공증, 정수를 너무 소모한 남성, 갱년기 여성, 뇌수가 부족한 치매 노인, 자신감이 부족한 중년층 등에 좋다.

뇌수·골수·정수와 녹용 사슴의 생태를 살펴보면 수사슴은 발정기에 녹각으로 그 힘을 자랑한다. 발정기 이후에 사슴의 정기가 골수를 지나 뇌수로 올라가면 녹용이 된다. 결국 녹용은 뼈 성분이 아니고, 정수·골수·뇌수의 정기(精氣, 성호르몬 결집체) 순환이라고 할 수 있다. 그래서 최고의 식품 재료이자 건강 한약으로서, 정력을 강하게 하며 태아를 건강하게 하여 임신을 안정시키는 효과가 있다. 뇌수 부족(중풍과 치매, 기억력 부족), 골수 부족(골다공증, 골격 허약자), 정수 부족(정력과 생식 기능이 부족한 남성, 생리통과 생리불순 및 갱년기 여성) 등에 최고 효험을 보인다.

공진단 뇌수·골수·정수를 보강하는 녹용과 온갖 경락을 소통하는 사향麝香이 들어가는 공진단은 최고의 건강 장수 보약이다. 최근 산림 치유 등으로 산림 자원의 가치가 각광을 받고 있다. 명품 보약인 녹용과 사향을 제대로 공급하기 위하여 산에서 자연과 함께 방목하는 사슴 목장과 사향노루 목장이 구비되면, 한의약의 발전과 함께 국민 건강에 많은 도움이 될 것이다.

더덕

더덕은 깊은 산에서 자라며 잎이나 줄기에 상처를 내면 우윳빛 같은 즙이 나오고, 향이 독특하여 냄새가 강하게 나며 뿌리를 약으로 쓴다. 성질이 약간 차고 맛이 쓰다. 소화기 기능과 폐장의 기능을 도와주며 자궁을 강하게 한다. 또 고름을 삭히며 없앤다. 폐결핵, 해수, 두통, 거담, 흥부신경통, 배농, 소종, 폐열 등에 약으로 사용하기도 한다. 달여서 더덕차를 약간은 진하게 마시는 것이 좋다.

반찬으로는 겉껍질을 벗겨서 사용하고 건강 한약이나 식품에는 겉껍질째 사용한다. 껍질은 효과가 좋지만 맛이 쓰다. 그래서 맛과 건강 중 선택의 문제라고 할 수 있다.

더덕의 물 오래된 더덕은 속에 물이 고여 있는데 이 물(즙)이 아주 좋은 명약이다. 큰 뿌리는 대나무 젓가락으로 몇 군데 찔러두어, 공기가 새지 않도록 밀봉하여 보관한다. 주로 호흡기 계통이 약하거나 좋지 않아서 만성 질환을 앓고 있는 사람에게 좋으며, 기침과 가래를 다스리면서 소화 기능을 좋게 하므로 피로 회복, 건위 정장, 강장의 효과를 내면서 수면을 안정시켜서 마음을 평화롭게 한다. 더덕주 역시 같은 작용을 한다.

도라지

도라지는 성질이 약간 따뜻하며 맛이 매우면서 쓰다. 우리 몸의 기운을 잘 소통하게 해주는데, 특히 신체 상부의 기운을 소통시키면서 가래를 배출하여 폐의 기능을 원활하게 해주는 효능이 있어 기침과 천식 그리고 목쉰 데나 각종 종기에 쓰인다.

나물로 즐겨 먹는 반찬이고, 평상시에 달여서 차로 먹으면 가슴이 그득하거나 목이 붓거나 기침과 가래가 있는 경우에 도움이 된다. 도라지 줄기에 상처를 내면 흰 즙이 나온다. 이 즙은 사포닌으로 인삼 성분과 흡사하다. 한약으로는 길경桔梗이라 하여 기관지, 피부, 폐장 등이 허약한 이가 기침, 가래, 감기, 편도선염, 농증 및 코 막힐 때에 자주 마시면 좋다.

도라지도 더덕처럼 껍질에 약용 효과가 높다. 그리고 건강을 위하여 도라지와 더덕을 병행하는 것이 좋다. 요즘 골치 아픈 미세먼지나 담배 연기 또는 스모그로 인한 호흡기 장애에 효과가 높으며 이 둘의 궁합이 뛰어나다.

둥굴레

둥굴레의 한약명은 황정黃精인데, 시중에서 흔히 '강원도 둥굴레'라고 하는 것이 황정에 가깝다. 성질이 평하고 맛이 달며 무독하다. 뱃속의 기운을 돕고 오장을 편하게 하며, 특히 장위를 튼튼하게 한다. 더불어 만성 과로에 도움이 되고 근육의 힘을 좋게 한다.

산 사람 선인과 황정 옛날 선인仙人들이 산에서 수행을 할 때, 황정 가루를 주식으로 상용하였다는 이야기에서도 둥굴레가 건강에 이로움을 짐작할 수 있겠다. 차로 달여서 상용할 경우는 조금 볶아서 사용하는 것이 좋다. 그러나 만일 뚱뚱한 사람이나 비만이 걱정되는 이는 삼가는 것이 좋은데, 장위를 튼튼하게 하므로 살이 찌기 쉽기 때문이다.

매실

삼국지에 조조가 기나긴 고난의 행군으로 목이 마른 군인들에게 매실을 주어 위기를 넘기는 지혜로운 이야기가 있다. 매실은 한때 텔레비전 드라마 〈동의보감〉에 등장한 이후에 널리 유명해졌다. 매실은 원래 중요한 한약재로서 오매烏梅라고도 한다. 성질이 평온하고 맛이 시고 무독하므로, 갈증을 없애고 소화기를 돕고 피곤해서 생긴 열을 없앤다. 또한 가래를 없애기도 하고 주독酒毒에도 도움이 되니, 시원한 냉수로 매실차를 만들어 먹으면 좋다.

반면 매실은 신맛이 무척 강하므로 신기腎氣가 허약한 이가 많이 먹으면 치아 등이 상할 수 있다. 세상에 절대적으로 좋은 것은 없는 법이다. 만병통치는 없다. 유행에 집착하여 무조건 신뢰하면 위험하다. 매실역시 체질에 잘 맞추어 적당하게 복용하는 것이 현명하다. 요즘 매실주도 상품화되고 있다. 매실이 소화에 도움이 되므로, 특히 생선과 고기에 매실주를 곁들이면 궁합이 좋다.

오미자

오미자五味子는 여러 부위에 다섯 가지 맛을 골고루 지녔다는 특징에서 유래한 이름이다. 한의학에서는 오행론五行論에 맞추어 맛을 시고, 쓰고, 달고, 맵고, 짠 '산고감신함酸苦甘辛鹹' 다섯 오미五味로 보고 있다. 오미자는 신체의 양기陽氣를 보강하고 폐장을 포함한 호흡기를 돋우는 작용을 한다. 또한 새콤한 맛으로 입에서 침을 흐르게 하여 갈증에도 좋다.

오미자와 인삼, 맥문동의 생맥산 더운 여름에 신체의 진액과 기운이 부족한 경우에 오미자를 인삼이나 맥문동 등과 함께 달여 차로 마시는 방법이 있다. 이를 '맥을 힘차게 한다'는 뜻으로 생맥산生脈散이라 하는데, 지나친 운동 등으로 사람이 더위를 먹어 기운이 부족하거나 식은땀이 나는 증상에 알맞다.

대추

대추차는 성질이 따뜻하고 맛이 달아서 오장을 보하고 진액을 생성하게 하며, 특히 소화기를 강하게 한다. 따라서 장위가 약하여 소화력이 부족하고 야윈 사람에게 적합한 음료이며, 반대로 장위가 크고 강해서 식성이 좋고 비만한 이는 삼가야 한다.

또 붉은색과 단맛으로 심장을 강화한다. 그래서 심장이 허약하고 소화기 또한 부족하여 몸이 냉하고 손발이 차고 골골하는 허약한 사람에게 좋으며, 1년 내내 상복하는 것을 추천한다. 또한 더운 여름철에도 소화기가 허약하여 신체가 야위고 배가 차가워서 탈이 잘 나는 사람은 따뜻한 대추생강차를 상복하는 것이 좋다.

녹차

녹차는 담백하며 쌉싸래한 맛이 강하지 않고 갈증을 해소한다. 녹차는 원래 따뜻한 상태로 음미하는 것이나, 요즘은 더운 여름철을 겨냥한 시원한 음료수로 상품화되기도 했다. 나름 현대적이고 새로운 이용법이라고 하겠다. 단지 속이 냉한 사람이나 소화기가 허약한 경우에는 양을 조절하여 조금씩 마시는 것이 좋겠다. 만약 냉한 사람이 빈속에 녹차를 자주 마시면 부작용이 나타나므로 조심해야 한다.

녹차는 다소 쓴 맛과 맑은 기운으로 상기된 심화心火를 잡아 하강하게 한다. 따라서 정신을 많이 소모하고 스트레스를 받아 긴장된 삶을 살아가는 현대인에게 많은 도움을 준다. 요즘 녹차는 너무 지나치게 과잉 홍보되어 있다. 이 세상에 어떤 물질도 만병통치는 아니다. 사용자의 지혜가 필요하다.

녹차 마시기 세 가지 조건 선비로 대표되는 우리 조상은 녹차의 품격 있는 기상氣像을 존중하였다. 결국 녹차는 그 품격 높고 시원한 기운을 음미하는 것이므로, (1) 머리를 많이 쓰는 사람이 기운이 부족하거나 순환이 부족한 경우에 (2) 곡기穀氣가 있는 상태, 즉 적어도 빈속은 피해서 가령 식후에 (3) 따뜻하게 마시는 것이 좋다.

인삼과 홍삼

인삼人蔘은 한국을 대표하는 건강 한약 식품으로, 기운을 보익하는 대표적인 장생의 영약으로 알려져 왔다. 인삼은 오장五臟의 양기陽氣를 보익하고 신체의 진액津液을 충당하는 작용이 크다.

최근에는 홍삼紅蔘도 각광을 받고 있다. 홍삼은 바로 채취한 상태의 인삼인 수삼水蔘에 아홉 번 찌고 아홉 번 말리는 구증구포의 가공과 건조 과정을 거듭하여 만든 것으로, 마땅한 보존법이 없던 시기에 귀중한 인삼을 오래 보관하기 위한 선조의 지혜가 깃든 가공 제품이다. 특정한 성질에 치우친 한 가지 약재만을 장기간 복용하면 당연히 부작용을 초래하며, 인삼 및 홍삼의 경우도 다양한 부작용 사례가 보고되고 있으므로 반드시 한의사와 상담한 후에 복용해야 할 것이다.

인삼의 반음반양 인삼(산삼)은 최강의 효과만큼 그에 상응하여 요구되는 생태 환경도 높은 품격을 필요로 한다. 먼저 건조하지도 않고 축축하지 않은 습도 유지가 중요하므로 배수가 적당하고 알맞은 일조량이 필요하며 적당한 바람이 있어야 한다. 이는 온도·습도·풍도가 모두 알맞게 합당해야 한다는 말로서, 이른바 반음반양半陰半陽이라고 한다. 인삼(산삼) 특유의 보양기補陽氣 하는 효과만큼 또 생김새처럼 그 성질도 까다롭고 품격이 있는 것이다.

산삼 이야기 인삼(산삼)의 반음반양으로 알 수 있는 이야기가 있다. 바로 산삼山蔘의 자연 환경이다. 산삼이 있는 산은 (1) 먼저 침엽수와 활엽수의 비율이 적당하고 (2) 경사가 완만하게 비탈진 산으로 (3) 새소리가 들리며 (4) 정남이나 정동 방향을 피하여 해가 적당하게 들어오는 곳이 좋다.

인공으로 재배하는 산삼을 장뇌 혹은 산양산삼이라고 한다. 사람 손이 전혀 닿지 않은 산삼이 진짜 산삼이다. 그것도 산에서 몇 대를 이어 내려온 것이면 더욱 좋다. 산삼은 양기를 돋우는 최고의 명약이다. 그러나 너무 지나친 집착으로 가짜 또는 왜곡된 제품에 현혹되면 안 될 것이다.

◆◆◆우아한 건강법

- 건강 장수 : 구기자차, 녹용
- 호흡기 건강과 미세먼지 : 더덕, 도라지, 오미자
- 소화기를 튼튼하게 하고 살이 찌고 싶은 경우 : 둥굴레(비만자는 금함)
- 술 마신 뒤의 해독이나 음식 먹고 체한 경우 : 매실(단타 섭취, 상용은 금함)
- 여름철 피곤, 기운이 부족한 경우 : 생맥산(인삼, 오미자, 맥문동)
- 소화기 허약하고 야윈 사람 : 대추차(비만, 노폐물 많은 사람, 술꾼은 금함)
- 스트레스 많고 머리 많이 사용하는 사람 : 녹차(세 가지 조건 지키기)
- 기운이 빠진 사람 : 인삼이나 홍삼(열성 체질은 금함)

20 한방 음식 재료 알기 넷

《동의보감》에서 "자연이 사람의 생명을 기르는 것으로 가장 중요한 것이 곡식이다. 토土의 작용으로써 자연의 중화中和 기운을 얻으므로 그 맛이 담백하고 달며 성품이 화평하여 인체를 크게 보익하니, 늘 먹어도 싫어함이 없다."고 하였다. 그중에서 몸을 보익補益하는 곡식류 몇 가지를 살펴보자.

참깨

참깨는 건강식품이다. 참기름, 참깨가루 등으로 소량씩 지속적으로 섭취하는 것이 좋다. 최근에는 압력에 의하여 만든 참기름이 좋다고 한다. 신장의 양기를 돋우고 대장의 운동을 이롭게 하므로, 인체 진액이 부족하여 피부가 건조하고 기운이 없으며 변비가 있는 사람에게 도움이 된다. 특히 검은 참깨는 흑호마黑胡麻라고 하는데 성질이 평온하고 맛이 달고 독이 없어, 기력을 더하고 살을 기르며 뇌수를 채우고 근육과 골격을 굳세게 하고 오장을 보익한다.

콩

큰콩, 즉 대두大豆는 오장을 보익하고 경락의 기운 소통을 돕고 위장과 대장을 온후하게 하니, 오래 먹으면 체중이 늘어난다. 콩의 성질이 평온하므로 연한 콩잎 또한 나물로 만들어 먹는 것이다. 검은콩과 흰콩 두 종이 있는데, 보통 검은 것은 약용하고 흰 것은 식용한다. 검은콩 중에서 빛이 검고 영글고 작은 것을 상품으로 친다. 콩은 종류를 막론하고 소장이 발달된 체질에게 아주 적합하다. 만약 소화기가 허약한 사람이라면 소량씩 섭취하도록 한다.

대두황권 대두황권大豆黃卷은 큰콩의 싹이 0.5~1 센티미터 정도로 자란 것으로서, 심신이 피로한 경우, 장위가 약한 경우, 오래된 신경통이나 관절염 등으로 근육이 땅기고 무릎이 아픈 것에 도움이 된다. 사무실 등에서 재배하여, 믹서에 갈아서 소금을 아주 조금 넣어 비릿한 맛을 없애고 마시는 간편한 방법이 있다. 대두황권은 기운을 돋우고 혈액순환을 촉진하므로 머리를 많이 쓰는 사무직 근로자에게 더욱 좋다. 평소 지속적으로 섭취하면 심장과 두뇌의 혈액순환 질환을 예방하는 데 효과가 있다.

곡식의 씨앗 이처럼 곡식의 씨앗이 발아된 초기 상태를 상복하는 것은, 그 씨앗의 생명력이 가장 강하게 활동하는 시기이므로 인체의 부족한 양기 보충에 아주 적합한 방법이다. 감주(단술)을 만드는 엿기름도 발아 씨앗을 활용하는 것이다. 요즘 '새싹비빔밥'처럼 발아 식품을 많은 이들이 애용하는 점도 시사하는 바가 크다.

맥아

씨앗의 발아 기운을 사용하는 대표적인 한약으로는 맥아가 있다. 이는 보리의 발아된 싹이다. 보리는 가을에 씨를 뿌려 겨울의 찬 기운을 받아 봄에 수확하므로 성질이 약간 차서 식체食滯로 인한 소화불량에 적합하다.

여름철에 보리밥을 고추장에 비벼 먹는 것도 더위 먹은 기운을 보리의 찬 성질을 이용하여 시원하게 씻어내자는 취지이다. 따라서 평소에 뱃속이 차가운 사람은 여름철에도 보리밥을 많이 먹지 않는 것이 현명하다.

팥

팥은 적소두赤小豆라고 한다. 성질이 약간 차고 맛이 달고 시다. 수水를 없애 부종浮腫(몸의 붓기)과 창만脹滿(뱃속 더부룩함)을 가라앉히는 효험이 있다. 각기脚氣*를 좋게 하고 옹종癰

• 비타민 B1이 부족하여 일어나는 영양실조 증상. 말초 신경에 장애가 생겨 다리가 붓고 마비되며 전신 권태의 증상이 나타나기도 한다.

腫(작은 종기)의 농혈膿血(피고름)을 배출하며, 소갈消渴(물을 많이 찾는 증상으로 당뇨병과 유사함)과 설사를 그치고 소변을 이롭게 한다. 전반적으로 열성 체질의 사람에게 팥 요리가 알맞다. 또한 팥잎은 소변이 잦은 것을 그치게 하고 가슴의 번열煩熱(몸이 열이 나 가슴이 답답한 증상)을 제거하며 눈을 밝히는 데 도움이 된다. 약용으로는 마땅히 일찍 심어서 색이 붉은 것을 쓰는 것이 좋다.

누룩

누룩은 신국神麴이라 하는데, 밀을 발효시켜 만든 곡식 약품으로 성질이 따뜻하고 맛이 달아 위장을 평안하게 하고 췌장을 도와서 음식의 소화를 이롭게 한다. 뱃속의 정체된 덩어리를 부수며 장위의 담이 가득한 것을 없애고 설사와 이질에도 활용한다.

　요즘 발효 식품이 각광을 받고 있다. 누룩은 대표적인 전통 발효 식품이자 한약이다. 전통적인 균주로 만드는 우리 고유의 막걸리가 몸에 좋은 이유가 바로 누룩 발효에 있다.

녹두

녹두는 빈대떡으로도 먹고, 숙주나물과 반찬을 하여서 먹기도 한다. 녹두는 성질이 찬 편에 속하여 가슴의 번열과 피부발진 등을 없애는 작용을 한다. 평소에 가슴과 복부에 열이 많아 변비, 두통, 갈증, 불면을 자주 느끼는 사람의 반찬으로 좋다.

도토리와 묵

도토리묵은 몸속 혈액과 대장의 노폐물 제거, 즉 요샛말로 디톡스detox
에 아주 적합하다. 삽澁(떫고 거칠다는 뜻)한 맛으로서 밤중에 자다가 소변
을 보려고 일어나는 증상에도 도움이 된다. 소량씩 먹는 것이 제일이다.
어떤 한약 학파에서는 도토리를 껍질째로 양건陽乾(햇볕에 말림)하여 약
재나 차의 재료로 사용한다. 맛은 별로지만 건강 장수의 약용으로 활용
가치가 있다고 생각한다.

◀◀◆ 우아한 건강법

- **몸이 건조한 경우 : 참깨**(매일 소량을 꾸준히 섭취함)
- **전반적인 신체 보익 : 콩**(신체), **대두황권**(머리) [소화기 허약자는 소량 섭취하거나 발효 과정을
  거친 후에 섭취]
- **소화불량 : 맥아, 누룩**
- **열성 체질의 신체 노폐물 : 팥**(팥죽), **녹두**(빈대떡, 숙주나물) [소량을 꾸준히 섭취]
- **창자의 노폐물을 제거하고, 창자를 튼튼하게 : 도토리묵** [소량을 꾸준히 섭취]

21 한방 음식 재료 알기
다섯

건강에 물 이야기를 빼놓을 수 없다. 물은 만물의 근본이다. 그래서 건강 장수에도 물은 아주 중요한 부분을 차지한다. 현대 과학에서도 물에 대하여 여러 각도에서 연구가 진행되고 있다. 또한 물은 건강과 관련하여 많은 문제를 야기하기도 한다.《동의보감》에서는 33종류의 물을 말하였다. 텔레비전 드라마〈동의보감〉에서도 스승에게 의술을 처음 익히는 허준 선생이 물통에 물을 길어 나르면서 그 중요성을 깨닫는 장면이 나올 정도로 한의학에서는 물을 귀하게 다룬다. 특히 한약은 약재를 달여 복용하므로 더욱 물을 중요하게 생각한다.

자연이 사람을 낳으면 음식과 물로 사람을 키우니, 물은 그만큼 우리 생활에 중요하다. 물은 종류에 따라서 생겨난 여러 유래가 있으니, 지역의 토질을 관찰해보면 알 수 있다. 지하수가 먼 산간의 지맥으로부터 나오는 것은 상품이고, 도시 근처의 강에서 나오는 것은 좋지 않으니 물을 길어다가 한 시간쯤 고요하게 방치하여 탁기가 가라앉은 후에 사용하는 것이 현명하다.

한의학에서는 계절에 상응하는 기운을 가진 물을 중요시하였다. 그 예로 정월의 빗물을 그릇에 담아 약을 달이면 양기가 상승하는 것으로 여겼는데, 이를 춘우수春雨水라 하였다. 이 춘우수는 부부가 각각 한 잔씩 마시고 부부관계를 가지면 잉태할 정도로 신효하다는데, 이는 봄에 만물이 발생하기 시작하는 기운에 상응하여 부부간의 정을 더욱 돈독하게 하는 것으로 이해된다.

청명淸明 무렵의 물과 곡우穀雨 때의 물은 술을 빚는 데 우수하여, 이 물로 술을 빚으면 색이 좋고 맛이 강렬하고 오래도록 술 맛이 변하지 않는다고 하였다. 또한 대한大寒에 내린 육각형의 눈을 녹인 물을 납설수臘雪水라 하여, 모든 실열증實熱證을 없애는 데에 사용하였다. 특히 여기서 눈의 형태가 육각형이라고 관찰한 것은 육각수가 파동적인 측면에서 인체 활성화에 작용하고 있음을 생각할 때, 선인들의 지혜에 탄복할 따름이다.

물의 한의학적인 활용에는 증류 내용도 있다. 자연적인 증류 과정을 거치고 또한 신선한 하늘의 청기淸氣를 간직한 물을 이용하기도 하였는데, 이것이 바로 아침 이슬이다. 성질이 한랭하고 맛이 달고 독이 없으니, 눈을 밝히고 마음을 진정하고 울화와 갈증을 없앤다. 옛 이야기에 간혹 정성을 간직한 여성이 차를 달일 때에 이 물을 모아서 사용하는 내용이 나온다. 이슬의 기운으로 녹차의 청기를 더욱 향상하는 것이다. 청아한 여인의 기상을 表現하는 방식이라고 받아들여진다. 특히 가을에 여러 화초에 맺힌 이슬은 추로수秋露水라 하여 갈증을 그치게 하고 몸을 가볍게 하고 배고프지 않게 하고 살결과 얼굴빛을 곱게 한다고 하였다. 선인들은 이를 쟁반 같은 것에 받아서 마시기도 하면서 건강 유지에 활용하였다.

인위적인 증류 과정도 있다. 청동 그릇으로 밥을 덮어두면 뚜껑에 이슬처럼 물이 괴어서 밥에 떨어지는데 이 밥을 먹어 피부 종기와 부스럼 등의 치료에 보조적으로 활용하기도 하였다. 또한 시루 뚜껑에 맺힌 물을 증기수甑氣水라 하여 머리를 감으면 모발이 길고 검어지며 윤택하게 한다고 하였다.

물의 한의학적인 사용은 강물의 흐름에 상응하는 기운을 취하기도 하였다. 먼저 천리수千里水 또는 장류수長流水라고 하는 것은 강물이 길고 멀게 흐르는 것을 응용한다. 강물이 멀게 이어져 왔으므로 통달하는 성질이 있어, 몸속의 나쁜 기운과 찌꺼기를 없애고 명치가 막힌 것을 소통하게 하고 대소변을 잘 통하게 한다.

순류수順流水는 순하게 흐르는 강물의 흐름을 취한 것이다. 성질이 순하고 아래로 흐르므로 신체의 하부에 주로 작용하여 방광 질환을 다스리고 대소변을 잘 통하게 한다. 반면 역류수逆流水는 강물이 순하게 흐르지 못하여 회전하고 머물러서 오르고 내리지 않는 것이다. 따라서 성질이 반대로 역류하므로, 체내에 수분과 탁한 기운이 합쳐져 신체 여러 곳에 머물고 있는 담음痰飮을 없애는 약을 조제할 때 사용한다.

급류수急流水는 물결이 뛰놀고 급박하게 흐르는 물인데, 그 성질이 급속하여 밑으로 통달하므로 대변과 소변을 잘 통하게 하고 아울러 다리와 발의 근육, 관절 질환을 치료하는 데 이용한다. 그러나 환경오염 등으로 많은 종류의 강물을 건강에 사용하는 데는 한계가 있다. 이 가운데 몇 가지를 살펴보자.

정화수

정화수井華水는 이른 새벽(3~5시)에 일어나 제일 먼저 길은 약수로서, 성질이 평하고 맛이 달고 독이 없어서 이목구비를 맑게 하고 얼굴색과 피부를 곱게 한다. 물 중에서 최고의 에너지를 가진 품격 있는 자질로 여긴다. 자시子時(23~01시)에 용출한 기운이 그대로 유지되면서 오행의 수기水氣를 온전하게 간직한 물로 여기기 때문이다.

자시(23~1시)는 하늘의 시간이고 축시丑時(1~3시)는 땅의 시간이며 이른 새벽(3~5시)은 인시寅時로서, 사람의 기운이 상응하는 시간이다. 동양철학에 기반을 둔 한의학 바이오리듬이라고 볼 수 있다.

지장수

지장수地漿水는 황톳물을 말한다. 이는 물통에 깨끗한 황토를 넣고 물을 부어서 저어 흔들어 혼탁하게 한 후, 반나절 정도가 지난 뒤에 생기는 윗면의 맑은 청수를 말한다. 성질이 차고 무독하여 여러 독성을 제거하므로, 특히 간장과 대장 등을 좋게 한다. 지장수는 황토가 대장의 기능을 보강하는 작용을 감안해볼 때, 임상적으로 대변이 불규칙한 경우에 많은 도움이 되며, 간과 대장이 편안하게 되면 이차적으로 피부 미용에도 많은 도움이 된다. 독소 제거에도 좋다.

참고로 황토는 소나무가 많은 산의 동쪽에 있는 것이 우수하며, 지표면에서 50센티미터 이상 흙을 걷어낸 속에 있는 황토가 식용食用이나 약용藥用에 적합하다. 요즘 황토가 바위로 굳어진 장소에서 나오는 지하수가 지장수로 유통되기도 하는데, 기본에 충실하여 확인할 필요가 있다.

생숙탕

물의 이용에 따른 구분도 있는데, 이중에서 생숙탕生熟湯은 펄펄 끓인 물 반 잔에 시원한 생수 반 잔을 탄 것을 말한다. 이는 차고 따뜻한 한열寒熱 음양의 기운을 고루 가지고 있으므로 음양탕陰陽湯이라고도 한다. 인체 음양의 기운이 서로 잘 순환하지 못하는 경우에, 이를 복용하여 음기와 양기의 순환을 잘 통하게 한다.

신체 상하좌우 균형이 어긋나서 어느 한쪽에서만 땀이 나거나 춥거나 열이 나거나 하는 등의 증상에도 음양탕을 이용할 수 있으며, 스트레스로 인한 신경정신과 증상에도 기운의 평정을 위하여 상용할 수 있다. 만약 생숙탕에 약간 볶은 소금을 넣어서 한두 잔 마시면, 음식물로 인한 오래된 체증을 없애고 오심구토惡心嘔吐(속이 느글거리거나 음식물을 토하는 증상)에도 도움이 된다.

숭늉

숭늉은 특히 뱃속이 냉한 사람에게 좋고 소화력을 강하게 한다. 위장과 대장이 약하여 밥맛이 없거나 허약한 사람은 숭늉을 상복하는 것이 이롭다. 숭늉은 밥물의 토土 기운과 노릇노릇하게 약간 볶아서 초炒하는 과정의 화火 기운을 함께 취하므로, 소화기가 약하여 먹은 음식물이 제대로 흡수되지 못하거나 기력이 부족한 경우 등에 많은 도움이 된다.

요즘 손님의 건강을 생각하는 식당에서 식사 후에 숭늉을 제공하는데, 소화기가 민감하고 허약한 사람에게는 아주 훌륭한 건강 보조 식품이 된다. 식사한 음식 종류에 관계없이 숭늉이 뱃속을 조화롭게 하므로 식사 마무리에 숭늉은 통합, 소통, 조화의 작용을 담당한다고 할 수 있다. 특히 더운 여름철에는 뱃속이 차가워지기 쉬우므로, 식사 후의 제대로 된 숭늉 한잔이 여름철 건강 유지에 많은 도움을 줄 것이다.

식사 후 따뜻한 물을 식사 후 따뜻한 물로 심장마비 발작을 어느 정도 막을 수 있다. 우리나라는 따뜻한 물을 섭취하는 것을 소중하게 여기지 않지만, 중국과 일본은 찬 물을 마시는 것이 아니라 뜨거운 차를 식사하며 마신다. 이런 식사 습관을 우리도 받아들여야 할 때인 것 같다.

식후에 마시는 한잔의 찬 물은 방금 먹어버린 기름기를 응고시킬 것이고 소화를 느리게 할 것이다. 기름기의 찌꺼기가 다른 고형 음식물보다 느리게 장에서 흡수될 것이고, 이는 곧 담적痰積(병리적인 노폐물)으로 바뀌고 암을 일으킬 수도 있다.

식사 후에는 뜨거운 국이나 따뜻한 물 또는 숭늉을 마시는 것이 최선이다. 식사 후의 따뜻한 물은 인간이 온혈동물인 점을 생각해보면 많은 의미가 있다. 더욱 좋은 것은 보이차, 질 높은 커피 등을 어느 정도 따뜻하게 해서, 연하게 아침·점심·저녁의 중간 시간에 마시는 것이다. 이는 일종의 '심부 온열요법'에 해당하는 효과가 있다.

물이 인체 건강에 중요하다는 사실은 앞으로 계속 다양한 연구가 진행되고 활용될 것이다. 특히 환경오염으로 물에 대한 신뢰에 많은 문제가 일어나고 있는데, 오염된 물로부터 자유로워지는 자연친화적인 방법에 대한 연구가 절실하다. 고대 동북아시아의 성인聖人이신 노자老子는 물에 대하여 많은 이야기를 남겼다. 물은 만물의 근본이라고 말이다. 한의학에서도 물을 생명의 선천적인 근원으로 보고 있다.

노자는 상선약수上善若水라고 하여, 인간의 근원적인 선한 마음을 물에 비유하여 표현하였다. 긴 세월에 걸쳐서 수많은 사람들로부터 인정받을 정도로 뛰어난 노자 철학의 유연성과 가변성 그리고 포용성은 모두 물에 근거한다고 할 수 있다. 근대 서양의 자연과학자인 빅터 샤우버거Viktor Schauberger도 물의 유연한 성질을 연구하여, 자연에서 곡선의 흐름을 이해하고 인류 문명에 많은 기여를 하였다. 우리는 물의 성품을 제대로 이해하고 활용함으로써 보다 자연 친화적인 건강 문화를 달성할 수 있을 것이다.

- 심신 피로와 신체 정화 : 정화수
- 노폐물 디톡스(소화기 대장 소장) : 지장수(황토물)
- 정신적인 스트레스 : 생숙탕
- 소화기가 허약한 경우 : 숭늉
- 육식, 고기 구워 먹고서 : 따뜻한 물을 소량 섭취

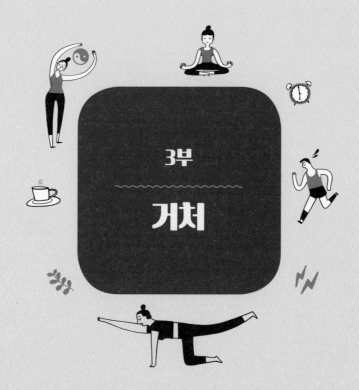

3부

거처

22 평생에 걸쳐 금기를 지키자

건강 양생은 우리 생활과 함께하는 내용이 많다. 간혹 생활과 동떨어진 산속이나 수도원, 단식원 같은 곳에서 값비싼 비용의 양생법을 주장하는 사람들이 종종 있는데, 이는 모두 잘못된 것이다. 사실 문제는 우리 각자가 생활 속에서 알고 있는 사항을 얼마나 '실천하는가'에 달렸다. 그래서 양생을 잘하는 사람은 날과 달의 금기 사항을 범하지 말고, 일 년 세시歲時의 조화를 잃지 말아야 한다.

구체적인 실천 사항으로 먼저 하루의 금기 사항은 저녁에 너무 배불리 먹지 않는 것이다. 늦은 저녁 시간부터는 소화기가 휴식에 들어가는 시간이므로, 이는 장위腸胃의 건강을 보호하기 위한 금기 사항이다. 더구나 창자는 인체의 배설을 담당하는 장기이므로 그 기능이 원활하지 못하면, 신장 등으로 2차 피해가 나타나고 결국 건강 수명에도 영향을 미친다. 그러므로 저녁 8시 전에 식사를 마치고, 가벼운 산책이나 휴식을 취하고 취침하는 것이 좋다. 요즘처럼 늦은 밤까지 먹고 마시는 풍토에서 많이 생각해야 할 사항이다.

한 달의 금기 사항은 그믐날 술에 취하지 않는 것이다. 우리 사회는 젊은이와 여성을 위한 낮은 도수의 술이 유행하고 '불금'이라는 단어가 생길 만큼 술이 과소비되는데, 술은 기분 좋을 정도로 가볍게 하되 특히 음기陰氣가 강한 그믐날에는 음주를 금하자는 것이다. 자연의 음기가 술과 상합하여 인체의 심장과 간을 크게 손상할 수 있기 때문이다. 술과 낭만을 즐기되 지혜롭고 건강하게 살기 위하여 자연의 리듬을 지킬 필요가 있다고 보면 된다.

한 해의 금기 사항은 겨울에 멀리 다니지 않는 것이다. 겨울은 차가운 바람이 강하므로 한 해의 금기는 한사寒邪의 침입을 막아, 호흡기와 순환기 그리고 신장의 건강을 지키자는 뜻이다. 또 겨울은 일 년 건강의 뿌리에 해당하는 시절이므로 겨울을 잘 지내야 다음 계절인 봄의 노곤함도 극복할 수 있기 때문이다.

일생의 금기 사항은 밤에 환한 불빛 조명 아래에서 남녀 성관계를 갖지 않는 것이다. 옛적에는 촛불을 켠 채 방사房事를 하지 않도록 주의를 당부하였다. 남녀 성관계는 정신적·육체적 흥분으로 말미암아 인체의 방어 기운을 매우 느슨하게 만들므로, 나쁜 사기의 침투가 쉽게 이루어지고 또 생체 에너지 소모가 많아진다. 밝은 불빛이 이를 더욱 조장하기 때문에 조심하라는 것이다. 즉 일생의 금기는 생명의 핵심 요소인 정기신精氣神을 조심스럽게 관리하라는 뜻이다. 만약 건강한 임신을 원한다면, 이 금기 사항은 필수적으로 지켜야 한다. 수태는 신수腎水의 저장 기능에 해당하므로 밝은 조명과는 거리가 멀기 때문이다. 이 네 가지 금기 사항은 자연과의 조화를 강조한 생활 양생을 말한 것으로서, 평생을 두고 지켜야 할 아주 소중한 생활 실천 항목이라고 하겠다.

중도의 자세

감정과 욕망에 대한 금기 사항도 있다. 감정 조절은 우리 현대인에게 특히 중요하다. 먼저 지나친 기쁨과 성냄을 금해야 한다. 여러 감정에서 가장 민폐가 큰 것이 바로 지나친 기쁨과 성냄이다. 지나친 기쁨은 심장과 혈액 순환을 또 과도한 분노는 간장을 손상하고, 나아가 정신적으로 우리 뜻을 흐리게 하기 때문이다.

지나친 슬픔과 생각과 걱정을 금해야 한다. 지나친 슬픔은 폐장의 호흡 기능을 손상해 심리적으로 우울해지기 쉽다. 집 나간 자식을 늘 걱정하는 우리네 부모님처럼 없는 걱정도 만들어 하는 사려과다, 심사숙고, 우유부단 등의 태도는 위장과 담낭의 소화 기능을 떨어뜨리고 의욕과 기운을 상실하기 때문이다. 외형적으로도 어깨를 축 처지게 하므로 다른 사람이 보기에 피곤하고 나약하게 비쳐 사회생활에 도움이 되지 않는다.

도를 넘는 부귀영화를 원해도 수명을 단축하고 덕德을 어지럽힌다. 부의 분배가 심하게 불평등한 한국 자본주의 사회에서 실천하기 어렵긴 하지만, 스스로의 영혼과 건강을 위해서라도 현재에 만족하도록 노력해야 한다.

지나친 성생활은 수명을 단축하므로 조절해야 한다. 부귀영화의 욕망만큼 강한 것이 남녀 성관계이다. 성생활의 절제가 건강 장수에서 아주 중요하다. 신수腎水의 핵심인 정精을 고갈시키기 때문이다. 현대 의학은 남녀 성관계에서 사정 배출하는 물질에 대하여 단순하게 단백질 몇 그램씩으로 인식하지만, 한의학의 양생에서는 완전히 다르게 판단한다. 남녀 성관계의 배출 물질을 인체 기본 핵심 생명 물질로 보는 것이다. 그래서 이의 과도한 배설은 스스로의 생명을 고갈하는 셈이다. 건강하고 젊은 청춘 시절엔 못 느낄 수도 있지만 조금만 나이 들면 깨달을 텐데도 불구하고 어리석은 사람이 너무나도 많다.

이러한 것들은 양생의 도를 배움에 있어서 크게 금해야 할 것들이다. 조절이 가능한 중도中道의 자세로서, 생활 속의 온갖 모습을 잘 굴리는 것이 중요하다. 욕망과 잡념으로 가득 차 삶의 여러 사건과 현상의 온갖 모습에 집착하여 스스로도 모르는 여러 편벽되고 편중된 변견을 버리고, 온갖 모습은 진짜가 아닌 가짜의 상대성임을 알고 집착하는 마음을 버려야 하는 것이다.

◆◆◆ 우아한 건강법

- 하루 금기사항 : 저녁에 과식하지 않기
- 한 달 금기사항 : 그믐날 술에 취하지 않기
- 일 년 금기사항 : 추운 겨울날 멀리 가지 않기
- 평생 금기사항 : 밤에 환한 조명 아래에서 남녀관계를 갖지 않기
- 감정과 욕망의 금기사항 : 중도의 자세로 과도하지 않기

23 정혈을 간직하는 데 힘쓰자

　　사람은 나이가 많아지면 정精과 혈血이 모두 소모되어, 노화 현상이 나타나는 것으로 설명할 수 있다. 정혈은 인체 생명의 핵심 요소로서 오장과 신체 각 기관을 영양하는 기본 생리 물질이므로 부족하면 노화가 오는 것이다. 사람은 누구나 태어나서 늙는데 삶과 함께하는 기후, 음식, 거처, 희로, 남녀 음양 등의 주요 요소가 정혈의 소모를 촉진한다. 동서고금에 걸쳐 사람의 노화에 대한 연구가 무척 많다. 한의학의 건강 양생에서도 많은 주장이 있다. 노화를 인체의 진기眞氣가 식어가는 것으로 보는 학파도 있고, 인체의 진기가 말라가는 현상으로 여기는 학파도 있다. 식어가는 것은 진기의 활동성과 열기의 부족을 말하며, 말라가는 것은 진기의 분량과 진액의 부족을 말한다.

　　우리는 나이가 많아지면 누구나 노인이 된다. 도식적 차원에서 보자면 남자는 64세 이상을 말하고 여자는 49세 이상을 말한다. 생식 기능이 없어지는 것을 기준으로 판단하는 것이다.

노화가 진행되어 노인이 되면 정과 혈이 모두 소모되어 얼굴의 칠
규七竅(귀, 눈, 코, 입의 일곱 구멍)가 정상적으로 작용하지 못한다. 오관의 칠
규는 내부적으로 오장과 연관되어 있으므로, 정혈의 부족으로 오장의
기능이 쇠퇴하고 칠규의 기능도 약해지는 것이다. 그래서 울 때는 눈물
이 나오지 않고, 웃을 때는 도리어 눈물이 나온다. 또 코에서는 걸쭉한
콧물이 많이 나오고, 귀에서는 매미 우는 소리가 나며, 음식을 먹을 때
는 입이 마르고, 잘 때는 침을 흘리며, 오줌이 자기도 모르게 나오고, 대
변이 몹시 굳거나 설사를 하기도 한다.

생명력의 중심이 되는 명문命門과 신수腎水가 고갈되므로 뇌수·골
수·정수가 모두 부족하여, 낮에는 졸음이 많아지고 밤에는 누워도 정
신이 말똥말똥하여 잠이 오지 않는다. 이런 것들이 노인에게서 나타나
는 대표적인 노화 증상이다.

한의학은 정혈을 보양하기 위해 양기陽氣를 간직하고 굳건히 지키
는 것을 중요하게 여긴다. 양기가 강하여도 잘 간직하지 못하고 함부로
사용하여 외부로 쉽게 누설되면 음기陰氣가 빠져나가 정혈은 고갈되어
결국 끊어진다. 음기가 고르면서 양기를 잘 간직해야 생명력이 온전해
지고 정신은 날로 더욱 좋아진다. 이를 음평양비陰平陽秘라고 한다. 음양
의 조화에서 가장 중요한 것은 바로 양기를 굳건히 간직하면서 헛되이
쓰지 않는 것이다. 그래야 양기가 든든해져서 오래 살 수 있다. 이것이
성인들이 노화를 지연하는 건강 양생의 도리이다.

정력에는 스트레스가 문제

정력은 큰 의미와 작은 의미가 있다. 협소한 의미의 정력은 남녀 생식의 기능을 말하고, 광대한 의미의 정력은 인간 생명력 자체를 말한다. 여기서 말하는 정력은 이 두 가지 모두에 해당한다. 협소한 의미의 정력은 성인 남녀의 근원적인 생식의 힘을 말한다. 이 정력은 정精을 바탕으로 하는데, 정은 인체의 지극한 보배로서 신체의 근본적인 구성 요소이다.

정은 인간 생명력 그 자체로서 오장이 모두 이 정을 간직하여 건강 상태를 유지한다. 이것이 바로 광대한 의미의 정이다. 그런데 남녀관계로 생식의 정이 필요하면, 오장에 간직된 정이 생식의 정으로 변환되어 생식 기능을 발휘하는 것이다. 따라서 성인 남녀는 평소에 오장의 정을 잘 간직 보관하여야 건강한 생활과 동시에 왕성한 성생활을 누릴 수 있다.

문제는 이 정력과 정신적인 스트레스의 관계가 아주 밀접하다는 점이다. 스트레스에서 가장 문제가 되는 것은 지나친 집착과 욕심이며, 이로 인하여 생체 기운이 소통되지 않아 생겨나는 울체된 상태가 문제가 된다. 욕망을 적절히 절제하지 못하면 울화鬱火가 생겨 심장과 신장의 양기를 소모하여 정력이 감퇴되고 노쇠 현상이 빨리 오는 것이다.

쉽게 달아오르는 울화나 허화虛火는 호흡 운동 등으로 가라앉히고, 담백한 음식으로 정精을 보충하면서 체질에 맞는 보약으로 섭생하는 것이 현명하다. 허화는 체온계 상의 변화는 없으나 스스로 느끼는 열감으로 고통 받는 현상을 말한다. 주로 신체 상부에 발열감 같은 증상이 나타난다. 가짜 열로서 인체 기운과 진액이 과도하게 소모되어 나타나는 소모성消耗性 허열로 보면 된다.

정기가 허약하면 눈이 어지럽고 탈모가 생기고, 남자는 정액이 본인도 알지 못하는 사이에 흐르고 여자는 꿈에 교합하는 내용을 꾸는 정탈증精脫症이 생기기도 한다. 이는 헛된 집착과 망상이 많아서 그 뜻한 바를 이루지 못하고 음란한 일을 생각하거나 잦은 방사로 생식기의 종근宗筋이 약해져서 일어나는 것이다.

기름진 음식과 술을 과다하게 섭취하여 몸에 과잉의 수분과 탁한 기운이 변하여 생기는 노폐물 및 열이 함께 만드는 증상, 즉 습열증濕熱證이 일어나는 경우에도 정탈증과 정력 감퇴가 된다. 이는 흔히 사업가들이 운동은 부족하면서 술과 안주를 과도하게 섭취하여 나타나는 증상이다. 이 경우에는 양기를 돋우는 보약을 사용할 것이 아니라 노폐물인 습열을 제거하는 방법을 써야 효과가 난다. 인삼, 녹용이 든 한약을 복용하고도 크게 효과를 보지 못하는 경우에는 이런 습열을 의심해야한다.

수면 중에 몽정하는 것도 역시 양기가 스트레스를 이기지 못하여 일어나는 것이다. 성장기 청소년이 몽정하는 것은 양기가 충실하여 일어나므로 약을 쓰지 않아도 회복이 가능하나, 성인의 몽정은 심장의 양기가 부족하거나 심화心火가 떠서 나타나는 경우이므로 부족한 심장의 양기를 보충하고 위로 뜨는 심화가 가라앉도록 잡아주는 한약을 복용하는 것이 좋다. 또한 신장의 기운이 울체하여 몽정하면서 아랫배가 아프고 요통이 있는 경우에는 신장의 기운을 풀어주어 순기順氣하는 한약으로 치료한다.

정을 보하기 위해 마실 만한 차는 다음과 같다. 속이 냉하고 소화기가 불량한 소음인에게는 인삼·계피·당귀·작약 차가 좋으며, 속열이 많아 가슴이 답답하고 열이 나는 번조증이 있는 소양인에게는 산수유·구기자·백복령 차가 좋고, 피가 탁해지기 쉽고 심폐 기능이 약해지는 태음인에게는 오미자·해송자·맥문동·칡뿌리 차가 좋으며, 과잉의 에너지 소모가 일어나는 태양인에게는 오가피 차가 좋다.

◆◆◆ 우이한 건강법

- 한의학의 항노화는 정혈의 소모를 줄이고, 뇌수·골수·정수를 보강하는 것이다.
- 정혈의 소모는 스트레스가 가장 큰 적이므로 생활의 스트레스를 조절해야 한다.
- 욕망을 적절히 절제하고 호흡 운동과 담백한 음식으로 정을 보충하여, 양기를 굳건히 간직한다.

24 운기 체질을 관찰하자

한의학은 생명의 발생에 대해 ① 시간적 요소[天] ② 공간적 요소[地] ③ 인간 유전적 요소[人]가 삼위일체로 합일하여 인간의 탄생이 이루어진다고 본다. 인간의 유전자만으로 선천적인 모든 것을 알 수 있다고 여기며 연구하는 현대 물질과학과는 차이가 있다.

운기運氣 체질 이론은 그중에서 시간적 요소를 더욱 중시하는 입장이며, 동무 이제마 선생의 사상四象 체질 이론은 인간적 요소를 더욱 중시하는 입장이다. 인간적 요소에서도 인간의 성정性情(성품과 감정)을 사상 체질 형성 요인으로 판단하고 연구한 것이다. 선천적인 탄생과 후천적인 인생살이에서 인간의 자유 의지를 높게 평가한 뛰어난 의학 이론이라고 할 수 있다. 즉 운기 체질은 시간적 요소로서 인간의 타고난 체질을 관찰하는 입장이고, 사상 체질은 인간의 성품적인 측면에서 인간의 타고난 체질을 관찰하는 입장이다.

한의학은 기氣 중심으로 생명체를 관찰한다. 생체 기는 자율적인 특성을 지니므로 한의학의 생리와 병리 이론은 인간 개체의 특성을 존중하는 개체 생리적 혹은 개체 병리적 체질 의학의 특징을 띤다. 한의학은 결국 체질 의학인 것이다. 사상 체질 의학은 체질을 몇 가지 유형으로 구분 짓는 유형체질론類型體質論을 바탕으로 한다. 한의학의 여러 유형 체질론 가운데 가장 흥미로운 것이 바로 운기 체질이다.

타고난 운기 체질

언젠가 방송 드라마에도 방영된 적이 있는 소설 이야기를 먼저 보도록 하자. 조선 말 혼란기에 주인공의 아버지는 황제 운수를 타고난 '자식 농사'를 목표로 여러 곳을 여행한 후, 드디어 그가 원하는 적합한 환경의 여성을 찾는 데 성공한다. 그리고 합방할 때를 기다린다. 여기서 남녀 합방으로 추산하여 태어날 아이의 운명을 미리 짐작하는 내용이 나온다. 황제의 사주四柱를 알고 이를 역산하여 입태일入胎日을 계산한 것이다. 이것이 바로 운기 체질과 관련되는 부분이다. 하늘과 땅의 기운이 만나서 사람이 태어나는데, 태어난 날짜의 출생 운기 음양을 역산하여 입태 날짜를 알 수 있는 것이다. 운기 체질은 태어난 출생 운기와 잉태된 입태 운기로 체질을 구분한다.

운기 체질 이론에 따르면 사람이 어머니 뱃속에 있는 시기에서 차이가 비롯된다. 이중에서 306일과 296일 만에 태어나는 아이는 상기上器(상품의 그릇에 비유)가 되고 건강 장수한다. 286일과 266일은 중기中器

가 되고 중간의 건강과 장수를 누린다. 256일과 246일은 하기下器가 되어 허약하고 장수하지 못한다. 상기의 경우는 장수하고 중기는 보통이며 하기는 허약하여 일찍 죽는 것으로 본다. 그러므로 상기는 타고난 기운을 잘 유지하도록 양생하며, 중기와 하기는 자신이 타고난 운기의 약점을 보완하도록 양생에 노력을 기울여야 한다.

한의학의 운기는 지구 환경에서 비롯하는 생물 기후를 뜻한다. 태양을 비롯한 우주 행성의 환경 조건을 다섯 가지 힘으로 분석하여 오운五運*으로 파악한다. 또 지구상 생물 기후 변화 요인을 온도·습도·풍도 및 태양의 복사에너지 등으로 관찰

• 목화토금수 오행(五行)의 운행을 말한다. 우주 공간에서 작용하는 다섯 가지 힘을 뜻한다.

한다. 이러한 자연 현상에 대한 음양적인 관찰 가운데 여섯 가지 현상이 바로 육기六氣로서 더위와 추위, 습한 것과 마른 것, 바람과 불이다.

인간은 자연에 적응하여 삶을 꾸려나가는 존재이므로 운기에 영향을 받아 태어나고 살아간다. 특히 어머니 뱃속의 10개월은 운기의 절대적인 영향을 받는 기간이다. 임신 상태의 아기는 자기 생명 활동의 주체성이 아직 여린 상태이므로 자연의 변화에 많은 영향을 받는다. 따라서 선천적인 운기 체질이 후천적인 측면보다 중요하다.

운기론은 한의학에서 두 방향으로 응용된다. 먼저 생리적·병리적·실용적 측면인데, 이것이 한의학의 주요 골격을 이루고 있다. 천문天文을 관찰하여 체계적으로 정리한 오운육기론을 인간의 생리 및 병리 체계에 적용하여 한의학의 생리, 병리, 진단, 경락경혈론, 예방, 본초방

제, 침구 치료 이론 등이 모두 이에 기초를 두고 펼쳐진다.

다른 입장은 도식적·수리적 측면이다. 이른바 한의학의 바이오리
듬* 의학이다. 어느 해, 어느 달, 어
느 날, 어느 시간에 탄생했는가는 태
양과 달과 별의 운행 그리고 지구의

> • 생물체의 생명 활동에 생기는 여러 종류의 주기적인 변동. 체온, 호르몬 분비, 대사, 월경, 수면과 각성 따위 같은 생체의 중요한 기능에 나타난다.

환경적 측면에서 분명한 운기적인 차이(시공간적 차별로 인한 음양오행 기운
의 차이)를 나타낸다. 그래서 이런 운기의 차이가 그 사람의 오장육부 기
능에 차별을 가져오고, 목운화기木運火氣나 수운수기水運水氣 등등 이런
저런 체질로 구분되는 것이다. 이런 내용을 중시하는 운기 체질은 잉태
하는 입태 체질과 태어나는 출생 체질을 도식적으로 파악하여 후천적
으로 살아갈 방안을 마련한다.

고르지 못한 기후 때문에 생기는 감기나 독감 등의 외감병이 잘 걸
리는 시기, 허약한 부분을 타고 들어오는 만성병이 생기는 시기, 원인
모를 증상으로 고생하는 운기병이나 고질병이 어느 시기에 악화되고
호전되는가 등등을 각자의 체질에 맞추어 추리하는 내용이 바로 운기
체질에서 다루어진다. 이는 한의학에서 시간 의학의 한 영역이기도 하
다. 이에 대하여 운명적이고 도식적인 접근이라는 비판도 있다.

◆◆◆ 우아한 건강법

• 시간적으로 타고난 운기 체질을 알고, 자신의 건강 정도와 오장육부의 장단점에 맞도
록 생활하는 것이 건강 양생에 중요하다.

25 무리해서
계속하지 말자

현대인은 건강 정보에 너무 많이 노출되어 혼란스럽다. 그
래서 "자신에게 알맞은 건강 양생법을 제대로 하나만이라도 만나면 행
운"이라는 격언이 있을 정도이다. 이번엔 너무 상식적인 것 같지만 건
강 양생의 기본이자 매우 중요한 생활 실천 사항을 말하고자 한다. 바로
'무리하지 않기'와 '계속해서 일하지 않기'이다.

우리가 아무리 좋은 건강 양생을 실천해도, 결국 시간이 흐를수록
노화는 일어난다. 이 노화 과정에서 가장 중요한 변수는 뜻밖에도 신체
와 정신을 힘들게 하는 '무리하는' 것과 '계속하는' 것이다. 건강에 무관
심한 일반인은 물론이고 건강 장수에 관심 있는 분들도 흔히 뛰어난 웰
빙 건강법으로 요가, 기공, 안마, 명상, 유기농, 채식, 등산 등을 중요하게
인식하고 실천하는 데 반하여, 일상생활 속에서 어떤 동작이나 작업을
몇 시간씩 여러 번씩 계속하여 결국은 몇 개월에서 몇 년에 걸쳐 무리

하는 작업으로 인한 건강의 폐해는 등한시하고 있다.

이는 아주 잘못된 인식이며 행위이다. 무엇이든 과하면 낭패를 보는 법이다. 동양 경전인 《주역周易》에도 항용유회亢龍有悔, 즉 용이 너무 높이 오르면 후회할 일이 있다고 하였다. 요즘 건강 분야에서는 이처럼 무리하게 일하여 나타나는 심신心身의 경고 증상을 '소진 증후군'이라고 한다. 일에 지나치게 몰두해서 생체 에너지가 바닥난 상태를 말한다. 갑자기 몰려드는 의욕 상실, 업무 수행의 무기력감, 아침 기상과 오후 업무 때 심신 피로감, 일에 대한 부담과 긴장 등이 나타나며, 스트레스를 풀기 위하여 (평소 찾지 않던) 쾌락을 즐기거나 반대로 짜증내고 불안하고 여유가 없으며, 심한 경우에는 우울증에도 빠진다. 이는 과도한 일로 인하여 두뇌와 육체가 모두 용량을 초과한 것이다. 휴식만이 정답이다.

'무리'와 '계속'의 가속도 법칙

사실 '무리'와 '계속'의 폐해는 자신이 경험해봐야 진실로 느낀다.(그 대가는 너무나 혹독하다.) 필자의 지인 하나는 건강 양생에 꽤나 박식하여 생활 속에서 실천해왔는데도 불구하고 충격적인 건강상의 일을 경험하였다. 그 뒤 우연히 그 이유가 바로 '무리'와 '계속'된 작업에서 비롯되었음을 깨닫고는 필자의 주장에 크게 동조하며, '무리하지 않기'와 '계속해서 일하지 않기'를 굳게 실천하는 이가 있다. 그만큼 건강 전문가라도 놓치기 쉬운 것이 바로 '무리'와 '계속'의 가속도 법칙이다. 일을 하다보면 자신도 모르게 몰입하여 지속적으로 무리하게 마련이다. 이를 정말 경계해야 한다. '무리'와 '계속'이 개인의 타고난 태생적 약점을 건드려 질병을 일으키는 것이다.

전통 양생 서적에서는 '무리하지 않는' 습관과 '계속하지 않는' 버릇을 강조하여 자세하게 설명하고 있다. 그만큼 중요하다는 의미이다. 값비싼 건강 양생법으로 아무리 뛰어난 가산점을 몸에 추가하여도, 생활 속 '무리'나 '계속'은 우리의 허약한 부분을 치고 들어와 감당하기 어려운 질병과 고통을 주고 간다. 우리는 누구나 태생적으로 취약한 부분이 있기 때문에 이 취약한 부분이 씨앗이 되고 '계속'하여 '무리'하는 생활 속 작업 과정이 계기를 이루는 내외결합內外結合의 결과, 무병 건강 장수에 적신호가 되는 병을 일으키는 것이다. 그래서 양생에서는 아무리 허약한 사람이라도 평소 '무리'하지 않는 생활을 하면 건강 장수한다고 할 정도로 과로를 피하는 생활 습관을 중요하게 여긴다.

양생의 이치와 방법에서 적당한 운동과 노동은 기본이다. 다만 너무 피로하거나 감당할 수 없는 일은 억지로 하지 말아야 한다. 오랫동안 걷지도 말고(근육을 손상한다), 오랫동안 서 있지도 말고(척추와 골격을 손상한다), 오랫동안 앉아 있지도 말고(혈액순환을 방해한다), 오랫동안 누워 있지도 말고(소화와 영양 기능의 장애를 일으킨다), 오랫동안 보지도 말고(정기와 눈을 손상한다), 오랫동안 듣지도 않고 지나치게 힘들여 듣지 않아야(기혈을 소모하고 정신력을 약하게 한다) 한다. 또한 침을 뱉지 않고(진액이 마르고 소화기를 손상한다), 지나치게 빨리 걷지 않으며(열이 생겨 심장과 두뇌를 손상한다), 음식을 먹어도 너무 지나치게 배불리 먹지 않는다(장위를 손상한다). 또 지나치게 목마르게 하지 않고, 물을 마셔도 지나치게 마시지 않는다.

위와 같은 모든 행위가 수명을 단축한다. '무리'와 '계속'으로 나타나는 손상은 그 당시로는 전혀 알 수가 없다. 무수한 양적 변화를 거친 후에야 질적 변화를 일으키는 역치閾値의 순간에 도달해야 큰 질병으로 나타나고, 그제야 우리가 알게 된다는 점이 무서운 것이다.

'무리'나 '계속'은 육체적인 면만 의미하지 않는다. 말을 많이 하면 생체 에너지나 기력이 손상 받고, 감정적으로 너무 기뻐하면 심장이 상하고 감정이 방종하기 쉽다. 성내는 일이 많거나 크게 화를 내면 뜻을 상하고 간장과 쓸개를 망치며, 슬퍼하고 사색하며 걱정하는 일이 많으면 정신의 사유하는 능력이 손상된다. 과도한 탐욕과 성취하려는 노력이 지나치면 정기精氣가 손상되고 피곤하여 허로虛勞(만성 소모성 질환)에 빠진다. 정신적인 '무리'도 웰빙을 크게 방해하므로 삼가고 조심하는 자세가 중요하다는 말이다.

문제는 현실 생활에서 '무리'와 '계속'은 중독성이 있고 가속도가 붙기 쉽다는 점이다. 경제적 효율이나 결과를 중시하는 현대의 성취 지향적 한국인이 '무리'와 '계속'의 가속도 법칙을 극복하기란 쉽지 않다. 그래서 필자는 시간을 정해두고 일하며 작업 중 반드시 휴식할 것을 제안한다. 그리고 자신의 체질과 작업상의 약점을 생각하여 보양할 것을 권유한다. 가령 컴퓨터 작업으로 '무리'와 '계속'을 하는 경우라면, 눈·어깨·목·손가락·허리 등에 대한 운동과 휴식과 보양을 수시로 지원해야 할 것이다.

- 노화 과정에서 가장 중요한 변수는 '무리하는 것'과 '계속하는 것'이다.
- 아무리 좋은 건강 양생법을 실천해도, 어떤 일이나 동작을 '무리'하게 '계속'하면 반드시 신체 부위와 오장육부를 손상한다.
- 작업 중간에 또는 동작 사이에 휴식이나 반대급부의 동작으로 몸과 마음을 반드시 풀어준다. '빨리빨리' 해야 하고 쉽게 '열 받는' 현대인에게 아주 중요한 사항이다.

몸의 말단을
꼼꼼히 살피자

 머리카락이 말해주는 것

한의학에서는 머리카락 등의 피부에 난 털을 통하여 비뇨 생식기 계통, 혈액, 경락 기운의 충실함 여부를 살필 수 있다. 머리카락은 비뇨 생식기를 뜻하는 신기腎氣가 주관한다. 남자의 정력, 여자의 자궁을 담당하는 신기는 남성과 여성의 성적인 성장과 쇠퇴에 관여한다. 머리카락이 흑색이 짙으며 길고 풍부하여 보기에 아름다우면 정기가 왕성하다. 반면에 색이 여리고 짧으며 머리숱이 적으면 정기가 쇠잔한 것이다. 특히 여성이 생리가 끝나고 갱년기 장애가 일어나거나, 남성이 정액이 고갈하고 생식력이 없어질 때 머리카락 상태는 중요한 의미를 띤다. 한의학에서는 이런 노쇠의 시점을 자연의 이치에 맞추어 여성은 49(7×7)세, 남성은 64(8×8)세를 기준으로 삼는다.

　머리카락은 혈액 및 체액과도 관련이 깊다. 혈액이 왕성하면 머리카락이 윤택하고 쇠약하면 머리카락이 엷어진다. 스트레스를 지속적으로 받아 혈액이 열熱하면 머리카락 색이 누렇게 색이 바래고, 혈액이 적어지면 희어진다. 젊은 사람이 머리털이 빠지고 색이 바래면 정기와 혈액이 부족하거나 또는 신경을 많이 써서 화火가 위로 뜬 탓에 신체가 건조한 것이다.

머리카락의 건강에는 개인 체질별 종합적인 대처 방법이 좋다. 속이 냉하기 쉬운 소음인 체질은 백하수오·당귀·황기 차가 좋다. 이때 손발과 뱃속이 냉한 소양인을 마치 속이 냉한 소음인으로 착각하는 경우가 흔히 있는데, 이는 한의원에서 전문가의 진단을 받아 구별하여야 한다. 속열이 심한 소양인 체질은 숙지황·구기자·지골피 차가 알맞고, 신체가 탁하기 쉬운 태음인 체질은 천문동·맥문동·오미자 등의 차를 상복하면 도움이 된다.

아울러 머리카락의 빗질은 정기와 혈기의 순환에 좋은데, 기운의 순환이 빠른 소양인 체질은 그 정도를 적게 하고, 소음인 체질은 중간 정도로 하고, 기혈 순환이 느린 태음인 체질은 빗질을 매일 120번 넘게 하면 눈이 밝아지고 풍이 방지되는 도움을 얻을 수 있다.

수염을 보고 뱃속 장부 상태를 알기도 한다. 이는 경락*과 연관 지어 풀이된다. 눈썹은 방광경*의 충실 여부를 알 수 있고, 턱 윗수염과 아랫수염은 위장과 대장경*의 상태

* 인체 내의 경맥과 낙맥을 아울러 이르는 말. 전신의 기혈(氣血)을 운행하고 각 부분을 조절하는 통로이다. 이 부분을 침이나 뜸으로 자극하여 병을 낫게 한다.

: 족태양방광경. 방광에 속하고 콩팥에 이어지는 십이경맥의 하나.

: 수양명대장경. 둘째 손가락 끝에서 시작하여 대장에 속하고 폐에 이어지는 십이경맥의 하나.

를 반영하고, 얼굴 측면의 구레나룻 수염은 간장과 쓸개 경락의 상태를 살필 수 있다. 이 부위들의 털(수염)이 무성하고 길면 해당하는 장기의 기혈이 충실하며, 만약 수가 적고 짧으면 해당 장기의 기혈이 허약한 것이다. 《보물섬》 등의 소설을 보면 구레나룻 풍성한 사나이들을 모험을 즐기고 의지력이 강한 주인공이나 악당으로 묘사하는데, 이는 한의학 측면에서 간장과 쓸개의 기운이 충만함을 표현한 것이다. 간장과 쓸개는 오행의 목木으로 발생하고자 하는 힘이 용솟음치는 것으로써, 구레나룻의 풍만함은 목기木氣의 발양하는 생리와 도전과 모험 의식을 표출하는 것이다.

콧수염 또한 인체 전면의 위장과 대장의 양명경陽明經˙ 기운이 충만

• 십이경락 가운데 수양명대장경과 족양명위경(위에 속하고 비에 이어진다.)을 통틀어 이르는 말.

함을 표현한다. 이는 긍지와 명예를 나타내는 긍정적인 측면도 있으며, 또 다른 한편으로는 체면 체통과 형식에 얽매이는 고집스런 융통성 부족을 나타내기도 한다.

눈썹은 인체 후면의 신장과 방광 경락의 충실을 표현한다. 이는 성적인 에너지의 예술적 승화나 예능적인 재능과 기술을 나타내기도 하며, 다른 한편 부정적으로는 성적인 도피와 왜곡 또는 외골수의 꼬인 성향을 나타내기도 한다.

손발 냉증과 사지무력

손발이 차다는 것은 심장의 양기 부족으로 혈액순환이 잘 안 된다는 의

미이다. 이처럼 손발의 온도를 통해 병을 알아내는 방법은 한방에서 오래전부터 사용하였다.

손과 발은 사람 몸을 그물처럼 연결하는 경맥이 일어나고 마치는 곳이며 또한 신경이 매우 민감한 부위로서 비장과 심장의 작용이 발현하는 것과 관련된다. 손발이 따뜻한 것은 음식으로부터 섭취한 기운이 비장과 심장의 도움으로 손발의 끝까지 잘 퍼지기 때문이다. 이처럼 손발은 신체 양기가 활발하게 움직이는 근원을 진단하는 부위가 된다. 따라서 손발은 몸의 다른 부분이 몸 전체의 상황을 알려주는 것 이상으로 상세한 정보를 알려준다. 손발의 피부 색깔이나 윤택함, 손발톱의 색깔, 손발에 나는 땀, 손발의 아픈 부위가 모두 건강 상태를 알려주는 척도가 된다.

만약 손발이 수족냉증으로 항상 차가우면 비위의 기능 저하로 복부가 한랭하고, 손이 항상 뜨거우면 비위의 기능 항진으로 복부가 뜨거운 열증인 것이다. 그리고 손바닥에서 엄지손가락 쪽의 두툼한 살집 부위인 어복漁腹 부위로 비위의 상태를 잘 관찰할 수 있다. 이곳에 푸른색 혈맥이 노출되면 위장이 찬 것이고, 붉은색 혈맥은 위장이 열한 것이다.

팔다리 사지가 힘이 없는 것은 비장이 영양 흡수 작용을 하지 못하여 팔다리 근육이 허약해지기 때문이다. 옛말에 비장이 사지를 다스린다고 하였는데, 과도한 노동이나 영양 부족으로 내상병內傷病이 일어나면 비장이 손상을 받아 미열과 함께 사지가 무력한 증상이 일어난다. 이런 증상은 몸통에 비하여 상대적으로 팔다리가 길어서 손발 위주로 살아가는 사람들에게 많이 나타난다. 이때에는 비장의 기운을 도우는 보중익기탕補中益氣湯 계열의 처방이 좋다.

요즘은 옛날과 달리 과도한 음식 섭취로 비장의 기능이 지나치게 실해서 손발을 잘 쓰지 못하는 경우가 있다. 이를 《동의보감》에서는 고량진미를 지나치게 먹어서 생기는 고량膏粱의 병이라 하였는데, 치료법은 지나친 노폐물을 대변으로 나가게 하는 사하법瀉下法을 사용한다.

손발은 몸통의 좌우상하에 붙어 사방으로 자유롭게 움직이므로, 오행으로 보아 토土를 담당하는 비장에 귀속된다. 자연계의 흙 기운에 상응하는 비장은 신체의 수분 대사를 주관하는 부서이다. 그런데 비장이 신체의 체액을 잘못 통제하여 습濕이 지나치면 이차적인 병리적 산물로 담痰이 일어난다. 그 결과로 손에는 견비통(어깨에서 팔까지 저리고 아픈 신경통)이 생기고, 발은 각기(말초 신경에 장애가 생겨 다리가 붓고 마비되는 증상)로 고생하게 된다. 뿐만 아니라 이렇게 생긴 습담은 신체 여기저기를 돌아다니다가 맺히게 되어, 흔히 말하는 '담 결리는' 근육통이 일어나기도 한다.

손발의 이상은 몸 전체에 영향을 미치기도 한다. 발에 맞지 않는 신발을 신으면 발이 아플 뿐만 아니라, 경락을 타고 나빠진 기운이 신체 내부로 전달되어 발과 관련된 비장과 심장이 약해져서 몸 전체의 균형에 영향을 미치기도 한다. 온몸의 건강이 손발의 건강함으로 나타나기도 하고, 손발의 건강을 지키는 것이 온몸의 건강을 지키는 일이 되기도 하는 셈이다.

땀과 건강

땀은 양기로 증화된 체액이 땀구멍을 통해 체표로 배출되는 것이다. 정상적인 땀의 배출은 혈기의 순환을 조화롭게 하고 피부를 윤택하게 한다. 땀의 유무, 시간, 양, 부위, 상태 등을 살피면 건강을 진단할 수 있다.

한의학에서는 외감外感과 내상內傷으로 구분하여 땀을 관찰하는데, 신체 안과 밖의 양상을 종합적으로 나타내는 표리증表裏證과 함께 이해하는 것이 편리하다.

감기 등의 외감성 질환의 땀은 표증表證이다. 표증의 땀은 주로 추위를 타는 오한惡寒, 몸에서 열이 나는 발열發熱, 두통, 기침, 콧물 등이 함께 나타난다. 이는 대개 다음 세 종류로 나뉜다. ① 피부와 땀구멍이 연약하여 감기 처음부터 땀이 나거나 또는 식욕 감퇴 등의 소화기 장애 증상이나 무기력을 수반하는 경우 ② 피부와 땀구멍이 거칠어 거의 땀이 나지 않는 목감기 증상이거나 전신이 쑤시고 아픈 몸살감기의 경우 ③ 신체 상부의 열이 심하여 번조煩燥, 인후염, 중이염을 수반하는 열 감기의 경우 등이 있다.

피부나 땀구멍이 연약하여 감기 초기에 쉽게 땀이 나는 쪽은 소음인으로 계지탕桂枝湯* 계통이 알맞고, 피부나 땀구멍이 거칠어 땀이 없는 경향성은 태음인으로 마황탕麻黃湯*이나 갈근탕葛根湯*이 좋고, 상부로 열이 떠서 흉부가 번조한 성향

* 계지나무의 잔가지를 달여 만드는 탕약. 감기, 신경통, 두통, 복통, 신경쇠약 따위에 쓴다.

: 마황, 계피나무 가지, 살구씨, 감초 따위를 넣어서 달여 만드는 탕약. 오슬오슬 춥고 열이 나며 머리가 아픈 데 쓴다.

: 갈근을 넣어서 만드는 탕약. 주로 감기약으로 쓴다.

은 소양인으로 패독산敗毒散•이 알
맞다. 이처럼 같은 질환의 땀인데도

한의학에서는 신체 체질의 반응에 맞추어 '맞춤 치료'를 하는 우수함이
있다. 이는 개인 생리 및 병리에 초점을 두는 한의학 정신 때문이다.

반면 오장육부의 내부적 요인으로 일어나는 이증裏證의 땀이 있다.
이는 크게 자한自汗과 도한盜汗으로 나뉜다. 자한은 활동하는 낮 시간에
식은땀이 나는 것으로 양기가 허약하여 피부의 땀구멍이 연약해지면
서 가만히 있어도 저절로 생기므로 '스스로 자自'를 사용하여 자한이라
하였다. 도한은 밤에 잠이 들면 나고 깨면 그치는 것으로 마치 도둑놈
과 같으므로 '도둑 도盜'를 사용하였고, 병리적으로는 음기가 허약하여
소모성 허열이 위로 떠서 진액을 증발하여 생긴다. 이는 독감이나 식적
食積• 등으로 발열과 함께 밤에 땀이
더 많이 나는 증상과는 구분하여야
한다.

• 음식이 잘 소화되지 아니하고 뭉치어 생
기는 병. 비위(脾胃)의 기능 장애로 인하여 가
슴이 답답하고 트림을 하는 따위의 증상이
나타난다.

이처럼 식은땀도 양기가 허약한 경우와 음기가 허약한 경우로 구분
되는데, 여름철에 흔히 먹는 삼계탕이나 보신탕은 양기가 허약해지기
쉬운 소음인의 양기 부족에 맞는 음식이다. 피부와 땀구멍이 치밀한 태
음인이나 상초열上焦熱•이 심한 소
양인이 먹으면, 속열이 더욱 조장되
어 일시적 기운의 상승은 있어도 신

• 상초(가로막 위의 부위인 심과 폐)에 열이 있는
증상. 목구멍이 붓고 입안이 헐며 머리가 아
프고 눈이 충혈된다.

체 전반적으로는 몸을 상하게 된다. 더구나 삼계탕에 넣는 황기는 소음

인의 연약한 피부와 땀구멍을 치밀하게 만드는 한약으로서 소양인에게
는 속열을 조장하고 태음인에게는 땀의 배설을 막아 신체에 노폐물을
축적하게 만든다. 식은땀 하나에도 한의학의 지혜가 필요하다.

대한大汗이라고 땀의 양이 아주 많은 경우가 있다. 이도 허실虛實*
로 구분하는데, 얼굴색이 붉고 갈증

이 심하여 찬 물을 찾고 혀가 갈라지
거나 아주 붉은 적색을 띄는 경우는 실열증實熱證의 땀으로 본다. 만약
얼굴색이 창백하고 사지 손발과 복부가 냉하고 맥이 미약하면 심장의
양기가 절망한 양허의 망양증亡陽證으로 일어나는 위중한 경우의 땀이
다. 이처럼 같은 땀이라도 음양 허실의 구분이 있는 것은 개인의 체질적
인 반응을 중시하는 사고에서 비롯한다.

환자가 고통스러운 표정으로 오한과 전율을 먼저 보인 후에 땀이
나는 것은 전한戰汗이다. 이는 사기邪氣와 정기正氣 간 투쟁의 결과이다.
사기가 강성하고 정기가 쇠약하여 일어나는 경우는 땀이 난 후에도 고
열이 나고 맥이 급하게 뛰면서 병이 점점 악화되는 전환점이 되며, 정기
가 회복하여 사기와의 투쟁이 격렬하여 일어나는 것은 땀이 난 후에 열
이 가라앉고 맥이 완만하게 되어 질환이 호전되는 전환점이 된다.

아울러 신체 일부분의 과도한 땀의 배출도 있다. 흔히 국소 발한이
라 하는데 신체의 음양 평형이 무너진 것으로 여긴다. 흔히 볼 수 있는
것으로 머리에서 나는 두한頭汗, 손바닥이나 발바닥에서 나는 수족심한
手足心汗, 신체의 반신부에서 나는 반신출한半身出汗 등이 있다.

두한과 함께 얼굴색이 붉고 가슴이 답답하면서 갈증이 있는 경우는 상초나 위장에 열이 있는 것이며, 기름과 같은 땀이 나며 손발이 차갑고 호흡이 고르지 못한 것은 신장의 정기가 쇠갈하여 허열이 상부로 뜨기 때문이다. 수족심한은 손바닥과 발바닥에 땀이 심하게 나는 것으로 중초中焦●에 습열이 훈증하거나 심장의 기운이 허약하여 발생한다. 반신출한은 신체의 상하 좌우 어느 한쪽에서는 땀이 나지만 다른 쪽에서는

● 횡경막 아래로부터 배꼽 이상의 부위로 비(脾)와 위(胃)의 장부(臟腑)를 포함한다.

땀이 나지 않는 것을 말한다. 이는 땀이 나지 않는 쪽의 경락의 기운이 저해되어 기혈이 운행되지 못하는 까닭이다. 중풍이나 마비증 환자에게 흔하며 기운을 순환하게 하는 순기법順氣法이 이루어져야 한다.

대소변 관찰

대소변은 인체 오장육부가 생명 현상을 수행하는 신진대사 과정의 부산물이다. 한의학에서는 음양론에 따라 이들을 함께 이변二便으로 다루고 있다. 아울러 대변과 소변의 배설에 직접 관여하는 대장과 방광뿐만 아니라 간肝, 비脾, 신腎, 명문命門●, 삼초三焦● 등의 기능을 살필 수 있는 중요한 진단적 증거로 삼고 있다.

● 생명의 문(門) 또는 생명의 근본이라는 뜻으로, 하복부의 생식기를 포함한다.
● 가로막 위 상초, 가로막과 배꼽 사이 중초, 배꼽 아래의 하초 부위를 통칭한다.

대소변 배출의 횟수, 시간, 양, 색, 질, 냄새 등과 배변할 때 느낌 그리고 수반되는 여러 증상 등을 함께 고려하여 몸의 상태를 진단한다. 몸 밖으로 나온 대상물을 보고서 몸 안의 오장육부의 상태를 미루어보는

취상적取象的 입장에서 인체를 관찰하는 것이다.

대변 횟수는 하루에 한두 번이나 이틀에 한 번씩 일정한 형태를 갖추어 이물질을 포함하지 않은 채로 매끄럽게 배설하는 것이 기준이다. 변비는 대변이 잘 배출되지 않는 것으로 장관 내 수액이 메마르거나 장관 운동이 지연된 경우이다. 양증의 변비는 에너지 항진의 열熱과 기체氣滯 등으로 인한 것이며, 음증의 변비는 에너지 저하의 한寒과 기허氣虛 등으로 대장의 운동이 무기력한 것이다.

설사는 대변이 일정한 형태를 갖추지 못하고 배변 횟수가 많아지는 것으로 대장에 수분이 머물거나 그 운동이 지나치기 때문에 나타난다. 양증의 설사는 과도한 수습水濕이나 습열濕熱(고온다습으로 부패하기 쉬운 노폐물)로 인한 것이며, 음증은 장의 기가 부족하거나 한습寒濕(한랭과 응축된 노폐물)으로 인한 경우이다.

변비이든 설사이든 또는 설사와 변비를 오가든지 간에, 고열이 나거나 복부가 창만하거나 복부 근육이 탄력성이 있으며 찬물을 찾고 변을 힘차게 뿜어내는 등의 증상은 열熱하여 양陽에 속하는 것으로 본다. 노인성이나 산후 등으로 인체 기가 약하여 복부 근육이 무력하고 따뜻한 물을 찾는 경우 등은 한랭寒冷하여 무력한 음陰에 속하는 것으로 파악한다. 이처럼 같은 질환에도 음양 구분으로 증상을 관찰하여 치료하는 것이 한의학의 특징이다.

대변에 대한 음양적인 관찰은 요즘 흔하게 보는 '과민성 대장증후군'의 경우에도 적용된다. 이는 과도한 감정의 스트레스로 인체의 기가 민감하게 반응하여 불규칙적으로 변비와 설사를 번갈아 하는 것이다.

소변 횟수와 양은 음식량, 온도, 땀, 연령 등과 관계가 깊다. 당뇨병으로 갈증이 나고 물을 찾는 소갈 등은 신기腎氣가 약하여 소변량이 증가하는 것이고, 부종으로 몸이 붓는 것은 수분이 피부에 머무는 것이다. 이때 소변량이 증가하고 색이 희며 몸이 차가워서 따뜻한 것을 선호하는 경우는 허한하여 음에 속하는 것이다. 만약 소변 색이 황적색이고 배뇨량이 줄고 몸이 열한 경우는 열이 있는 것으로 양으로 본다.

소변을 자주 보고 본 후에도 시원하지 않은 증상 역시 음양으로 파악한다. 환자가 소변량이 줄고 적색을 띠며 자주 보고 잠시도 참지 못하는 것은 수분과 열이 합쳐진 습열이 방광에 저장된 것으로서 양으로 본다. 반면에 소변이 맑으며 자주 보고 끝이 잘 마무리되지 않는 증상은 몸이 허한한 음에 속하며 신기가 부족한 것이다. 노인이 야뇨 횟수가 증가하고 새벽에 소변을 보거나 잔뇨감이 있으며, 마무리가 잘 되지 않는 것은 신기 부족의 대표적 예이다.

소아 야뇨를 포함한 야뇨증은 대개가 신기가 허약한 경우이지만, 반드시 음양을 감별하여야 한다. 선천적으로 신기가 부족한 경우는 음으로 취급하며, 염증 등의 열성 질환의 경우는 열한 것으로 양으로 본다.

이처럼 대소변은 인체 대사의 산물이므로 소화 관계와 땀 등과 아울러 건강을 진단하는 중요한 지표가 된다. 특히 소음인의 음식 소화, 소양인의 대변, 태음인의 땀, 태양인의 소변은 각 체질의 건강 여부를 살필 수 있는 핵심적인 항목이기도 하다.

말단 부위로 몸의 상태를 알 수 있다. 몸의 상태를 살피자.

- 머리카락 : 비뇨생식기를 뜻하는 신기와 정혈의 상태를 반영
- 손발과 팔다리 : 비위 소화기와 심장 순환기의 상태를 반영
- 땀 : 외부 기후에의 적응력과 심장의 상태를 반영
- 대변과 소변 : 신진대사의 결과물로서 대장과 방광을 포함한 전반적 건강 상태를 반영

27 고른 호흡으로 안정하자

성인께서 우리의 한 호흡에 생명이 왔다 간다고 하였고,《동의보감》에서는 생체 에너지 기氣가 호흡의 근원이 된다고 하였다. 이처럼 호흡은 생명 유지의 핵심이다. 사실 우리가 호흡을 잘하는 것 같지만, 거의 모두는 호흡 바보라고 할 수 있다. 타고난 체질로 인하여 날숨과 들숨의 길이와 강도가 다르며 또한 좌우 콧구멍의 호흡도 다르다. 식사 후, 감정이 뒤틀릴 때, 고민이나 생각을 골똘히 할 때, 심한 운동 후에 호흡은 정상을 벗어나 흐트러진다. 그리고 평소 건강할 때는 그래도 괜찮은 호흡으로 생체 여러 부위에 고르게 기운이 퍼지지만, 허약하거나 질병이 발생하면 그런 호흡조차 어렵고 얕은 숨으로 바뀌며, 마지막에 가서는 숨이 차서 호흡을 깔딱거리며 죽는다.

이처럼 호흡은 격한 감정 등으로 심한 변화가 일어나듯이 여러 외부 자극으로 인해 쉽게 변화하는데, 이런 호흡의 변화를 우리가 전혀 알지 못하고 지내는 점이 심각한 문제이다. 호흡의 조절은 생체 에너지를 활성화하는 건강 양생과 마음 수행의 핵심이라고 하겠다.

기는 호흡의 근원

호흡은 생명 유지의 핵심이다. 《동의보감》에서도 "사람이 생명을 받은 처음에는 태胎 속에서 어머니를 따라 호흡하다가 출생하여 탯줄을 자르면 한 점의 신령스러운 기운이 배꼽 밑에 모인다. 무릇 사람에게는 기氣가 제일 앞서는 것으로, 호흡보다 우선하는 것은 없다. 신체 감각기관인 안이비설신의眼耳鼻舌身意는 모두 이 기에 말미암는 것으로, 이 기가 아니면 색성향미촉법色聲香味觸法을 모두 지각할 수 없다. 숨을 내쉴 때는 하늘의 근원에 닿고, 숨을 들이쉴 때는 땅의 근원에 닿는 것이다."라고 하여, 신체 감각기관의 작용 기전을 생체 기로서 설명하고 있다. 한의학에서 말하는 펼치고 당기는 도인 건강관리 운동은 이런 생체 기운을 호흡으로 조절하는 것이다. 운동 동작과 호흡 그리고 정신 집중이 삼위일체를 이루어 고도의 평정하고 편안한 호흡을 하는 것이다. 고른 호흡을 하면 몸은 건강해지고 정신은 평화와 행복감을 찾는다. 호흡은 단순히 숨을 쉬는 것이 아니라 천지자연의 운동에 인체가 상응하는 것이다. 이런 호흡의 중요성을 명심하고 항상 호흡 조절에 유념해야 한다.

단전으로 들어가는 환단내련법

《동의보감》에 "금액金液이라는 것은 금金과 수水이다. 금은 수의 모母가

되지만, 금은 또한 수에 숨어들기 때문에 환단還丹이라는 말이 있다. 옛 학자들이 말하길, 단丹이란 단전丹田이요 액液이란 폐액肺液이다. 폐액이 단전으로 들어오므로 금액환단金液還丹이라고 한다."라고 하였다. 한의학의 장상론藏象論으로 보면 호흡은 폐장 외에 간장과 신장이 일정 부분을 관여한다. 여기서 말하는 폐액은 호흡으로 생기는 기액氣液이다. 공기 중의 수증기 성분이 뭉친 것으로 여기면 된다. 즉 공기 중의 기체 성분이 액체화한 것이다. 어떤 이들은 폐액이라는 말에 대해 무식한 시비를 건다. 폐에 물이 차면 죽는다고 말이다. 폐장에 물이 차면 사망하는 것은 너무나 당연한 것이고, 여기서 말하는 폐액은 고요한 호흡으로 타액이 입안에 고여 생성되는 것을 의미한다. 기운 순환의 관점에서 말이다.

한의학에서는 인체의 생리 대사를 크게 입을 통하는 음식 소화 및 영양 흡수 대사와 코를 통하는 호흡 기액 대사로 구분한다. 입으로 시작하는 음식 소화 대사는 음陰에 비견되고, 코로 시작하는 호흡 기액 대사는 양陽에 비견된다. 이 두 대사로 인체는 생명을 유지한다. 이런 내용을 《황제내경》에서는 기운의 승강출입昇降出入으로 표현하였다.

우주 자연의 기운이 인체에 순환하는 경로 중 하나는 입을 통하여 소화기를 거치는 영양 과정과 대변으로 배출하는 음식 소화 대사이므로, 이를 기의 승강이라고 본다. 또 다른 하나는 코를 통하여 시작하여 호흡기를 거쳐 기액을 저장하는 과정 그리고 땀과 소변으로 배출하는 공기 호흡 대사로서, 이를 기의 출입이라고 본다. 이 둘이 합쳐져 승강

출입이 구현되고 인체는 생명현상을 나타내는 것이다. 그래서 호흡이 중요하다고 할 수 있다.

《동의보감》에서는 "환단의 중요한 방법은 신수神水와 화지華池에 있다. 신수는 액液이며, 물이 입안에 고인 것을 화지라고 한다."라고 하여, 호흡으로 인한 타액의 생성과 이의 흡수가 건강 장수에 핵심이라고 설명하고 있다. 이런 호흡 양생의 실행은 평생을 두고 꾸준하게 지속적으로 진행하는 것이 중요하다.

소옹 邵雍*은 "하늘의 신神은 해로 나타나고, 사람의 신은 눈으로 나타난다. 내 생각에는 눈이 가는 곳에는 마음도 간다. 그러므로 속으로 단

• 중국 북송의 학자(1011~1077). 자는 요부(堯夫). 호는 안락선생(安樂先生). 시호는 강절(康節). 상수(象數)에 의한 신비적 우주관과 자연 철학을 제창하였다. 저서에 《관물편(觀物篇)》, 《이천격양집(伊川擊壤集)》, 《황극경세서》 등이 있다.

련하는 방법은 눈으로 코를 보고 코는 배꼽을 향하게 하여 심화心火를 내려서 단전에 들게 하는 것이니, 이것은 잠시 했다가 지나칠 공부가 아니다."라고 말하였다. 우리는 평생을 두고 온갖 모습에 집착하여 살아간다. 그렇게 집착하느라 헐떡이고 들뜬 맘을 호흡을 통해 고요히 가라앉히고, 심화와 신수腎水의 수화승강水火昇降이 원활하도록 호흡 양생 수련을 하는 것이 필요하다.

호흡은 육체와 마음을 연결하는 것으로서 마음 상태에 따라 그 변화가 바로 반영된다. 그래서 호흡 양생에는 마음의 안정이 절대적으로 필요하다. 생명-마음-호흡-육체의 연계성을 올바르게 이해하고 실천하는 것이 양생의 주안점이 되는 대목이다. 소옹 선생의 말씀처럼 이는

인생의 의미를 알려주는 아주 중요한 내용으로, 평생 실천해야 하는 항목이기도 하다.

◆◆◆ 우아한 건강법

- 호흡은 육체와 정신을 연결하는 것으로서 마음 상태에 따라 그 변화가 바로 반영된다.
- 호흡은 고요하고 깊고 가늘게 하면 할수록 생체 기운을 보강한다.
- 호흡을 통한 맑은 타액의 생성은 단약에 비유될 정도로 무병 건강 장수에 유익하다.

28 가늘고 길고 깊게 숨 쉬자

장수하는 건강 양생을 위한 호흡 훈련에서 가장 중요한 것은 숨을 고르게 하는 일이다. 그중 가장 으뜸은 평정平靜한 마음으로 고요한 상태에서, 호흡을 가늘고 길게 그리고 깊게 하는 것이다. 그러나 이런 방법을 억지로 강제하면 큰 병을 얻으므로 자신의 체질과 상태에 맞도록 하되 차츰 점진적으로 조절하도록 한다.

《동의보감》에서 "신神(=精神)을 고르게 하고 기氣를 이끄는 방법은 마땅히 조용한 방을 택하여, 문을 닫고 자리를 편안하게 하고 바닥을 따뜻하게 해야 한다. 베개는 높이를 2치 반(7~8센티미터)으로 하고, 몸을 똑바로 하고 누워서 눈을 감고 숨을 가슴 속으로 들이쉰 후 내쉰다. 이때 매우 가는 털을 코 위에 붙이고 그것이 움직이지 않게 300번 호흡하는데, 귀로는 들리는 것이 없게 하고 눈으로는 보이는 것이 없게 하고 마음속으로는 생각나는 것이 없게 한다. 이렇게 하면 건강하게 오래 산다."라고 하였다. 기운 수련 입장에서 평정한 호흡을 하는 요령과 효과를 잘 말하고 있다.

호흡은 자연과 인체가 하나가 되는 행위이다. 그러므로 각자의 입장에 맞는 정도로 조절하여 훈련해야 한다. 가장 중요한 것은 실생활에서 스트레스 등으로 호흡 조절을 실패하지 말아야 한다는 점이다. 요즘 젊은 청년들이 많이 하는 컴퓨터 게임 등은 호흡 조절에 심각한 손상을 끼친다고 볼 수 있다. 육체적 문제와 더불어 정신적 손상까지 고려해야만 할 것이다. 사회생활에서 평정한 호흡을 유지하면서 시간이 나면 건강관리 운동과 같은 전문적인 호흡 양생을 하는 것이 필요하다.

기氣를 지키는 묘책은 기본적으로 정精을 온전히 하는 데 있지만, 지나치게 잠에 취하거나 호흡이 거칠어지는 것을 막아야 한다. 대체로 사람이 지나치게 달리면 숨이 가쁘고 목이 메며, 깊이 잠들면 숨결이 거칠어지면서 코를 곤다. 그래서 조용히 앉아서 숨을 고르고 조절하는 것이 필요하다. 정기신의 입장에서 기의 양생은 정을 돈독하게 하는 것이지만, 이와 더불어 너무 깊은 수면에 들어가는 것을 경계해야 한다. 깊이 잠자는 사람을 관찰하면 우선 신체 장부를 압박하도록 틀어진 자세로 자며, 숨을 거칠게 쉬면서 코를 고는 등 호흡이 엉망이 된다. 이렇게 호흡 양생은 잠자면서도 고른 호흡을 요구할 정도이다.

사람은 16세부터 정기精氣가 점차 줄어드는데, 그것은 단지 남녀 간의 정욕이 지나칠 때뿐만이 아니다. 사물에 응해 보고 듣고 말하고 행동하는 모든 것이 정기를 소모하여 흩어지게 하는 원인이 된다. 눈앞에 보이는 온갖 사건 사고나 현상 등에 마음이 흔들리고 에너지가 소모되기 때문이다. 그래서 불가佛家에서는 면벽面壁 수행을 하고, 선가仙家에서는 좌관坐關 수행을 하는데, 모두 기초를 쌓고 자기를 단련하여 신기神氣가 소모되는 것을 방지하려는 장생술長生術이다. 즉 외부 자극으로 인한 반응이 정기신을 소모하므로, 삼가 근신하며 차분히 수행을 실천하여 정기신을 보충하여야 한다는 것이다.

이런 모든 설명은 호흡 조절을 통한 정신의 집중과 신체의 단련을 주장한다. 정기신의 합일 상태, 즉 편안하고 일정한 호흡의 균일성, 모습에 집착하거나 편벽되지 않아서 망상이 일어나지 않는 고도의 정신 집중 상태, 척추를 곧추세우는 것을 기본으로 하는 신체의 평형 상태를 달성하는 호흡의 수련 내용을 의미한다. 이처럼 《동의보감》의 건강 수행은 한의학의 호흡 생리론과 연계하여 생활 속 실천을 주장하고 있다.

◀◀◆ 우아한 건강법

- 고요하고 깊고 가늘게 하는 호흡은 훈련이 필요하다.
- 척추를 바르게 쭉 펴고 가슴을 펼치며 정신을 호흡에 집중하도록 한다. 망상이 일어나지 않는 고도의 정신 집중 상태를 위해 노력한다.
- 호흡으로 건강을 마련하는 습관을 꾸준히 가지면, 영혼의 단련에도 도움이 된다.

29 토납으로 노폐물을 배출하자

호흡은 개인별 체질에 따라 그 길이와 강도가 다르고, 좌우 콧구멍의 호흡량도 다르다. 또 생활에서 식사, 감정 폭발, 고민이나 생각, 운동, 각종 스트레스에 따라서도 호흡은 정상을 벗어나 흐트러진다. 허약하거나 질병이 발생하면 호흡은 얇아지고, 임종할 때는 호흡을 깔딱하면서 죽는다. 이처럼 호흡은 여러 외부 자극으로 인해 너무나 쉽게 변화한다.

이런 호흡의 변화를 우리가 전혀 알지 못하고 지내는 점도 문제이다. 호흡 조절은 생체 에너지 활성화의 건강 양생과 마음 수행의 핵심이다. 신체의 감각기관은 모두 기氣로 말미암은 것인데 기가 아니면 외부 자극을 지각할 수 없으므로, 신체 감각기관의 작용 기전을 호흡에 의한 생체 기로서 설명할 수 있을 정도이다.

생활 속 호흡 건강법으로 일반인들이 전혀 부담 없이 할 수 있는 양생 방법이 몇 가지 있다. 깊은 호흡으로 기력을 증강하기, 호흡으로 평정심 유지와 감정을 조절하기, 그리고 체내 노폐물을 배출하여 몸과 마음을 청결하게 하는 호흡 등이 주된 내용이다. 그중에서 오염된 환경에 노출된 현대사회 생활을 감안하여, 먼저 노폐물을 배출하여 심신을 청결하게 하는 토납법吐納法을 알아보도록 하자.

입으로 길게 숨을 토해내기

토납법은 원래 호흡 양생법의 하나로서, 코로 신선한 공기를 들이마시고 입으로 탁한 기운을 내뿜는 건강 호흡 운동을 말한다. 호흡 운동, 마음 수행, 기공 운동 등을 시작하기 전에 신체의 묵은 기운을 배출하고 차분한 자세로 본 운동에 임하는 준비 단계의 호흡법이다. 우선 가만히 앉거나 서서 상체를 굽히면서 입으로 비교적 길고 천천히 "하~" 하면서 소리를 내고 날숨한다.[吐] 이어서 다시 상체를 일으켜 펴면서 코로 상대적으로 비교적 짧고 강하게 들숨한다.[納] 토납법은 코로 하는 정상 호흡에서 벗어나는 특별한 방편이다. 보통은 운동하기 전에 가장 먼저 토납을 세 번 실시하여 심신을 깨끗하게 만든다. 그러나 다른 운동이나 양생법 없이 토납법만 하루에 아침·낮·저녁 세 번 정도 하는 것도 좋다. 만약 신체가 혼탁하여 어혈·담음·기체·옹저 같은 탁한 노폐물이 쌓인 질병을 가진 경우라면, 한 번에 20~30회 토납법을 실시해도 좋고, 하루에 수십 번 해도 된다.

건강 호흡에 관심 있는 현대의학 분야에서도 신체의 각종 노폐물을 뜻하는 어혈·담음·기체·옹저 등에 대하여 '입으로 길게 숨을 토해내는 호흡법'이 어떻게 질환의 근원을 소멸시킬 수 있는가를 과학적으로 다루고 있을 정도이다. 여러 스트레스나 오염으로 인하여 혈액 중의 산소 부족이 암을 비롯한 모든 질환의 원인이 되는데, 혈액 중의 산소가 부족하면 세포가 당분을 충분히 산화 연소시키지 못하여 혈액의 산성화로 혈액의 점도가 높아지고, 혈관 벽에 노폐물이 엉겨 붙어 만병의 근원이 되는 울혈鬱血 등의 병리적 현상을 일으킨다. 그런데 깊은 숨쉬기는 폐와 혈관을 제대로 확장하여 폐와 혈관 기능이 향상되도록 한다. 체내의 독소를 제거하고 순환을 향상시키므로, 몸의 스트레스 해소와 함께 생명 연장으로 이어진다. 결국 깊은 호흡법으로 탁한 공기를 배출하고 신선한 공기를 흡입하면, 폐와 혈관 기능이 향상되고 온갖 탁기가 배출되고 건강한 신체로 바뀌는 것이다.

우리는 평상시 폐 용적의 13퍼센트만 겨우 활용하는 불완전한 호흡을 하므로 혈액 중의 산소 부족을 야기할 수밖에 없다. 이에 비해 '입으로 숨을 길게 토하면 체내 압력이 낮아지고, 낮아진 압력을 충당하기 위해 코를 통해서 숨을 들이쉬는 호흡'이 아주 쉽고도 자연스럽게 이루어진다. 흉복부 압력의 변화를 일으키는 신체 구조적 역학을 이용한 토납법의 독성 배출법은 신문이나 책을 보면서 텔레비전을 시청하면서 앉거나 서거나 익숙하면 걸어가면서도 할 수 있다. 남녀노소나 환자 여부를 막론하고 누구나 손쉽게 생활 속에서 실천할 수 있다.

우리 현대인은 너무 많은 오염 물질을 마시면서 살아가고 있다. 미세먼지와 매연 같은 공기 오염, 음식을 통한 상상을 초월하는 항생제나 각종 독성 물질의 섭취 등등 말이다. 여기에 또 사회생활에서 일어나는 스트레스로 인한 신체 내부의 자체적인 독성 물질 발생은 얼마나 많은 가! 그래서 건강한 일반인도 토납 호흡을 생활 속에서 한 번에 10회씩 하루에 열 번 형식으로 늘 실천할 필요가 있다.

◀◀◆ 우아한 건강법

- 토납법은 코로 신선한 공기를 들이마시고 입으로 탁한 기운을 내뿜는 디톡스 호흡 운동이다.
- 가만히 앉거나 서서 상체를 굽히면서 입으로 비교적 길고 천천히 "하~" 하면서 소리를 내고 날숨한다.[吐] 이어서 다시 상체를 일으켜 펴면서 코로 상대적으로 비교적 짧고 강하게 들숨한다.[納] 한번에 10회씩 하루 열 번 하면 좋다.

30 눈과 귀를 절제해 사용하자

사람 얼굴에 있는 눈, 혀, 입, 코, 귀의 오관五官은 건강 장수에서 매우 중요하다. 나이 들어 오관의 기능이 떨어지면 정상적인 생활이 불편하기 때문이다. 오관의 기능 저하는 노화의 대표적인 징조이다. 한의학에서는 오관을 신체 내부의 오장五臟과 직결되는 연계망으로 여긴다. 눈은 간장, 혀는 심장, 입은 비장, 코는 폐장, 귀는 신장과 기능적으로 연결된다. 그러므로 건강 양생에서 중요하게 다룬다.

이목구비에서 눈과 귀는 특히 중요하다. 눈은 몸의 거울이고 귀는 몸의 창문과 같다. 보는 것이 너무 많으면 거울이 흐려지고 듣는 것이 너무 많으면 창문이 닫힌다. 이목구비가 있는 얼굴은 정신이 활동하는 뜰이고, 머리털은 두뇌와 정수의 반영처이며 정화精華이다.

만약 근심이 과도하면 얼굴이 수척해지고 뇌수가 줄어들면 머리털이 희어진다. 정精은 사람의 근본이며 눈과 귀가 스스로 밝게 꿰뚫어 작용하는 힘은 몸의 보배다. 일을 많이 하면 정이 흩어지고 지나치게 마음을 쓰면 눈과 귀가 흐려진다. 그러므로 건강할 때 오관의 피로를 방지하여 오장의 정기精氣를 저장함으로써, 건강 장수의 기틀을 마련하는 것이 중요하다. 또한 오장과 오관의 건강은 안면 피부 미용과도 연계되므로 자기 자신을 표현하는 아름다움을 가꾸는 측면에서도 큰 의미를 지닌다.

《포박자抱朴子》에서 양생을 잘 실천하는 사람은 늘 생각을 줄이고 걱정을 줄이고 욕심을 줄이고 일을 줄이고 말을 줄이고 웃음을 줄이고 근심을 줄이고 즐거움을 줄이고 기쁨을 줄이고 노여움을 줄이고 좋아하는 것을 줄이고 싫어하는 것을 줄이는 것이 중요하다고 하였다. 이 열두 가지를 줄이는 것이 양생의 총칙이다.

생각을 많이 하면 신神이 위태롭고, 걱정과 다짐을 많이 하면 지志가 흩어지고, 욕심이 많으면 지가 흐려지고, 일을 많이 하면 몸이 피로해지고, 말을 많이 하면 기운이 떨어지고, 많이 웃으면 심장과 오장이 상하고, 근심이 많으면 마음이 약해지고 소화기가 허약해지고, 너무 즐거워하면 의意가 지나치게 넘치고, 너무 기뻐하면 머리가 어지러워지고, 성내는 일이 많으면 온갖 맥이 안정되지 못하고, 너무 좋아하면 미혹되어 사리를 분간하지 못하고, 너무 싫어하면 몸이 마르고 즐거운 일이 없다.

이 열두 가지의 많은 부분을 줄이지 않으면, 영위기營衛氣*가 제대로 돌지 못하고 혈기血氣가 함부로 돌아서 양생의 도를 잃고 만다. 결국

• 영혈(營血), 즉 혈액속으로 온몸을 돌면서 영양작용을 하는 정미한 기운과 혈액 그리고 원기(元氣), 즉 마음과 몸의 활동력

열두 가지를 줄이는 일은 평정심을 유지하여 온갖 모습에 집착하지 않고 생명 에너지의 소모를 최소화하는 것이다. 도가道家의 무위자연無爲自然 원칙에 따른 생활 속 구체적인 실천 행위라고 볼 수 있다.

정기를 아껴서 사용하자

겨울은 특히 정기精氣를 저장 보관하는 습관이 중요하다. 특히 나이가 들면 심신의 정기, 신체의 여러 기관을 아껴서 활용해야 한다. 아무리 건강하게 타고난 사람이라도 수십 년을 사용하고 나이가 들면 여러 기관이 하나둘씩 탈이 나는 법이다. 그래서 신체 기관과 조직들을 소중하게 여기고 사용 횟수와 정도를 줄이는 것이 필요하다.

건강 양생에서 오관을 절약하여 사용하는 버릇이 매우 중요함은 앞서 강조하였다. 가령 목표 지향적인 젊은 시절과는 달리 작업의 기준을 어떤 정해진 시간으로 잡고, 그 시간이 되면 무조건 휴식하는 것이 오관의 건강에 필요하다. 그 휴식 시간에는 손으로 오관을 스스로 안마하는 건강 습관을 갖는 것이 좋다.

나이 들어 건강 장수에 결정적으로 영향을 미치는 것이 또한 정기의 절약이다. 여기에는 남녀 간 사랑과 욕심의 절제가 중요하다. 가령 봄과 여름에는 성교를 줄이고, 가을과 겨울에는 양기陽氣를 튼튼히 하는 양생법을 실천해야 한다. 구체적인 실천 방법으로 혼자 자는 것이 진기眞氣를 지키는 길이므로 삼가 고요하게 지내는 것이 가장 좋다. 이는 건강 장수의 핵심인 정기신精氣神 세 가지 보물을 보양하는 입장에서 남녀 성교를 설명하는 관점이다. 남녀 모두 성교는 정기신의 배설 과정이므로, 발생하는 봄과 번성하는 여름에 삼가자는 뜻이며 또 수렴하는 가을과 저장하는 겨울에는 양기를 보강하자는 주장이다. 현대과학과 의학은 물질 중심이므로 남녀 성교에서 배설하는 것을 물질로 해석하지만, 한의학은 자기 자신의 생명 에너지를 배설하는 것으로 본다. 그래서 남녀 성교를 통한 무절제한 배설의 방지를 강조하고 또 강조한다.

마음의 욕심은 심화心火를 일으키고, 육체적으로 생명 에너지와 혈액의 순환을 방해하여 다양한 증상을 일으킨다. 소통이 제대로 되지 않아서 울체된 기운과 병리적인 열은 또 다시 심신을 피곤하게 하고, 육체적인 증상을 더욱 무겁게 한다. 이때 바로 정기가 가장 타격을 받고 손상을 입는다. 우리 욕심으로 인한 허화虛火가 발생하여 건강 장수의 핵심이 되는 정기가 급격하게 감소되는 것이다. 마음의 욕심을 절제하여 정기를 아끼고 오관을 보호하는 것이 매우 필요한 이유이다.

◆◆◆ 우아한 건강법

- 눈과 귀의 작용은 오장의 정기를 필요로 한다. '총명'이란 눈과 귀가 밝음을 뜻하며, 노화의 징조가 눈과 귀에서 먼저 나타나는 점에서 이를 잘 확인할 수 있다.
- 과도한 눈과 귀의 작동은 오장을 손상하고 노화를 촉진한다. 눈과 귀의 휴식이 반드시 필요하다.

31 얼굴 이목구비를 관리하자

오늘날 고령자가 가장 걱정하는 것이 바로 중풍과 치매이다. 모두 머리의 두뇌와 관련이 깊다. 한의학에서 노화의 시작은 얼굴의 오관에서 비롯된다고 본다. 노화와 함께 나타나는 오관 기능의 저하도 결국 두뇌의 뇌수腦髓가 부족하고, 이와 함께 척추의 골수骨髓와 비뇨 생식기의 정수精髓가 메말라서 오는 것이다.

뇌수·골수·정수는 오장으로부터 보충되는데, 얼굴의 오관은 오장 기능의 발현처로서 그 건강 지표이기도 하다. 만약 우리가 만성 피로, 정신적 스트레스, 노화 등으로 신체 기능이 허약해지면, 밖으로는 오관의 기능이 저하되고 안으로는 오장과 뇌수·골수·정수의 기능이 저하된다. 안으로 오장과 뇌수·골수·정수를 충족하며 밖으로는 얼굴의 오관을 강화하는 생활 건강 도인 운동 몇 가지를 여기 추천한다.

목 회전 운동

목은 몸통과 머리의 기운이 교차하는 부위이므로 얼굴의 오관 운동 전에 준비 운동으로서 필요하다. ① 목을 약간 숙였다가 천천히 왼쪽으로 크게 회전한다. 목 근육의 경직된 부분이 풀어지도록 근육의 움직임을 느끼면서 천천히 크게 4회 돌린다. 그런 다음에 동일한 동작으로 오른쪽으로 천천히 크게 4회 돌린다. ② 앞으로 목을 쭉 내밀어 큰 원을 그리면서 위에서 아래로 회전 운동을 천천히 크게 한다. 목 근육의 움직임을 느끼면서 4회 회전한다. 그런 다음에 회전 방향을 반대로 아래에서 위로 천천히 크게 4회 회전 운동한다. ③ 이번에는 왼쪽 방향으로 목을 돌려 수평을 유지하면서 오른쪽으로 천천히 크고 길게 180도 회전 운동을 4회 한다. 그런 다음에 오른쪽에서 왼쪽으로 회전 운동을 한다.

귀 건강 운동법

이목구비에서 가장 수승한 기능을 가진 기관이 청각을 담당하는 귀라고 할 수 있다. 귀는 오관에서 가장 영특한 감각으로 두뇌와도 통하기 때문이다. ① 천고법天鼓法 : 하늘의 북소리라는 뜻을 가진 귀 자극 운동이다. 양 손바닥으로 양쪽 귓바퀴를 앞으로 접어 귓구멍을 꽉 막는다. 그리고 둘째손가락을 셋째손가락 위에 놓았다가, 뒷머리 부분을 강하게 '통' 하고 튕긴다. 한 번에 36회 실시한다. ② 귓구멍 자극 : 양손의 둘째손가락으로 양쪽 귓구멍을 꽉 막았다가 순간적으로 손가락을 떼면

'뺑' 하고 울린다. 이를 한 번에 8회 실시한다. 동작하는 동안에 절대로 말을 하지 않는다. ③ 귀 마찰 : 양손의 둘째손가락과 셋째손가락으로 영문 V자를 만들어 양쪽 귀 앞뒤에 확실하게 부착하고 위아래로 안마 한다. 한 번에 36회 실시한다. 이 세 가지 방법은 귀와 두뇌의 기능을 활 성화한다.

눈 건강 운동법

먼저 양손의 손바닥을 마주하고 36회 정도 비벼서 따뜻하게 하고, 따뜻 한 손바닥을 양 눈에 대고 1분가량 지그시 누른다. 이런 상태로 양쪽 눈 동자의 상하좌우 회전 운동(눈알 돌리기)을 8~24회씩 천천히 하면 더욱 좋다. 그다음에 자극하기 쉬운 편안한 손가락으로 두 눈 주위를 돌아가 면서 천천히 5분가량 지압한다. 특히 콧등과 경계되는 두 눈의 안쪽 부 위를 충분히 지압하도록 한다. 안경은 벗어 두고 하루에 오전·오후· 저녁으로 세 번 실시하면 더욱 효과가 있다.

코 건강 운동법

오른손의 둘째손가락으로 코 밑의 인중 부위를 좌우로 오고가면서 36 회 마찰한다. 다음으로 양손의 둘째손가락으로 (안경은 벗어 두고) 콧등의 좌우 아래 부위를 상하로 오고가면서 강하게 마찰한다. 오전·오후·저 녁으로 세 번 실시한다.

입과 턱 건강 운동법

입과 턱을 상하로 크게 벌렸다가 다무는 운동을 천천히 36회 한다. 다음으로 위아래 이빨을 서로 마주쳐서 두드리는 고치법叩齒法을 36회 한다.

혀 건강 운동법

입안에서 혀를 회전하여 혀를 자극하는 운동이다. 먼저 양볼 안쪽, 앞니와 아랫니 안쪽 부위를 상하좌우로 회전하면서 자극한다. 이어서 이빨을 다물고 잇몸 안쪽을 상하좌우로 회전하면서 자극한다. 각각 좌회전 8회, 우회전 8회를 실시한다.

그다음으로 혀를 아랫니 앞에서 목과 함께 상하좌우로 천천히 돌린다. 그리고 이번에는 혀를 윗니 앞에 두고 목의 회전과는 반대로 상하좌우 천천히 돌린다. 혀를 좌회전하면 목은 우회전하면서, 혀와 목이 상하좌우 반대가 되는 것을 확인하면서 천천히 돌린다. 각각 좌회전 8회, 우회전 8회를 실시한다. 이 혀 운동은 혀뿌리에도 자극이 가므로 심장과 두뇌의 활성화에 도움이 된다. 중풍이나 치매 등에 도움 되는 운동이다.

두피 안마

좌우 손가락을 마치 동물 발톱처럼 만들어 머리 앞부분의 머리카락 시작 부위에서 뒷머리까지 두피를 강하게 지압하여 8~24회 안마한다. 머리 전체의 순환을 도와주는 마무리 동작으로 보면 된다.

- 얼굴의 여러 기관은 노화의 징표가 된다.
- 목 회전을 비롯한 귀, 눈, 코, 입과 턱, 허 운동과 두피 마사지는 혈액순환에 도움이 되므로 매일 필수적으로 실천해야 한다.

32 도인 운동을 습관화하자

우리 한국에서 역사적으로 가장 위대한 학자로 존경받는 분이 누구일까? 바로 이퇴계 선생이다. 퇴계 선생은 허약한 신체를 극복하기 위하여, 매일 아침 한 시간씩 꾸준히 '건강 도인 운동'을 실천하였다. 그 결과 아흔 살이 넘도록 장수하셨고, 수많은 제자를 양성하여 일본에까지 그 명성을 날렸다.

인간 생명의 특성은 '끊임없는 움직임'[動靜]이라고 볼 수 있다. 운동은 근육과 관절뿐만 아니라 오장과 우리 마음에도 큰 영향을 끼치므로 아주 중요하다. 한의학과《동의보감》에서는 질병을 예방하고 치료하는 방법으로 '도인 導引'을 매우 중요하게 여긴다. 도인이란 이완과 수축의 음양 陰陽 상대성을 말하는 것으로, 운동에도 음양의 조화가 중요하다는 뜻이 담겨 있다. '건강 도인 운동'은 신체를 안마하거나 굽히고 펴는 음양 굴신 屈伸 운동으로서, 단전을 단련하고 척추와 오장을 강화하고 근육과 관절을 부드럽게 하며 평정한 마음으로 행복감을 느끼도록 유도한다. 최근에는 이를 '기공氣功 운동'이라고 하여, 한의학의 임상뿐만 아니라 간호 중재, 스포츠, 실버 건강, 심리학, 교육학, 어린이 동작 교육 등으로 여러 분야에서 활용하고 있다.

조신 · 조식 · 조심

도인 운동 양생법은 자연스럽게 운동하는 것이 가장 중요하다. 허리를 펴고 자연스럽게 신체를 바르게 하는 조신調身, 호흡을 고르게 하는 조식調息, 마음을 가라앉히는 조심調心 등을 통하여, 생명의 3대 요소인 정기신精氣神을 보익하는 것이다. 침착하게 잡념을 떨쳐버리고 몸과 마음을 잘 조화하여, 밖으로는 동動을 그리고 안으로는 정靜을 유지하는 운동이다.

운동 분량은 개인의 건강 상태나 체질 그리고 시간, 장소, 계절 등에 따라 알맞게 조절해야 한다. 사람마다 자신의 신체 조건과 나이와 체질에 맞추어 운동량을 정하고 몸에 맞는 운동 방법과 운동량을 골라 평소에 꾸준히 이어주어야 한다. 만성질환을 앓고 있는 경우 자신의 질병에 적합한 몇 가지 운동을 골라서 집중적으로 할 수도 있다. 조금씩 운동 방법을 바꾸어 가거나 운동량을 늘릴 수도 있다.

대체로 이른 아침에 운동을 하는 것이 좋은데, 아침 공기가 가장 맑기 때문이다. 나무가 있는 곳에서 맑은 공기를 들이마시고 운동을 하면서, 밤에 움직이지 않았던 팔다리를 굴신하여 하루의 활동에 대비하는 효과도 있다. 그러나 자신에게 가장 알맞은 운동을 선택하듯이 어떤 사람은 저녁 또는 잠들기 한 시간 전에 운동하는 것을 좋아하는데, 이 역시 개개인의 습관과 상태에 따르면 된다.

도인 운동은 몸, 마음, 호흡의 합일을 통하여 우리 평정심 유지에 도움을 주므로 신행 생활에도 일정 역할을 한다. 도인 운동은 잡념이 끼어들면 그 효과가 많이 줄어든다. 잡념으로 호흡은 어긋나고 동작도 잘못되기 때문이다. 그래서 정신의 집중, 호흡의 조절, 동작의 신중함을 반드시 지키면서 운동을 해야 한다. 흔히들 도인 운동을 움직이는 선禪이라고 하는데, 조신·조식·조심으로 표현하는 도인 운동의 요체는 초보자부터 전문가까지 모두에게 적용되는 아주 중요한 수칙이다. 특히 도인 운동은 정신과 호흡과 육체의 합일을 추구하는 슬로우 운동이므로 나이 든 분이나 만성질환 환자에게 굳센 의지와 정신을 길러주고, 젊은 활기를 되찾아주며 행복감을 느끼게 한다. 남녀노소 누구나 쉽게 따라 할 수 있는 손쉬운 몇 가지 도인 운동을 알아보자.

남녀노소 누구나

가장 먼저 '자연스럽게 선 운동'이다. 자연스럽게 양발을 어깨 너비로 벌려서 선 자세로 어깨 힘을 빼고, 가만히 편안하게 서서 호흡에 의식을 5분쯤 집중한다. 이는 하나의 운동으로도 좋고, 준비 또는 마무리하는 과정으로 활용해도 된다.

전신을 진동하는 '자발공自發功'도 누구나 손쉽게 할 수 있다. 양발을 어깨 너비로 벌려 선 자세에서, 양팔을 옆으로 20도 정도로 벌린다. 가만히 서서 전신을 진동한다. 즉 자연스럽게 선 자세에서 온몸을 진동하는 운동으로서 가슴, 배, 팔, 다리, 손발을 미세하지만 힘차게 떠는 운동이다. 전신 세포를 활성화하고 혈류 개선의 효과가 강하다. 마음의 안정과 함께 전신의 기혈 순환에 도움이 된다. 특히 노인에게 도움을 주어 회춘공이라고도 불린다. 1일 회수는 관계없고, 전체 20분가량 하면 많은 도움이 될 것이다.(체력만 허락하면 1회에 20분 실행할 때 전신에 땀이 나고 활성화하는 효과가 좋다.)

생체 에너지를 느끼는 도인 운동도 있다. 가장 기본이 되는 '양손 올리고 내리기'가 해볼 만하다. 그냥 가만히 서서 양손을 배꼽에서 가슴까지 천천히 올리고 내리는 동작을 반복하는 것이다.(양손은 손등이 위로 향하도록 한다.) 이때 무릎도 같이 굽히고 펴면서 천천히 움직인다. 손이 올라오면서 숨을 들이쉬고 손이 내려가면서 숨을 내쉰다. 동작과 호흡이 일치하도록 천천히 하면 된다. 5~10분 정도하면 마음의 안정에 참으로 좋다.

기운 느끼기 운동에는 '양손을 열고 합치는 운동'도 있다. 가만히 서서 가슴 앞에서 양손을 합장하고서, 크게 벌렸다가 다시 모으는 개합 동작을 반복하는 운동이다. 양손을 벌리는 경우에 손바닥을 마주하며 벌리고 싶은 만큼 크게 벌린다. 양손을 펼치면서 들숨하고 합치면서 날숨한다. 가슴이 시원하고 후련한 효과가 크다. 기분이 답답하거나 영 불편한 경우에 한 번씩 활용하면 도움이 될 것이다.

운수雲手라는 도인 운동도 있다. 좌우 어느 한 손의 손바닥 가장 안쪽 움푹한 곳을 응시하고, 손을 가슴 앞에서 좌우 옆으로 천천히 왔다 갔다 하면서 눈은 손을 따라간다. 호흡도 손의 움직임에 맞추어 천천히 한다. 그래서 한 손을 마치고 나면, 반대편 손도 마찬가지로 한다. 눈과 손은 30센티미터 정도 간격, 전체 5~10분 정도면 충분하다. 운수라는 이름처럼 높은 산 구름 속에서 신선이 된 듯한 느낌을 주므로, 마음이 푸근하고 차분해지고 집중력을 높이는 효과가 크다. 스트레스 풀기에 적당하여 필자가 좋아하는 운동이기도 하다.

식사 후에 산책하는 도인 운동도 좋다. 산책법은 원래 행주좌와 行住坐臥 어묵동정語黙動靜*에 선禪이 되라는 선사禪師들 말씀과 한의학의 토기土氣를 강화하는 '팔다리 흔들기 운동'의 결합으로 탄생된 것이다. 이는 남녀노소에게 모두 적합한 운동으로서 역대 양생가들은 모두 이 방법을 추천하였다. 《천금익방千金翼方》에는 "사계절의 날씨가 화창할 때마다 그 계절의 온도에 맞추어 밖에 나가 돌아다니면서 거니는 것이 가장 좋다. 자신의 체력에 맞추어 걷는데, 다만 숨이 차거나 헐떡거리지 않으면 된다."고 하였다. 아침 · 점심 · 저녁 식후에 산책할 때는 가슴을 쭉 펴고 숨을 편안하게 쉬면서 천천히 걸으며, 중요한 점은 반드시 양팔을 크게 흔들어야 한다는 것이다. 걷는 시간이나 속도는 자신의 체력에 맞도록 편안하게 한다. 또한 동서남북 사방을 모두 돌면서, 자연의 기운을 고르게 흡취하는 것이 좋다.

• 다니고, 머물고, 앉고, 눕고, 말하고, 침묵하고, 돌아다니거나 가만히 있는 일상의 움직임을 통틀어 이르는 말.

소리를 이용하는 재미난 도인 운동도 있다. 중국에는 육자결六字訣이 있는데, 이는 전문가의 지도가 필요하다. 그러나 한국의 소리 도인 운동은 부작용 없이 누구나 항상 할 수 있다. 방법도 아주 간단하다. '음 아어이우'를 자신에게 알맞은 정도로 길고 크고 편안하게 소리 내는 것이다. 영가무도詠歌舞蹈(노래를 부르고 춤을 춤)에서 유래한 이 오음은 우리 오장에 상응하여 공명하는 소리로서, 마치 보약을 먹는 효과가 있어서 하면 할수록 건강에 좋고 마음도 편안해진다. 하루 20분 정도로 지속적으로 하면 건강에 많은 도움이 될 것이다.

누구나 무심결에 삼키는 입안의 타액을 의식적으로 생성시키는 '옥천 삼키기' 방법도 있다. 《동의보감》에서 '옥같이 맑은 샘'[玉泉]이라고 한 타액은 수승화강이 제대로 되어 인체의 기운 순환이 조화로운 상태를 나타낸다. 그러므로 생각나면 수시로 타액을 만들어 입 안 가득 머금고 조금씩 삼키도록 한다. 인체에 매우 유익하며 피부 미용에도 효과가 있으니 많이 할수록 좋겠다.

도인 운동에서는 신체 동작과 정신 집중만큼 호흡이 중요하다. 호흡은 생명 유지의 핵심이다. 부처님도 한 호흡이 바로 생명이라고 하셨다. 평소 건강할 때는 그래도 깊은 숨으로 생체 여러 부위에 고르게 기운이 퍼지나, 허약하거나 질병이 발생하면 그런 호흡조차 어려워져 얕은 숨으로 바뀐다. 도인 운동에서 동작과 호흡 그리고 정신의 일체를 이루어, 고도의 평정한 호흡을 하는 것이 참으로 중요하다. 고른 호흡을 하면 몸은 건강해지고 정신은 행복해진다. 인체가 호흡을 통하여 자연에 상응

하는 것이므로 호흡의 중요성을 인식하고 항상 호흡의 조절에 유념해
야 한다.

호흡 조절의 훈련은 앞에서 소개한 도인 운동을 통하여 달성 가능
하다. 그렇다면 지금까지 살펴본 도인 운동을 분야별로 보다 자세히 살
펴보기로 하자.

◆◆◆ 우아한 건강법

- 이퇴계 선생은 매일 아침 한 시간씩 꾸준히 '건강 도인 운동'을 실천하였다. 도인이란
  이완과 수축의 음양 상대성을 말하는 것으로, 단전을 단련하고 척추와 오장을 강화하
  고 근육과 관절을 부드럽게 하며 평정한 마음으로 행복감을 느끼도록 유도한다.
- 남녀노소 누구나 쉽게 실천할 수 있으므로 자신에게 알맞은 운동을 마련하여 꾸준히
  실행하는 것이 좋다.

33 조신·조식·조심을 실천하자

건강 양생과 마음공부의 중요한 자세로 먼저 척추를 바르게 곧추세우는 것이 몸의 바른 자세이며, 정精의 발현에 해당하므로 조신調身이라고 한다. 다음으로 호흡을 고르고 가늘게 조절하는 것이 생명 에너지를 운용하는 호흡의 바른 자세이며, 기氣의 발현으로서 이를 조식調息이라고 한다. 여러 어지러운 잡생각을 일으키지 말고 정신을 집중하여 몰입하는 것이 바른 마음이며, 신神의 발현으로서 조심調心이다.

조신은 몸을 바로 하자는 것이다. 허리를 곧추세워 허리와 복부를 펴고 양어깨는 힘을 빼고 바로 앉는다. 손은 편안하게 양손가락을 마주하여 나름대로 수인手印을 하고서 무릎 위에 놓는다. 입술과 이빨은 가볍게 다물고 혀는 구강의 천장에 가볍게 댄다. 여기서 눈은 반쯤 지그시 감아 콧등이나 다른 어떤 한곳을 응시한다. 만약 잠이 오거나 졸리는 경우에는 반드시 눈을 크게 뜨고 힘을 주어 졸림과 잠을 이겨내야 한다.

어두운 환경은 피하는 것이 좋다. 신체 자세를 올바르게 갖추면 자연히 하단전下丹田에 무게중심이 쏠리는 것을 느낀다. 이렇게 앉으면 인체가 하나의 삼각형 피라미드 형태를 취하고 그 무게중심이 하부(아랫배)로 쏠려, 가장 기운 순환이 잘 되는 신체 자세를 갖춘다.

조식은 호흡을 고르게 하는 것이다. 날숨과 들숨을 바르게 하여 인체의 기운을 바로잡고 더불어 혈액순환을 올바르게 하는 것이다. 이때 날숨과 들숨 사이의 간격을 만들지 말고 반드시 이어지도록 하며, 억지로 날숨과 들숨 중에 어느 한쪽을 길게 해서도 안 된다. 자신의 본래 스타일로 하면 된다. '숨쉬기 운동'이라는 우스갯소리도 있지만, 호흡을 제대로 하기란 쉽지 않다. 바쁜 일상과 스트레스, 육체적인 피로 등으로 우리의 호흡은 어긋난다. 때로는 마음의 문제로 때로는 육체의 문제로, 호흡은 거칠게 변화한다. 그래서 호흡이 변화하는 것을 우리는 평생 알지도 못하고, 그러한 잘못을 범하며 살아갈 정도이다.

호흡은 하나하나가 생사를 거듭하는 일이라고 할 수 있다. 호흡이 바로 생명이다. 호흡은 세포에서 신체 전체에 이르기까지 모든 생명 활동의 원동력이다. 생명이 시작되는 순간부터 죽는 날까지, 잠시도 쉬지 않고 생명의 빛이 타오르도록 에너지를 공급하는 일이다. 조식은 이 호흡을 편안하게 조절하여 제대로 숨을 쉬면서, 육체와 정신을 가지런하게 한다. 물론 특수한 능력을 배양하는 경우에는 특정의 호흡 방법을 연습해야겠지만, 여기서는 제외하기로 한다. 왜냐하면 우리는 특수한 능력 배양을 목표로 마음공부를 하는 것이 아니기 때문이다.

조심은 정신을 집중하여 마음을 가라앉히는 것이다. 조신과 조식으로 정과 기를 고르게 하는 가운데 마음을 평정하게 하는 것이다. 고요히 안정되며 또한 또렷또렷하게 성성적적惺惺寂寂의 상태를 유지하는 것이다. 오직 하나로 정신을 집중하여 망념을 물리치고, 본래의 면목面目을 보는 것을 목표로 삼는다.

◆◆◆ 우아한 건강법

- 건강 양생의 세 가지 : 조신, 조식, 조심
- 조신 : 몸을 바로 하자.
- 조식 : 호흡을 고르게 하자.
- 조심 : 정신을 집중하여 마음을 가라앉히자.

34 기혈을 순환하여 감정을 조절하자

인간의 생명과 생활을 관찰하고 연구하는 한의학은 건강 장수 관리를 위하여, 기氣와 혈血을 귀중하게 여긴다. 기혈은 전신全身을 끊임없이 순환하는 특성이 있다. 기혈의 원활한 소통은 건강이고, 불통은 질병이 되는 것이다.

《동의보감》에서 "노곤한 증상은 도리어 한가한 사람에게 많이 나타난다. 대개 한가하고 편안한 사람은 흔히 운동을 하지 않고 영양분 많은 음식을 배불리 먹고 앉아 있거나 곧 잠을 자기 때문에, 경락이 잘 통하지 않고 혈맥血脈이 정체된다. 또 그 마음은 답답하고 때를 가리지 않고 기욕嗜慾을 구하여, 범하지 말아야 할 것에 미혹된다. 그래서 항상 기운이 잘 돌고 혈맥이 잘 조화되어야 한다. 비유하면 흐르는 물은 썩지 않고, 문지도리에는 좀이 슬지 않는 것과 같다."라고 하였다. 생활 속 습관을 바탕으로 기혈이 제대로 소통하는 전신 순환 건강관리법의 중요성을 잘 알 수 있는 말이다. 특히 만물이 소생하는 봄철에는 더욱 그러하다.

기혈의 순환 건강법으로 먼저 장수 회춘공이라고도 하는 자발공自發功이 있다. 앞서 살펴본 바와 같이 전신에 미세한 진동을 일으켜 신체를 활성화하고 기운의 소통을 돕는 방법이다. 인체의 기는 아주 미세한 파동을 일으켜 신체 여러 부분을 활동적으로 만드는 특성이 있다. 그리고 반복적으로 생기는 미세한 파동은 기의 증폭 작용을 일으켜 온갖 생명 현상을 강하게 만든다.

그 방법은 아주 간단하다. 먼저 자신의 어깨 너비로 발을 벌려서 자연스럽게 우뚝 선 자세를 취한다. 천천히 전신을 떨기 시작한다. 발, 손, 어깨, 허리, 무릎, 몸통, 나아가 남자의 경우는 고환 그리고 여자의 경우는 유방이 확실하게 떨릴 정도로 스스로 진동을 일으킨다. 점점 그 정도를 심하게 하여 자신의 기분이 좋을 정도에까지 도달한다. 1회 시간은 5~20분 정도로 한다.(자발공만 하는 시간이다.) 마칠 때는 서서히 속도를 줄여 진동을 천천히 마감한다. 미세 진동을 마친 후에는 잠시 눈을 감고서, 양 손바닥을 배꼽 아래에 대고 천천히 복식호흡을 한다. 1~2분 정도로 호흡을 안정시킨 후에 눈을 뜨고 일상생활로 돌아간다.

하루 횟수는 아침·낮·저녁에 상관없이 여러 번일수록 좋으며, 전체 시간을 합하여 20~30분 정도가 알맞다. 이 자발 회춘공은 특히 노인의 건강 장수, 회춘, 정력 회복에도 좋다. 고령자도 손쉬운 방법으로 온몸의 세포를 진동으로 활성화하므로, 기력 보강과 기운 순환에 아주 알맞다. 보통 효과가 나는 시기를 빠르면 3주 정도에서 늦은 경우는 6

개월 정도로 본다. 시간과 장소에 구애 없이 생각날 때 틈틈이 자발공을 시행하면 건강 장수에 많은 도움이 될 것이다. 요즘은 진동 기구를 이용한 자발 운동도 가능하다. 진동 기구의 도움을 받아도 효과를 볼 수 있지만, 그래도 자력으로 하는 미세 진동 운동이 심신 일체의 작용으로 훨씬 더 효과적이다.

• 경맥(經脈)에 속해 있는 혈(穴)을 이르는 말. 경락(經絡)의 기혈(氣血)이 신체 표면에 모여 통과하는 부위로, 침을 놓거나 뜸을 떠서 자극을 내부 장기(臟器)로 전달하기도 하고 내부 장기의 징후를 드러내기도 한다.

신체를 활성화는 건강관리 운동으로 경혈* 부위를 두드리는 박타공博打功이 있다. 경혈은 오장육부의 반응처로서, 진단과 치료 부위에 해당한다. 전신의 경혈을 효과적으로 두드리면 신체를 활성화하고 또한 감정도 조절할 수 있다. 아주 손쉬운 두 운동을 살펴보자.

복부 활성화 두드리기 운동

먼저 양 손바닥을 겹쳐서 배꼽 중심으로 원을 그리면서 천천히 복부 회전 안마 8회를 한다. 반대 방향으로 8회를 한다. 다음으로 양손을 가볍게 주먹 쥐고 중완中脘(흉골 하단의 검상돌기와 배꼽의 중간 부위)을 양손 번갈아 가면서 24회 두드린다. 다음으로 배꼽 아래의 관원關元(배꼽 아래 3촌 부위로서 단전이라고도 함) 부위를 마찬가지로 두드린다. 다음으로 배꼽 양옆의 천추天樞(배꼽 양옆 2촌 부위로서 배꼽에서 허리 옆선까지의 가로선상에서 3분의 1이 되는 부위에 해당) 부위를 동일하게 두드린다. 배꼽·중완·관원·천추 경혈은 복부의 위장·소장·대장 등 중요 장기의 반응처이므로 정성껏 자극이 전달되도록 한다.

흉부 활성화 운동

두 손을 깍지 끼고 엄지 아래 측 어복漁腹 부위로 흉골의 상단에서 하단까지 천천히 상하로 오르내리면서 촘촘히 두드리는 것이다. 특히 가슴 정중앙의 전중膻中(좌우 유두의 정중앙) 부위를 집중적으로 두드린다. 그리고 정신적 스트레스로 울화가 가득 쌓인 분은 특히 통증을 느끼는 흉골 부위를 추가적으로 집중 자극한다. 다음 양손을 가볍게 주먹 쥐고 좌우 가슴 부위를 전체적으로 폭넓게 충분히 두드린다.

최근 미국 등에서 수입된 감정 자유 기법(EFT)● 등의 '경혈 활성화 자극'이 제법 인기를 끌고 있다. 이

● 미국의 게리 크레이그가 한의학을 응용하여 개발한 요법으로 부정적 감정이나 증상을 말하면서 인체의 14경락을 손가락으로 가볍게 두드려 해소하는 방법.

처럼 '경혈 두드리기'는 신체 증상 호전과 함께 감정 조절에도 도움이 된다. 단지 신체를 두드리기만 하는데도 말이다. 이로 볼 때 우리의 전통적인 '경혈 두드리기' 운동을 전체적으로 제대로 이해하고 생활 속에서 실천만 하면, 탁월한 건강 증진 효과를 볼 수 있을 것이다.

◀◀◆ 우아한 건강법

- 자발 회춘법 : 하루 여러 번, 전체 20~30분 진동으로 전신의 혈액순환을 촉진시킨다.
- 복부와 흉부 두드리기 : 기운과 혈액순환에 도움이 된다. 감정과 기분을 조절하는 작용도 함께 한다.

35 식후에 양팔을 흔들며
산책하자

건강 장수에 좋은 수많은 도인 운동 가운데 누구나 생활에서 손쉽게 건강 습관으로 간직할 만한 방법이 바로 '식후 양팔 크게 흔들며 산책하기'이다. 중국 최고의 한의사이며 양생가인 손사막孫思邈은 "지나치게 움직이거나 가만히 있는 것은 모두 알맞지 못하다."라고 운동량과 동작의 속도 등 종합적인 중도中道의 운동 효과를 강조하였다. 그렇다면 적당한 산책 방법을 보다 자세히 살펴보기로 하자.

식후에 산책할 때는 천천히 걸으면서 가슴을 쭉 펴고 숨을 천천히 쉬어야 한다. 걷는 시간이나 속도가 정해진 것은 아니지만 일반적으로 1분 동안 60~100보로 걷고, 한 번에 산책하는 시간은 개인의 건강에 맞도록 하되 평균 20분 정도가 적당하다. 산책하는 장소와 경로는 될 수 있는 대로 길이 평평하고 수목이 우거지며 공기가 맑고 환경이 고요한 곳을 고르는 것이 좋다. 하지만 형편이 여의치 못하면 필자처럼 건물 옥상 같은 곳에서 실행해도 된다. 주변 환경을 두고 이것저것 따지느라 식후에 아무것도 하지 않는 것보다는 훨씬 좋기 때문이다.

산책에서 그 방향은 동서남북 모두 돌아다니도록 한다. 바로 중앙과 동서남북 오행五行의 자연적인 순환 기운을 고르게 흡취吸聚하기 위함이다. '식후 팔 흔들고 산책' 운동은 팔과 다리를 크게 하는 동작으로 복부에 힘이 가고 그 가압력으로 인하여 위장 등의 소화기에 영향을 끼친다. 그래서 오행으로 보면, 식후에 팔과 다리를 크게 흔드는 산책은 생명의 특징에서 소화 영양에 해당하는 토土의 통합 기능을 강화하는 도인 운동이 된다.

팔과 다리의 사지四肢는 마치 사계절의 환절기처럼 인체의 사간방四間方에 위치하여, 사지를 제대로 크게 흔들면 복부의 소화기를 자극한다. 또 동서남북 사방의 방향을 모두 향하도록 산책하는 것은 인체에 영향을 끼치는 지구의 지자기 측면에서도 충분히 설득력 있다. 그래서 옥상 같은 곳이 오히려 좋을 수도 있다. 동서남북 사방을 균일하게 산책할 수 있기 때문이다. 특히 식후 산책에서는 반드시 '양팔을 크게 흔들기'를 지켜야 한다는 점이 중요하다. 흔히 산책이라고 하면 바지주머니에 손을 넣거나 뒷짐을 지거나 대충 팔을 흔들면서 하는데, 이런 것은 전혀 효과가 없다. 양팔과 다리를 크게 흔들어 걸을수록 효과가 있다는 점을 충분히 알고 실행해야 한다.

운동이 부족한 현대인은 특히 식사 후에 바로 눕거나 앉아서 편안하게 텔레비전을 보거나 게임을 한다. 이런 행동은 소화기 등에 악영향을 미치고 생체 에너지의 활동을 저하한다. 한의학에서는 이를 두고 기운이 아래로 처진다고 하여, 기하함氣下陷의 병리 상태로 여긴다. 식사 후 바로 눕거나 앉아서 퍼지는 행동은 기하함을 유발하는 아주 나쁜 버릇이므로, 항상 식사 직후에는 물을 마시지 말고 손을 앞뒤로 크게 흔들면서 다소 힘차게 산책하는 운동이 건강에 많은 도움을 줄 것이다. 기운이 떨어지는 만성 과로나 소화기 질환에 시달리는 허약자에게는 더욱 좋다. 만약 실내에서 앉아 있는 생활을 오래하는 사람이라면, 실내에서라도 천천히 수십 바퀴 돌면 힘줄이나 뼈마디가 풀려 기운이 잘 순환되며, 또 잠들기 전에 천천히 걸은 후에 누우면 수면에도 도움이 된다.

산책은 어려운 실천이 아니다. 엄한 생각하지 말고 편안한 평정심으로 남의 시선을 의식하지 않으면서, 여유를 가지고 정해진 경로를 모두 돌면 되는 것이다. 실행 시간은 20분 정도가 적당하다. 그러나 환자들을 보면 '뭐가 그리 바쁜지' 산책할 여유도 없다. 그래서 자신의 시간에 맞도록 10분·20분·30분 경로를 미리 정해두고, 그때마다 시간에 맞도록 실천에 옮기면 된다.

또 다른 방법으로 손바닥으로 복부를 안마하면서 산책하는 방법이 있다. 이는 식후에 가뿐하게 산책을 하면서 자신의 손으로 부드럽게 배를 문지르는 것이다. 이 방법도 소화기 허약, 식체, 소화불량, 위염, 장염 등에 효과가 좋다.

- 식후에 팔을 열심히 흔들면서 걷는 산책은 소화기의 기능과 심장의 순환 기능을 도와
  준다. 마음의 여유도 가져온다.
- 자신의 체력과 시간 형편에 맞도록 산책 코스를 정해두고 아침 · 점심 · 저녁 하루 세
  번 실천하면 건강에 매우 유익하다. 1분 동안 60~100보로 걷고, 한 번에 산책하는 시
  간은 개인의 건강에 맞도록 하되 평균 20분 정도가 적당하다.

36 소리 기공으로 오장을 보익하자

이번에는 오장五臟을 보익하는 방법 중 소리로 하는 건강법을 알아보도록 하자.

예로부터 건강 진단에서 목소리와 얼굴색의 중요성을 강조하였다. 사람 목소리는 우리가 일상적으로 쉽게 듣고 관찰할 수 있으며, 얼굴색과 함께 우리 몸의 체질과 건강 상태를 비교적 잘 나타내주는 지표이다. 이 목소리에도 오장이 관여한다. 심心은 목소리를 내는 전체적인 기능을 주관하고, 폐肺는 목소리가 나가는 관문이며, 신腎은 목소리 발생의 근원으로 본다. 그래서 목소리는 개인의 특성과 오장의 건강 상태를 반영하며, 생체 기운과 질병을 진단하는 도구로 본다. 여성은 남성의 매력을 청각적으로 받아들이는 것으로 최근 보고되면서, 목소리는 건강뿐 아니라 인간관계에서도 중요한 요인으로 연구되고 있다. 역사적으로도 인류는 동서양을 막론하고 소리와 음악이 육체와 심성에 미치는 영향을 인식하고 이를 활용하였다.

필자는 건강 양생 강의에서 소리 기공을 꼭 소개할 만큼 중요하게 생각한다. 오장을 건강하게 보익하는 대표적인 소리 기공으로 영가무도詠歌舞蹈가 있다. 이는 몸에 진동을 일으켜 오장육부와 공명하여 심신을 건강하게 하는 것이다. '영'은 시를 읊는다는 뜻으로 오음五音을 길게 높게 올리고 내리고 꺾고 굴리면서 읊다가, '가'는 마음과 몸이 편하고 즐거워지면 노래하듯이 하는 것이고, 더욱 흥이 나서 신명이 나면 몸동작이 나오고 춤추는 '무도'의 상태가 된다. 이 소리와 춤은 지극히 자연스러운 생명의 소리이고 율동이고 순환 운동이다. 즉 소리를 통한 정신 집중과 몰입으로 신명스런 상태가 되는 소리 운동 건강법이다. 이는 우리 선조들이 건강 수련 중에 자연적으로 소리가 나와서 만든 독특한 창법唱法이다.

이 오음인 '음아어이우'는 '궁상각치우宮商角徵羽'의 다섯 소리를 우리 소리로 발음하는 방법을 정립한 것이다. 먼저 소화기(비위, 토)를 건강하게 하는 '음-'은 양 입술을 닫고 입을 다물고 소리를 내는 것이다. 호흡기(폐장, 금)를 건강하게 하는 '아-'는 입을 벌리고 크게 소리를 내는 것이다. 간장(목)을 건강하게 하는 '어-'는 아래 잇몸을 벌리고 소리를 내는 것이다. 순환기(심장, 화)를 보익하는 '이-'는 이빨을 붙이고 입술을 열어 소리를 내는 것이다. 비뇨 생식기(신장, 수)를 보익하는 '우-'는 잇몸을 약간 벌리고 입술을 모으며 내는 소리이다.

詠	오음	오행	오장	발성법
음—	宮	土	脾	입을 다물고 소리를 낸다
아—	商	金	肺	위아래 입술을 크게 벌리고 소리를 낸다
어—	角	木	肝	아래 잇몸을 벌리고 소리를 낸다
이—	徵	火	心	이는 붙이고 입술은 열어 소리를 낸다
우—	羽	水	腎	입을 조금 벌려 입술을 앞으로 내밀고 소리를 낸다

이 다섯 가지 소리를 묵직한 음량으로 아랫배에 힘을 주고 발성하는 것이 요령이다. 천천히 계속해서 부르는 것이 좋으며, 마치 구슬을 굴리듯이 꿰어가며 단정히 부른다. 그래서 오음을 순차적으로 계속 부르면 화음和音을 얻게 되고, 오장과 몸에 진동이 느껴지며 가벼운 감전의 느낌이 들기도 한다. 또는 흥이 나고 몸이 저절로 장단을 타기도 한다. 가령 비위의 소화 영양 기능이 허약한 사람은 '음—'을 여러 번 발성한다. 다른 장부가 허약한 사람도 해당 소리를 길게 발성한다. 자신의 신체적인 특성에 따라 발성이 잘 안 되는 소리가 있다면, 이를 꾸준히 발성하여 해당하는 소리를 편안히 낼 수 있도록 한다.

중국의 '육자결'은 자음으로 소리한다. 자음은 모음에 비하여 성대 진동이 없으며 오직 구강과 비강의 미약한 진동으로 일어나므로, 몸 안의 공기가 바로 성대를 통하여 빠져나간다. 한의학적으로 보면 몸 안의 탁한 사기邪氣를 효과적으로 배출하는 호기呼氣 위주의 토납법吐納法으로서, 노폐물 배출법이라고 할 수 있다. 그래서 간혹 부작용이 있고 전문가 도움이 반드시 필요하다.

이에 비하여 우리의 영가무도는 초성이 모두 모음으로, 발성에서 성대의 진동을 최대한 일으킬 수 있다. 모음은 성대의 진동으로서 자음보다 큰 진동이며, 풍부한 진동으로 공명을 일으켜서 강력한 힘을 내므로 신체의 저하된 에너지를 활성화한다. 오장육부를 진동하고 공명하여 오장의 조화, 기혈 순환의 촉진을 도우는 보법補法이다. 그래서 하면 할수록 더욱 좋고 부작용도 없다. 건강 습관으로 삼아 횟수에 관계없이 모두 합쳐서 하루 평균 20분 정도로 시작하는 것이 알맞다.

영가무도의 오음이 오장을 보익하는 소리 건강법이라면, 하복부下腹部의 단전丹田을 강화하는 소리 선禪도 있다. 모두 우리나라 절에서 전래되었다고 알려져 있다. "각인선지정원심覺仁善智正圓心"을 아랫배에 힘을 주고 강하게 하나씩 끊어서 소리치는 것이다. 한자의 뜻은 전혀 중요하지 않다. 이 단어를 하나씩 끊어서 강하게 외치면, 반드시 그 힘이 단전으로 모인다는 게 중요하다. 하루에 종합하여 20분씩 꾸준히 하면, 단전에 기운이 일어나서 용기가 생기고 신체도 건강하게 된다. 겁 많고 소심한 손자 녀석들을 위한 좋은 방책이기도 하다. 성적도 상승되고 용기도 생기니 더욱 좋다. 생활 속에서 활용해 보면 다양한 효과를 얻을 수 있을 것이다.

◀◀◆ 우이헌 건강법

• 목소리는 오장의 건강 상태를 반영한다. 그래서 반대로 소리 운동은 오장을 자극하는 건강 운동법이 된다.

- 음양오행을 구비한 '음아어이우'의 소리 기공은 오장을 보강하는 양생법으로서 매력적인 사람이 되도록 한다.
- '각인선지정원심'을 강하고 빠르게 하는 소리 기공은 단전을 강화하는 양생법으로 자신감을 가져온다.

37 옥천을 장기간 복용하자

　　진리가 오히려 쉬운 것처럼 진정한 건강 양생법은 우리 주위
에 있다. 고가의 건강 장수법이나 도구와 제품의 문제가 아니다. 중요한
것은 실천과 실행이다. 지식으로 아는 것이 중요하다면 의학 박사가 가
장 건강 장수할 일이다. 젊고 건강한 사람은 전혀 모르겠지만, 나이 들
고 병약한 고령자들은 입안이 건조하여 아주 불편하다. 이는 바로 침의
생성과 분비가 부족하여 나타나는 현상이다. 평소에 비하여 식사 후나
스트레스로 감정이 폭발할 경우 그리고 질병이 발생했을 때 등등 각각
다른 양상을 나타낸다.

　　한의학에서 침은 생체 에너지 순환의 건강함을 나타내는 지표로 파
악한다. 즉 타액 분비로 인체 기운의 수승화강 작용이 원활한가를 측정
할 수 있다. 이른바 가슴의 심화心火(심장의 박동력)와 아랫배 신수腎水(비
뇨 생식 기능과 호르몬)의 기운이 비토脾土(소화기)를 중심으로 순조롭게 순

환하여, 인체가 건강하게 기능을 발현하는지를 판단하는 자료라고 할 수 있다. 그래서 진단, 치료, 예방, 양생 등의 측면에서 매우 중요하게 여긴다.

자연에서도 한국을 대표하는 백두산이나 한라산 같은 명산에는 반드시 그 정상에 샘물이 용솟음치는데, 이것이 바로 명산의 기운이 잘 순환하여 수승화강이 제대로 되는 증거라고 할 수 있다. 사실 물[水]은 밑으로 내려가므로 바다는 육지의 아래에 있고 인체의 비뇨 생식 기관도 신체 하부에 위치하는데, 산의 샘물과 같이 침은 오히려 위로 용솟음치는 것이므로 한의학에서는 생체의 맑은 기운이 제대로 살아 있는 물로 인식하는 것이다.

침을 자주 삼키는 '옥천상식법玉泉常食法'은 건강 장수에 이르는 아주 좋은 방법이다. 옥천을 장기간 복용하면 얼굴에 광택이 나고 몸도 상쾌해지고 건강해진다. 《동의보감》에 보면 옛날 한漢나라의 어느 노인이 120세에도 오히려 기력이 대단히 건장하였는데, 그의 양생법은 아침마다 침을 삼키고 이를 마주치는 것이었다. 이 '옥천상식법'은 사실 복잡한 건강 양생법인데, 여기서는 현대 생활에서 건강 습관으로서 실천 가능한 몇 가지 구체적인 방법에 초점을 맞추고자 한다.

습관처럼 실천하기

먼저 아침에 일어나서 몇 번의 심호흡을 하고, 이를 상하로 36회 마주치며 혀를 좌우로 돌려서 입안을 고르게 자극하면, 기운이 잘 순환되어 온몸이 화창해진다. 이때 입안에 침이 나와 가득 고이는데, 이 침을 천천히 3회로 나누어 삼켜서 배꼽 아래의 단전으로 보내어 원기를 보한다. 이어서 평소에 복용하는 건강 보약을 마시거나 두 손을 비벼서 전신을 안마한다. 그런 다음에 천천히 아침 산책을 한다.

또 다른 방법은 아침·점심·저녁 식사 후에 혀를 좌우로 돌려 입안을 자극하여 침의 분비를 촉진한다. 입안에 침이 가득 고이면 3회로 나누어 삼킨다. 현대 한국인의 급한 식습관이 문제라고들 하는데, 사실 식사를 천천히 하는 식습관은 음식물의 분쇄 외에도 침의 분비를 도와서 음식물과 잘 혼합하는 취지도 있다. 그래서 식사 후 입안에서 혀의 운동으로 침 분비를 촉진하는 행위가 소화기뿐만 아니라 전반적인 심신의 안정에도 도움이 되는 것이다.

자시(23~01시)에 눈을 감고 가만히 앉아 호흡을 고르게 하면서 혓바닥을 입천장에 대고 있으면 침이 저절로 나와서 입에 가득 고인다. 입에 고인 침을 천천히 삼켜 오장五臟을 강하게 한다. 이는 누워서 해도 되는 방법이다. 이처럼 밤에 옥천을 삼키는 이유는 인체의 수기水氣를 담당하는 신장腎臟이 자시의 기운에 상응하는 바이오리듬을 지녔기 때문이다. 또한 혀 밑에 있는 아주 세밀한 두 구멍이 신장의 기운과 서로 통하므로 이 시간에 더욱 침이 잘 나오고 건강에 효과적이다. 그래서 만약 불면이 오면 짜증내거나 억지로 자려고 고생하지 말고, 오히려 '타액을 삼켜서 건강할 수 있는 기회'라는 역발상으로 20분이나 30분 정도 혀 운동으로 침 삼키는 건강법을 실천하면 된다. 가벼운 목 운동과 어깨 운동을 겸하면서 말이다. 입안에 침이 가득 고이면 3회 정도로 나누어 삼키면 된다.

이처럼 하루에 여러 번 자신의 생활에 맞는 구체적인 방법을 정해 두고 실행하는 것이 좋다. 이른 새벽, 해가 뜰 무렵, 정오의 점심, 오후 3~5시경, 저녁 식사 후, 밤 11~1시 등 모두 좋다. 수시로 자신의 침으로 양치해서 삼키는 것을 실천하는 것이다. 임상적으로 경험해보면 침 삼키기 운동은 역류성 식도염, 위염, 소화불량, 과민성 대장염, 불면 등을 비롯해 스트레스 해소와 심신의 안정 등에 많은 도움을 주는 것으로 파악된다.

만약 좀 더 전문적으로 옥천상식법을 실천하고 싶다면, 가만히 앉거나 서서 편안하게 호흡을 천천히 가늘게 고르고 길게 하면서 들숨에 아랫배를 내밀어 부풀리고 날숨에 아랫배를 들어가게 하여 정신을 집중하는 것도 좋다. 척추를 쭉 바르게 펴고 가슴을 펼치되 어깨의 긴장을 풀고 이를 다물고 혀를 입천장에 대고 양손은 무릎에 가만히 대고서, 호흡을 고르게 하는 데에 온 힘을 집중하는 것이다. 이러한 호흡 운동과 그 과정에서 생성되는 타액이 바로 진정한 의미의 내단內丹*이 된다. 최고의 건강 장수 명약을 복용하는 셈

* 도가(道家)에서 수련을 통하여 오래 묵은 기(氣)를 내뱉고 신선한 기를 들이마시는 방법을 의미한다.

이다. 건강 장수를 잘 챙긴 우리 조상들은 이를 두고 잠시만이 아니라 평생을 두고 실천할 만큼 좋은 건강 습관법이라고 하여 아주 소중하게 여기고 실천하면서 후대에 전달하였다.

- 아침마다 침을 삼키고 이를 마주친다.
- 혀로서 입안을 자극하여 분비되는 타액을 자주 삼키는 옥천상식법은 마치 단약을 섭취하는 것과 같은 효과가 있는, 매우 중요한 양생법이다.
- 생활에서 생각날 때마다, 꾸준히 실행하면 안으로는 오장육부가 튼튼하게 되고, 밖으로는 피부가 윤택하게 된다.

38 수시로 항문을 수축 이완하자

현대사회는 소득수준의 향상과 근무 여건의 변화로 인하여 여가 활동이 다양화되고, 많은 사람이 건강을 위한 운동을 언제 어디서나 누구나 즐기는 시대가 되고 있다. 특히 고령 사회를 대비하여 건강운동의 중요성이 재인식되고 있는 형편이다. 항문 운동을 가리키는 '제항(提肛)'은 호흡과 함께 사용되는 운동의 일종으로서, 의념을 항문에 두고 들숨과 날숨에 따라 규칙적으로 항문 부위의 근육을 수축하고 이완하는 운동이다. 이를 항문 호흡 수련, 항문 괄약근 운동이라고도 한다.

항문 운동의 원리

오장五臟은 생명의 주체이며 핵심이다. 오장이 자연과 교감할 수 있는 것은 신체 외부로 뻗은 촉수가 있기 때문이다. 그 하나는 경락經絡이고 다른 하나는 구규九竅*이다. 경락은 경기經氣의 흐름을 통해 신형 전체

를 지배하면서 오장의 의지와 작용
을 그곳으로 전달할 뿐만 아니라, 각

• 얼굴 이목구비의 일곱 구멍과 배설기의
항문과 요도 두 구멍을 합친 것

부위나 외부로부터 받은 자극 등을 다시 오장으로 전달하는 역할을 한
다. 구규는 오장의 신지神志가 직접 외부와 교통하면서 정보를 전달하고
또 전달받을 수 있는 수신기와 같은 역할을 한다. 인간의 감각 내에서
받아들일 수 있는 자연의 자극들은 얼굴의 칠규와 하부의 이규를 통해
서 인간의 오장에 직접적인 영향을 미치고, 반대로 인간은 이러한 자극
에 대한 반응을 오장의 주도 아래 있는 각 부분을 통하여 외부로 표출
한다. 즉 오장은 외규外竅를 열어 천지天地 자연의 기운과 교통할 뿐만
아니라, 오장의 신神은 외규의 정보 수집을 근거로 해서 환경의 변화에
적절히 대응함으로써 인체의 생명 활동을 주재하는 것이다.

항문 괄약근

제항 운동에 관한 해부학적인 유용성은 항문 주위 근육의 수축 이완을
통한 자율신경 조절에 있다. 일반적으로 직장과 항문 사이를 항문관이
라고 부르며, 항문관 주위는 배변 조절 기능을 하는 항문 괄약근으로 둘
러싸여 있다. 항문관은 바깥쪽을 싸고 있는 외外괄약근과 내內괄약근으
로 구성된다. 내괄약근은 항문을 싸고 있는 근육 중 안쪽에 위치하여 자
율신경계에 의해 지배되므로 마음대로 움직일 수 없고 직장의 팽창에
따른 반사작용에 의해 이완되어 배변을 일으킨다. 외괄약근은 항문을
싸고 있는 근육 중 바깥쪽에 위치하며 체성신경계의 지배를 받는다. 즉

본인 의지에 따라 수의적으로 이완과 수축을 할 수 있는 근육이다.

항문은 이처럼 다른 두 신경계의 지배를 받고 있다. 이 때문에 우리가 의식하지 않아도 내괄약근은 자율신경계의 작용에 의한 불수의적인 근육 이완을 통해 배변을 일으키려 하지만, 부득이하게 변을 참아야 하는 경우에는 자신의 의지로 외괄약근을 수축시켜 배변을 조절할 수 있는 것이다. 제항은 바로 이러한 자율신경의 지배를 받는 항문의 괄약근을 호흡과 함께 수축하고 이완시켜서 질병을 예방하고 치료하는 운동이라고 할 수 있다.

항문 운동 방법

앉거나 눕거나 하여 자연 호흡으로 들숨하면서 힘을 주어 항문을 수축한다. 이때 부수적으로 양쪽 신장과 외신外腎을 가슴까지 끌어올린다고 상상하기도 하며, 동시에 아랫배에 적당하게 미세한 힘을 넣어 단전 부위가 약간 불룩하게 나오도록 하기도 한다. 시간과 장소의 제한을 받지 않고 타인과 대화하거나 기타 일을 하면서도 운동할 수 있다. 보통 한번에 21회를 초과하지 않도록 한다. 운동으로 입안에 침을 모이면 삼키면서 항문을 오므렸다 펴기를 반복한다.

항문 운동의 효과

항문 수축 운동을 오래도록 지속하면 온갖 만병을 예방하고 치료할 수 있으며 강건한 신체를 달성할 수 있다. 제항공의 이익은 신체의 기운이 가장 많이 빠져나가는 항문을 수축하여 우리 몸의 유실되는 기氣를 보존하는 것이다. 또 하단전下丹田의 원기元氣를 강화시켜 단전에 기가 모여 중심이 깊어지고 마음이 안정되어, 육체의 부조화와 질병을 다스리는 데 좋다. 또 기혈의 흐름이 좋아질 뿐만 아니라 항문 괄약근 등의 항문 주위 근육을 사용하여 성적인 능력의 유지에도 도움을 주며 정력도 강해진다.

전립선 비대는 노화에 의한 호르몬의 균형이 파괴됨으로써 일어나는 것인데, 항문 호흡 운동으로 전립선 자체의 작용이 좋아지고 호르몬의 균형도 조정된다. 결국 방광의 기능도 향상되며 배뇨가 수월해진다. 여성의 경우는 자궁과 난소 등 부인병의 치료와 예방 효과가 있고, 여성에게 많은 방광염의 재발 예방과 냉증의 개선에도 유효하며 호르몬의 변화에 따라 생기는 갱년기 불쾌 증상의 완화에도 효과가 크다.

항문 운동은 심뇌혈관 계통, 소화 계통, 호흡 계통, 비뇨 계통, 신경 계통, 운동 계통, 생식 계통의 질병을 예방하고 치료한다. 심근경색, 고혈압, 하지정맥류 등의 보조 수단으로까지 그 적용 범위가 확대되며, 요실금 또는 대변실금의 완화와 성 기능 회복 및 강화에도 도움이 된다. 이 밖에 치질, 변비, 위장 장애, 하복부 질환 치료에 적합하다.

십남구치十男九痔 십녀십치十女十痔라 하여 치질은 항문 부위에 흔한 질병의 하나로서 나이에 무관하게 발병하고 있으며 나이가 들수록 발병률이 다소 높아지는 경향을 보이는데, 제항 운동은 치질을 비롯한 각종 항문 질병을 예방하거나 치료할 수 있는 중요한 운동이다.

특히 제항은 신체 활동의 제약으로 인하여 운동을 실천하고 참여하는 데 제한이 있는 노약자의 신체 활동 및 운동 실천에 적극적으로 활용할 수 있으며, 예방과 치료의 운동 처방으로서 긍정적인 영향을 미칠 것으로 기대된다. 그러나 항문 호흡 운동은 열이 심하거나 부기가 있는 사람, 치질 등으로 출혈이 있는 사람, 중병자, 임부는 피하는 것이 좋다.

◀◀◀▶ 우아한 건강법

- 항문은 내부 장기의 건강 상태를 반영하며, 항문의 자극으로 장기를 튼튼하게 할 수 있다.
- 앉거나 눕거나 하여 자연 호흡으로 들숨날숨하면서 힘을 주어 항문을 수축 이완한다. 보통 한번에 21회를 초과하지 않도록 한다.
- 운동으로 입안에 침이 모이면 삼키면서 항문을 오므렸다 펴기를 반복한다.

39 척추를 바르게 펴자

건물 안의 생활이 많고 신체 자세가 불량하기 쉬운 현대인에게 신체의 기둥이 되는 척추의 건강은 매우 중요하다. 나이 어린 학생들의 척추 측만과 고령자의 추간판 탈출증과 같은 척추 질환 등에서 그 심각성을 잘 알 수 있다. 척추에는 인체 신경 전달망의 대표 경락인 독맥督脈이 지나가고, 오장육부의 건강을 진단하고 치료하는 배수혈背腧穴이 양옆으로 배치되어 있다. 또 척추의 골수는 두뇌의 뇌수와 비뇨 생식기의 정수를 아래위로 연계하는 정기精氣의 순환 통로이므로, 건강 양생에서 아주 중요한 영역을 차지한다.

건강의 척도에 해당하는 척추는 구조적인 안전성과 유연성이 중요하다. 《동의보감》은 특히 배유삼관이라 하여, 경추 1·2번의 1관문과 흉추 4·5번의 2관문 그리고 꼬리뼈 관절의 3관문을 중시한다. 사람이 직립하여 움직이므로 구조적으로 이 세 부위가 신체 하중을 많이 받아 불량해지기 쉽고, 그 결과로 척추를 흐르는 정기의 순환이 손상을 받아 건강을 해치므로 특히 중요하게 취급한다.

척추 건강과 관련해서는 무엇보다도 올바른 신체 자세가 아주 중요하다. 보통 척추에 나쁜 자세를 보면 복부가 앞으로 나오고 등이 구부정한 자세, 허리와 골반이 뒤로 젖혀 있는 자세, 어깨가 굽어 있고 머리가 앞으로 나와 있는 자세 가운데 어느 하나에 해당한다. 따라서 우리는 평소 서 있는 자세에서 척추의 나쁜 자세를 올바른 자세로 바꾸려고 노력해야 한다. 먼저 가슴과 등판을 쭉 펴고 앞으로 나온 배를 집어넣고, 꼬리뼈를 앞으로 살짝 쳐서 엉덩이 골반을 살짝 앞으로 밀어 넣는다. 이때 어깨는 힘을 빼고 턱은 살짝 숙인다. 문제는 이런 올바른 자세를 늘 유지하기가 어렵다는 것이다. 그래서 1일 1회 이상, 척추의 자세를 바로잡아주는 운동이 필요하다. 건강관리 운동에서 펼치는 몇 가지 동작을 살펴보자. 만약 1회 15분 정도 운동을 제대로만 한다면 좋은 효과를 볼 수 있다.

가슴과 등판 펴기 운동

현대의 사무직 일은 모두 상체를 숙이는 형태를 보인다. 그래서 가슴을 펴고 위를 쳐다보면서 양팔을 크게 벌리는 자세나 운동을 자주 해줄 필요가 있다. 앉거나 서서 양팔을 크게 벌리고 가슴을 펴고 위를 보면서, 등판과 어깨를 함께 천천히 뒤로 젖히는 운동으로 가슴과 등판(흉추 4·5·6번)을 펴는 것이다. 2관문 중심의 운동이다.

척추 전체 펴기

먼저 양다리를 어깨 너비로 벌려서 자연스럽게 선다. 양손을 깍지 끼고 천천히 올려서 가슴 앞에서 한번 뒤집고 하늘 위로 쭉 뻗는다. 마치 기지개 켜듯이 말이다. 이때 턱을 들어 눈은 위로 뻗친 양 손등을 본다. 잠시 동작을 멈추고 아랫배로 복식호흡을 몇 번 한다. 그런 다음에 머리를 바로 해서 앞을 보고, 이어서 몸통을 왼쪽으로 기울여 오른쪽 옆구리를 완전히 편다.(왼쪽 옆구리는 들어가고 오른쪽 옆구리를 내밀어서, 오른쪽 발바닥 외측면에 힘이 실리도록 한다.) 이 상태로 몇 번의 복식호흡을 한다. 그리고 반대쪽도 마찬가지로 한다. 양손을 내리고 편히 쉰다. 전체 8회 반복한다. 1·2·3관문 모두를 풀어주는 운동이다.

목 운동

양발을 모으고 양손을 아랫배에 가만히 놓고, 앞서 '이목구비 건강관리 운동'에서 살펴본 목의 회전 운동과 같은 내용으로 운동을 한다. 이는 경추의 1관문 운동이다.

어깨 회전을 통한 척추 운동

목 운동에 이어서 어깨 운동이다. 양쪽 어깨를 천천히 위로 올려서 더 이상 올릴 수 없을 때 어깨를 뒤로 넘기면서 얼굴을 들어 위를 쳐다보고 가슴을 펴고, 등판의 척추에 자극이 가도록 어깨와 팔꿈치와 손목을 차례로 뒤로 돌린다.(이때 머리도 같이 위아래로 돌린다.) 이어서 다시 어깨를 올리면서 숙인 고개를 들어준다. 같은 요령으로 8~24회 실시한다. 다음으로 뒤에서 앞으로 2~6회 어깨 회전 운동을 한다. 어깨 운동에 따라 머리와 전신을 같이 움직이는 것이 요령이다. 2관문 중심으로 1·3관문에도 작용하는 전체 척추 운동이다.

허리 운동

먼저 양발을 모으고 양손을 배꼽에 붙이고 가만히 서서, 발과 머리를 부동의 축으로 삼아 허리를 전후좌우로 내밀 듯이 좌회전 8회, 우회전 8회 회전 운동을 한다. 다음으로 양발을 벌리고 양손을 허리에 대고 가만히 서서, 허리를 전후좌우로 내밀 듯이 크게 좌회전 8회, 우회전 8회 회전 운동을 한다. 엉덩이와 허리를 뒤로 내밀 경우 척추와 등판이 수평이 될 정도로 한다.

고관절 운동

어깨 너비 이상으로 양발을 크게 벌리고 몸통을 내려서 양손을 무릎에 대고, 옆으로 8자(∞, 무한대)를 그리는 좌우 회전 운동을 8회씩 한다. 상체를 좌우로 돌리면서 무릎을 같이 회전하여 고관절에 자극이 가도록 하는 것이 요령이다. 잠시 휴식하고 다음으로 양손을 발등에 대고 같은 방식으로 좌우 8회씩 옆으로 8자 회전 운동을 한다. 3관문 중심으로 척추의 바탕이 되는 골반과 고관절을 풀어주는 운동이다.

- 평소 서 있는 자세에서 척추의 나쁜 자세를 올바른 자세로 바꾸려고 노력해야 한다.
- 가슴과 등판을 쭉 펴고 앞으로 나온 배를 집어넣고, 꼬리뼈를 앞으로 살짝 쳐서 엉덩이 골반을 살짝 앞으로 밀어 넣는다. 이때 어깨는 힘을 빼고 턱은 살짝 숙인다.
- 1일 1회 이상, 척추의 자세를 바로 잡아주는 운동을 한다. 1회 15분 정도 운동을 제대로만 한다면 좋은 효과를 볼 수 있다.
- 그 외에 허리 강화 운동, 고관절 골반 운동, 하체를 튼튼하게 하는 운동, 복식호흡 등도 척추를 강화해준다.
- 척추운동을 할 때는 항상 배를 따뜻하게 해야 한다.

40 눈보다 먼저
마음이 잠들자

건강 장수에는 수면 양생이 중요하다. 수면은 인체 음양 기운의 평형 조절을 위해서 필수적인 항목이다. 나이가 많아지면 기혈이 부족하여, 낮에 정신이 맑지 않고 밤에는 잠이 오지 않는다. 따라서 잠이 불규칙하거나 적은 것은 노인의 큰 고민이기도 하다. 요즘 한국 사회는 불면이 사회적인 문제이기도 하다. 개인적·사회적·경제적 문제 등으로 '불면 사회'가 되고 있는 것이다.

선인들이 창안해낸 편안한 수면의 지혜를 살펴보겠다. 먼저 잠자기 전의 생활 조리가 중요하다. 첫째는 정신이다. 지나치게 기쁘고 성내고 슬프고 근심하는 것을 풀지 못하고 생각을 많이 하면, 정신에 영향을 주어 수면 불안을 일으킨다. 정서가 평온하면 마음이 안정되고 잠이 잘 온다. 송대 채원정蔡元定 선생은 〈수결睡訣〉에서 "먼저 마음이 잠든 뒤에 눈이 잠든다."고 하였다.

둘째는 음식의 절제와 편한 뱃속이다. 예로부터 "배부르게 먹고 바로 눕는 것은 해롭다."고 하였다. 과식은 위장과 대장을 손상하고 두뇌의 혈액 공급을 방해하므로 수면에 영향을 끼친다. 그래서 밤 8~9시 이후에는 음식을 삼가는 것이 현명하다. 특히 노인, 소화불량자, 공부하는 수험생이나 직장인은 더욱 그렇다.

셋째는 낮 동안의 운동과 활동이다. 낮에 일정한 활동을 하면 저녁에 피곤하여 저절로 수면에 빠져들 수 있다. 팔다리를 움직이는 운동은 비장의 기운을 도와 기 순환이 잘 되게 하므로 수면에 도움이 된다. 따라서 식후 등의 시간에 팔다리를 열심히 흔드는 산책은 비장의 토기土氣를 순환하게 하여, 걱정과 스트레스로 기운의 순환이 맺힌 기울氣鬱을 풀어 안정된 수면에 도움이 된다. 그러나 잠자기 전의 극렬한 운동은 잘못하면 도리어 잠들기 어렵게 만들므로 조심해야 한다.

수면 환경도 중요하다. 장수 양생법에서 수면 자세는 옆으로 구부려 누워야 몸의 긴장이 풀린다고 본다. 반듯이 위로 누우면 양손으로 가슴을 눌러 악몽을 꾸는 일이 생기므로 피해야 하고, 엎드려서 자면 가슴과 배가 압박을 받아 호흡이 고르지 않아 수면을 방해한다. 이처럼 오른쪽 옆으로 누워 비장의 기운을 편히 하는 것을 원칙으로 한다. 그러나 요즘 연구에서는 개인의 특성에 맞게 왼쪽 옆으로 눕는 것도 괜찮다고 보기도 한다. 바람을 피해야 할 것도 강조하는데, 바람뿐만 아니라 습도와 온도도 알맞게 조성해야 한다. 바람을 강조하는 이유는 바람이 특별히 피부를 통하여 여러 질병을 일으키기 때문이다. 여기에는 자연 바람뿐만 아니라, 에어컨이나 선풍기 등 인위적인 바람도 포함된다. 그 외에 머리는 반드시 내놓아야 한다. 이불을 머리까지 덮고 자는 버릇은 호흡을 방해하여 심폐 기능을 약화시키고 머리를 둔하게 하기 때문이다.

끝으로 깨어난 후의 양생이다. 잠에서 깨어난 후와 아침의 운동이 장수 양생에 중요하다. 인체의 양기가 돌기 시작하는 시간이므로 적당하게 기운의 순환을 돕는 것이 좋다. 세면으로 얼굴은 물론 눈과 코까지 세심히 씻는 것은 기본이다. 전신을 천천히 마찰하거나 또는 안마 등을 하면서 입안에 침을 고이게 하여 삼킨다. 아침 산책이나 등산에서는 팔다리를 완전하게 움직여 기운의 순환을 돕는다. 뒷짐 진 채 산책이나 등산을 하는 것은 효과가 적다.

얼굴을 찬찬하게 세면할 필요가 있는데, 얼굴에는 양陽의 경락이 분포하고 오관五官이 있기 때문이다. 또한 적당한 머리 빗질은 기운과 혈액 순환을 도와주어 중풍과 심장병 예방에 좋다. 기운의 순환이 빠른 소양인은 조금 적게 하고 기운의 순환이 느리고 혈액이 탁해지기 쉬운 태음인은 더 많이 하는 것이 좋다.

◆◆◆ 우아한 건강법

- 잠자기 전 마음을 안정되게 한다.
- 밤 8~9시 이후에는 음식을 삼간다.
- 낮에 일정한 활동을 한다.
- 수면 환경을 바로 한다.
- 깨어난 후 적당히 기운을 순환시킨다.

41 꿈을 통해 몸을 들여다보자

꿈은 신체의 세 가지 보물인 정기신精氣神의 작용 여부를 나타내며, 동시에 마음과 몸의 음양 상태를 반영하는 지표이기도 하다. 병리적으로 흔히 혼백魂魄이 꿈으로 나타나는 경우, 오장의 허실로 일어나는 경우, 나쁜 사기邪氣로 생기는 경우 등이 있다.

먼저 혼백이 꿈으로 나타나는 경우를 보자. 정신 사유 활동의 밑바탕이 되는 혼백이 사물에 접촉하여 꿈으로 나타난다. 사회생활의 여러 현상이나 사건 사고의 경계에 떨어져서 마음이 어지럽고 혈기가 부족하면, 혼백이 불안하고 심신心神이 허약해지고 두려움이 생겨 복잡한 꿈을 많이 꾸게 되는 것이다. 그래서 옛말에 마음이 안정된 신인神人은 꿈이 없다고 하는데, 이는 심신이 온갖 경계에 물들지 않아서 항상 스스로 행복하고 자유롭기 때문이다.

다음으로 오장이 내부적으로 허실虛實한 경우에도 꿈으로 나타난다. 간장이 허약한 경우는 꿈에 잡초 등의 식물을 보고, 실한 경우는 무성한 산림의 수목에서 벗어나지 못하는 꿈을 꾼다. 이는 간이 나무[木]에 속하기 때문이다. 만약 심장이 허약하면 불을 지르는 꿈을 꾸며, 실하면 생물이 불에 활활 타는 꿈을 꾼다. 이는 심장이 불[火]에 속하기 때문에 허약하면 불이 부족한 것을 보충하려는 꿈을 꾸고 남아돌면 불의 세력이 넘쳐서 모두를 태우는 것이다.

소화기를 대표하는 비위脾胃가 허약하면 음식이 부족한 꿈을, 실하면 흙 담장을 쌓고 지붕을 덮거나 커다란 흙 언덕 등의 꿈을 꾼다. 비위가 흙[土]에 속하므로 허약하면 토에 속하는 음식이 부족한 것으로 실하면 흙의 풍부함을 나타내는 내용으로 꿈을 꾼다. 음식은 신체를 구성하는 근원적 재료이므로 자연의 흙에 배당한다.

폐기가 허약하면 흰색을 보거나 사람이 칼에 상하고, 실하면 금속성의 물건이 서로 부딪히는 전쟁 꿈을 꾼다. 폐가 금金에 속하기 때문에 허약한 경우는 자기 색깔인 흰 것을 보거나 칼에 상하게 되고, 실한 경우는 금기金氣가 지나쳐서 금속으로 사람을 해치거나 전쟁하는 꿈을 꾸는 것이다. 만약 신장이 허약하면 배 등의 물건이나 사람이 물에 빠지며, 실한 경우는 깊은 물 가운데 엎드려 벗어나지 못하여 두려움을 느낀다. 이는 신장이 물[水]에 속하므로 부족한 경우는 신장이 허약하여 물을 찾는 것이고, 실한 경우는 물의 기운에 제압당하여 이를 벗어나지 못하는 꿈을 꾸는 것이다.

다음으로 나쁜 기운의 사기邪氣가 침입하여 혈기와 혼백을 어지럽혀 꿈을 꾸기도 한다. 병리적으로 음기陰氣가 성하면 큰물을 건너면서 무서워하고 양기陽氣가 성하면 큰불에 몸이 타며, 음양이 모두 성하면 서로서로 죽이는 꿈을 꾼다. 사기의 침입으로 신체의 상부가 실하면 허공을 날고 하부가 성하면 떨어지는 꿈을 꾼다. 또 뱃속이 주리면 꿈에 물건을 가지고 뱃속이 부르면 주는 꿈을 꾼다.

사기가 간에 침입하여 간기가 지나치면 화를 잘 내고, 심에 침입하여 심기가 지나치면 쓸데없이 자주 웃으며, 비에 침입하여 비기가 지나치면 노래하거나 몸이 무거워지고, 폐에 침입하여 폐기가 지나치면 통곡하는 꿈을 꾸고, 신에 침입하여 신기가 지나치면 허리가 끊어지는 듯한 환상을 일으켜 신음한다. 이는 모두 한의학의 심신일체론心身一體論에 근거하여 마음과 몸의 상태를 꿈을 통해 종합적으로 관찰하는 내용이다.

◀◀◀ 우아한 건강법

꿈은 정기신의 작용 여부와, 마음과 몸의 음양 상태를 반영하는 지표다.

- 정신 문제로 인한 꿈 : 평소 눈앞에 벌어지는 온갖 현상에 마음을 집착하지 않도록 노력
- 신체적인 원인의 꿈 : 오장육부의 허실 상태를 조절하여 대처
- 나쁜 사기의 침입 : 환경미화, 조경 등으로 생활환경을 개선하여 대처

배꼽과 베개를
활용하자

배꼽을 나타내는 제臍는 제齊(정리정돈하다)와 통하여 신체의 상하가 가지런하게 구분된다는 뜻을 지닌다. 몸의 반정半正을 제중臍中이라 하며, 팔을 펴서 하늘을 가리키고 발을 뻗어서 땅에 이르게 한 뒤에 위치를 측량해보면 배꼽이 몸의 한 반半에 있으며, 천추혈天樞穴이 제臍의 양방 좌우 각 2촌에 해당하여 전신의 반에 위치한다. 천추혈은 복부에 나타나는 대장의 반응 부위이므로, 좌우를 엄지손가락으로 지긋하게 눌러서 압통이 심하면 해당하는 측면의 대장 부위에 문제가 있는 것이다. 변비가 심한 이는 좌측에 압박감이 있다. 이곳을 자주 안마하면 변비에 좋다.

배꼽은 정혈精血의 대해大海(모여서 집중되는 곳)로서 오장육부의 바탕이 되고 십이경맥十二經脈의 뿌리가 되므로, 장생하려면 한약재 등으로 배꼽에 뜸을 해서 배꼽을 단련하는 것이 수명을 연장하는 방법으로 제시되고 있다. 배꼽에 한약을 올려놓고서 그 위에 뜸을 뜨는 것이다. 일반적인 약쑥으로 뜸을 뜨는 것은 약쑥의 뜨거운 기운을 쪼이는 반면에, 배꼽 약뜸은 사용하는 한약의 기운을 쪼이는 것으로 보통의 뜸과는 차이가 있다.

배꼽의 피부가 다른 복부의 피부와는 달리 해부학적으로 연약한 상태여서, 한약의 기운이 내부 장기에까지 깊숙이 침투되는 특징이 있다. 배꼽 약뜸이 뛰어난 양생술인 바탕이다. 고령화 사회에서 각광받을 수 있는 뛰어난 건강법임에 틀림이 없다. 이런 배꼽 약뜸은 《동의보감》에서 연제煉臍와 훈제薰臍 등 최고 양생법으로의 가치가 기술되고 있다. 특히 가을철에는 배꼽 약뜸을 하기에 아주 적합한 시절이다. 지속적으로 은근한 자극의 양을 맞추어 배꼽 약뜸을 시행하면 건강한 생활에 유익할 것이다.

사람의 배꼽은 생명이 생겨나는 처음에 부정모혈父精母血이 서로 응결하여 포태를 이루고 태중에 있을 때에는 모체와 더불어 호흡하니, 우리 몸의 제대는 마치 꽃과 과일이 가지에서 꼭지를 통하는 것과 같다. 출생한 뒤에는 코와 입으로 호흡하면서 제문臍門이 스스로 닫히고, 장성한 뒤에는 밖으로 정신을 소모하고 안으로 덜 익은 음식이나 찬 음식에 손상 받아 진기眞氣가 제대로 순행되지 못하므로, 증제蒸臍(배꼽 훈증)함으로써 생명의 꼭지를 강화하는 법이 마련된 것이다. 이처럼 배꼽 약뜸은 혈액과 기운이 조화로워지고 혼백이 안정되므로 추위와 더위가 침입하지 못하고 신체가 강건해져서 장수하는 방법이다. 아랫배의 허한虛寒과 냉통冷痛을 다스리고 소화불량의 덩어리와 유정遺精, 부인의 대하, 생리 불순, 불임 등에도 도움이 된다.

장수 베개 만들기

한漢나라 무제武帝가 장수하는 노인에게서 전해 받았다는 신침법神枕法은 현대식으로 말하면 건강 장수 베개를 만드는 법이다. 베개 속에 32종의 약물이 있으니 그중에서 24종은 순한 것으로서 24절기에 해당하고, 나머지 8종은 독한 것으로서 팔풍八風에 상응한다. 한의학에서는 자연에 순응하는 양생법을 중시하는데, 이중에서 24절기에 맞게 생활하는 것을 으뜸으로 친다. 24절기는 달의 음력에 맞춘 것이 아니라 1년간 태양의 흐름에 맞춘 태양력이므로 태양을 중시하는 한의학의 여러 이론과 양생법은 24절기에 알맞은 섭생법을 높이 산다. 팔풍은 동서남북과 간방의 여덟 방향에서 불어오는 바람으로 기후 변화를 대표한다. 온도·습도·풍도의 기후 변화에 적응하지 못하면 인간은 여러 병에 걸리고 만다. 신침법은 한편으로는 자연의 리듬에 순응하고, 또 다른 한편으로는 자연의 나쁜 기운에 대응하는 적극적인 양생법이 된다.

무릇 병이 생길 때에는 모두 양경맥陽經脈으로부터 일어나니 한약으로 만든 신침을 베면 풍사風邪 등의 여러 사기가 침입하지 못하게 된다. 사용한 후 100일이면 얼굴빛이 광택이 나고, 1년이면 몸의 여러 질환이 없어져서 전신이 향기롭고, 4년이면 백발이 검어지고 빠진 이가 다시 생기며 눈과 귀가 총명하게 되니, 결국 혈액과 양기의 순환을 돕고 두뇌를 이롭게 하는 비법이다. 따라서 신체가 허약하여 환절기마다 감기로 고생하는 어린이, 두뇌력을 많이 필요로 하는 수험생과 직장인, 기억력이 감퇴되는 갱년기 장년층, 중풍 등의 심혈관계 질환이 걱정되는 노인 등에게 많은 도움을 주는 우수한 양생법이 될 것이다.

신침 만드는 법은 맑은 날씨의 5월 5일이나 7월 7일에 잣나무를 베어서 베개를 만든다. 길이는 1척 2촌(약 40센티미터)이며, 높이는 4촌(약 13센티미터)으로 그 속에 1말 2되의 물건을 넣을 수 있다. 베개의 머리를 베는 쪽 뚜껑은 백목柏木(측백나무)의 붉은 속 부분을 2분(약 0.7센티미터) 두께로 하며, 열고 닫고 하도록 만든다. 그 뚜껑에 구멍을 뚫는데 가로로 세 줄, 한 줄에 40개씩 모두가 120개의 구멍이 되도록 한다. 구멍 크기는 좁쌀이 들어갈 정도로 하여 약물의 기운이 잘 통하도록 한다.

순한 약물은 천궁, 당귀, 백지, 신이, 백출, 고본, 건강, 방풍 등의 24가지이며, 독한 것은 부자, 반하 등의 8가지이다. 이상 32종의 약물을 각각 1냥(약 40그램)씩 썰어, 8가지 독한 약물은 밑에 넣어서 깔고 그 위에 24가지 순한 약물을 알맞게 배치하여 베개 속을 채워두고 천주머니로 베개를 입혀서 사용한다. 신침을 싸는 것은 한약의 기운이 밖으로 빠져나가는 것을 방지하기 위한 것이다. 또한 가죽으로 싸두었다가 베개를 벨 때에 벗겨서 써도 좋다.

실제 생활에서 32종의 약재를 모두 마련하기는 어렵다. 그래서 쉽게 마련할 수 있는 천궁, 당귀, 백지, 신이, 백출, 고본, 건강, 방풍, 감국 등의 약재를 형편에 맞도록 활용하면 된다.

- 배꼽을 항상 따뜻하게 한다. 각종 한약재를 활용한 배꼽 훈증 요법은 생체 기운을 증강시킨다.
- 건강 베개는 수면 중에 두뇌와 가슴의 혈액순환과 청열 작용을 도와준다. 건강 양생에서 반드시 준비하는 것이 좋다.

43 부항과 족욕으로 피로를 회복하자

부항附缸은 경혈상의 피부에 음압陰壓을 작용시켜 불필요하거나 정체되어 있는 비생리적인 체액과 혈액을 제거하여, 체질을 정화하는 요법이다. 만병의 근원이 되는 모세혈관 속 어혈을 부항기로 피하에 끌어내 여과 분해하여 자가 혈청 단백체로 만들어 한 방울의 혈액도 손상 없이 살리며, 진공의 힘으로 피하 세포조직 내의 가스 교환을 이루어 산소를 보충하고 피부호흡을 강화하여 혈액을 정화하는 건강 요법이다.

부항 요법은 피의 산화를 방지하고 각 세포에 새로운 영양을 공급하여 신진대사를 왕성하게 함으로써, 노폐물과 독소를 자연스럽게 배출하여 산성화된 체질을 알칼리성 체질로 개선하고 건강한 인체로 바꾸어준다.

가령 엎드려서 목과 어깨부터 허리까지 척추 옆을 따라 내려가면서 좌우로 부항을 15분 정도 부착하는 것을 수시로 한다면, 노폐물 제거와 피로 회복에 많은 도움이 될 것이다. 또 바로 누워서 가슴, 옆구리, 복부의 불편한 부위에 15분 정도 부착하는 것을 수시로 한다면, 불편한 것을 없애고 신체 장기를 건강하게 할 수 있다.

1주일에 2~3회 실시하며, 1회 시간이 15분을 초과하지 않도록 한다. 부항을 한 자국은 3~4일 정도 지나면 없어진다. 만약 1주일 넘게 그 흔적이 없어지지 않으면, 해당 부위와 관련된 장기에 문제가 있는 것으로 판단하고 한의원을 방문하는 것이 좋다.

족욕足浴이란 대개 37~39도의 따뜻한 물에 발을 담그는 것이다. 이는 동북아시아에서 전래된 건강 장수법이다. 특히 온하법溫下法을 중시하는 부양扶陽 학파, 온보溫補 학파에서는 금과옥조 같은 건강 양생법이다. 인간이 온열동물임을 생각해 보면 충분히 수긍이 가는 주장이라고 본다.

물은 발목 위 3센티미터 정도 올라오는 깊이가 적당하다. 발은 우리 몸에서 기혈의 흐름이 가장 원활하지 않은 곳이므로 인체의 모든 장부가 들어 있는 발의 기혈 흐름이 원활하면 몸속의 흐름까지 좋아진다.

족욕은 일주일에 2~3회, 1회에 20분씩 하는 것이 적당하고 족욕 30분 전에 생수와 기타 차 종류를 마시고, 족욕 후에는 보습제를 발라준다. 족욕은 아토피뿐만 아니라 수족 냉증이나 여성의 생리통에 도움이 되며, 피로와 스트레스를 해소하는 데도 좋다. 쑥이나 귤껍질을 넣으면 효과가 높아지며 족욕을 한 다음에는 보온이 유지되도록 따뜻한 물이나 차를 마신다. 아이들이 좋아하는 텔레비전 프로그램 시간에 맞춰 족욕을 하는 것도 좋은 방법이다.

족욕 대신에 각탕기를 활용한 각탕脚湯을 해도 좋고, 반신욕半身浴을 해도 좋다. 각탕은 무릎까지 물에 담그는 것이고, 반신욕은 허리까지 담그는 방법이다. 두 방법 모두 한의학의 심부 온열 요법으로 족욕과 같은 효과가 있다.

족욕이나 각탕에 반드시 값비싼 전문 도구가 있어야 하는 것은 아니다. 물이 발이나 무릎까지 잠기는 높이의 어떤 '도구'를 준비하여 형편에 맞도록 실행하면 된다.

◆◆ 우이한 건강법

- 반드시 값비싼 전문 도구가 있어야 하는 것은 아니다.
- 피로, 노폐물 제거를 위하여, 부항과 각탕을 각각 매주 2~3회 실시한다.

옛날 한나라의 어느 노인이 120세에도
오히려 기력이 대단히 건장하였는데, 그의 양생법은
아침마다 침을 삼키고 이를 마주치는 것이었다.
-《동의보감》

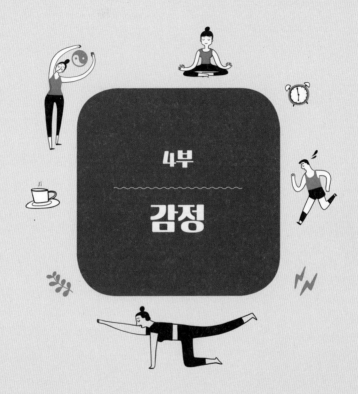

4부

감정

44 마음을 수행해 행복해지자

한의학은 고대와 중세 동북아시아에서 인체의 신비한 생명 현상을 연구해온 방법론이다. 정기신 합일의 도가 수련법에서 시작하여 유불선의 영향 아래 다양한 수행법과 함께 발전하였다. 현대 의학이 현대 과학 문명의 성과를 활용하는 것처럼, 한의학도 이러한 정신 수련 문화의 성과를 활용하여 기반을 다지고 임상적으로 우수한 결과를 보인 것이다. 이런 입장에서 생각해보면 마음 수행은 생명의 본질을 다루는 한의학의 핵심이고 필수적인 내용이다.

마음 수행을 내면의 평화, 명상, 행복과 연결 지어 생각하는 것이 요즘 추세이다. 공기 좋고 경치 좋은 곳에서 일정 기간 쉬고 나서 마음의 평화를 찾거나 사회생활에 찌든 심신의 피로를 풀고서 활력을 되찾는 계기를 마련하는 것을 마음 수행의 긍정적인 면으로 제안한다. 스티브 잡스처럼 인문학과 IT기술의 융합으로 세계적인 성공을 이룩한 미국 사람이 젊은 시절에 동양의 선禪 문화를 경험하여 창의성을 계발하였다는 등, 인생 성공을 위한 하나의 과정으로 광고되고도 있다.

그만큼 요즘 사람들이 감정과 스트레스 조절을 통한 행복과 평화에 관심이 많으며, 이른바 '마음 수행'도 행복과 평화를 얻기 위한 수단으로 생각하는 듯하다. 이때 행복이나 평화는 마음이 편안하다고 여기는 '어떤 생각의 상태'라고 할 수 있다. 물론 실질적으로 불편함이나 스트레스가 줄어서 행복감을 느끼는 것이겠지만, 어디까지나 '스스로가 느끼는 편안함과 행복감'이다. '느끼는 정도'도 '느끼는 내용'도 시간이 가면서 변화한다. 이는 결국 그 마음의 상태가 달라지면 변하는 상대적인 행복이므로 일시적인 한계를 갖는다.

만약 '진짜 행복과 평화'라면, 우리 모두가 함께 느끼고 또 그 느끼는 바가 변함이 없어야 할 것이다. 모두가 같이 느끼는 행복은 어떤 것일까? 항상 변함없는 평화와 행복은 무엇일까? 올바른 마음 수행은 어떤 모습에 얽매이지 않아야 한다. 즉 '진짜 행복'은 모습에 있는 것이 아니라 마음에 속하는 영역이라는 뜻이다. 그래서 건강 장수의 진정한 행복과 평화를 위하여, 마음을 훈련하는 방법과 과정이 필요하다.

◀◀◆ 우아한 건강법

• 어떤 것을 비교하는 것에서 불행과 고통이 시작한다. '진짜 행복'은 모습에 있는 것이 아니다. 마음에 속하는 영역이다. 그래서 건강 장수의 진정한 행복과 평화를 위하여, 마음을 훈련하는 방법과 과정이 필요하다.

45 칠정을 다스려
평정하자

동북아시아의 수행 명언에 "성 안내는 그 얼굴이 참다운 공양구요, 부드러운 말 한마디 미묘한 향이로다."라는 좋은 말씀이 있다. 화를 안 내고 말을 부드럽게 하려면, 바로 감정 조절이 필요하다. 그런데 문제는 감정 조절이 중요하다는 것을 알고는 있지만, 실생활에서 실천이 잘 되지 않는다는 점이다.

'9988234'를 외치며 120세 무병 건강 장수를 바라는 세상이다. 그 옛날 중국에서 화두 수행과 설법으로 유명한 조주 스님은 120세로 장수하셨다고 한다. 평정심의 감정 조절과 마음 수행이 건강 장수를 가능케 했음을 짐작할 수 있다. 인간 생명과 생활의 다양한 요소에서 건강 장수를 해치는 가장 큰 병인病因은 바로 격한 감정이다. 감정은 우리 마음이 여러 물질과 모습에 집착하여 일어나는 현상으로, 정신 수양 생활에도 방해가 된다. 사회생활이 복잡한 현대인의 건강에 감정은 음식, 기후, 운동 등의 그 어느 요소보다도 중요한 영향을 미친다. 특히 1995년 미국정신학회에서 '화병'을 분노를 억제하여 생기는 '분노증후군'으로 설명하면서 한국식 발음 그대로 'hwa-byung'으로 표기했을 정도로, 우리 한국 사회는 감정이 격한 것으로 세계적인 유명세를 타고 있다.

뿐만 아니라 최근에는 불안, 분노, 공황장애, 우울, 감정노동자의 억울함 등이 개인의 차원을 넘어서 사회적 문제가 되고 있다. 더구나 인생을 정리하는 단계인 고령자들조차도 "발 밟혔다고 칼 휘둘러…… 급증하는 폭주 노인"이라는 신문 기사의 주인공으로 나올 정도이다. 감정 조절의 실패로 나타나는 사회적 심각성이 상상을 초월하는 상황이다. 감정 조절과 극복은 개인의 건강 장수뿐만 아니라 사회적 차원에서도 정말 중요하다.

한의학과 《동의보감》은 질병 발생의 입장에서 인간의 감정을 관찰하여, 인간의 감정을 기쁨·성냄·생각·우울·슬픔·두려움·놀라움의 칠정七情으로 나누었다. 질병 발생과 관련하여 인간의 감정을 칠정으로 분류하는 것은 다른 종교나 학문적인 분류와는 차이가 난다. 이는 질병의 진단과 치료라는 의학적 관점에서 비롯한다. 특히 희로喜怒, 즉 기쁨과 지나친 성냄을 감정의 대표로 보는 이유도 희로가 감정 중에서 가장 질병을 쉽게 일으키기 때문이다. 문제는 감정이 직접 인체의 오장五臟을 손상한다는 점이다. 감기나 독감처럼 외부 사기邪氣의 침입으로 인한 질병은 순차적으로 인체에 손상을 끼치지만, 감정의 뒤틀림은 곧바로 생명 에너지(생체 기운)의 순환에 악영향을 끼친다. 오장은 인체 생명력 발현의 핵심 부분이므로, 무병 건강 장수에서 감정의 조절이 가장 중요한 이유이다.

이 칠정의 분류에서 재미있는 것은 생각[思]이다. 사실 생각은 감정의 범주가 아니다. 그런데 생각을 감정의 범주에 넣어서 연구하는 이유는 인간의 생각이 감정은 아니지만, 감정으로 인한 질병 발생의 바탕을 제공하기 때문이다. 죽은 나무 같은 무정물은 생각이 없으니 감정이 일어날 수가 없으며, 감정으로 인한 질병이 발생하지도 않는다. 그래서 질병 중심으로 감정을 관찰하는 한의학에서는 인간의 생각을 감정의 바탕이 되는 토±로 분류한다. 임상적으로 생각이 지나친 경우에 밥맛이 없어지거나 소화불량에 걸리는 경우가 있다. 이런 경우를 보더라도 생각이 소화기를 뜻하는 토에 해당됨을 알 수 있다. 그래서 지나친 생각은 소화기 장애를 유발하고, 다양한 신체적·정신적 증상을 일으킨다. 너무 골똘한 생각은 건강에 해롭다는 것을 잘 알아야 한다.

노여움[怒]은 기운을 올려서 고취, 격발, 흥분하는 특성이 있다. 혈류 속도가 빠르게 변화하고 근육 에너지가 높아지고 흥분되면서 기운이 올라간다. 바로 발생 기운에 상응한다. 한의학에서는 성냄이 간장, 쓸개, 근육, 눈의 기운에 손상을 끼친다고 본다. 그래서 노여움은 간장 계열에 질병을 직접적으로 야기한다. 임상에서 간염 같은 간장 질환이 있는 사람이 쉽게 흥분하고 쉽게 가라앉는가 하면, 소화기 장애와 근육 운동의 불편을 호소하곤 한다. 또한 노여움은 전체적인 생명 에너지의 소모가 가장 심하여 과로와 노화를 촉진하므로 주의해야 한다.

기쁨이나 즐거움[喜]은 에너지를 상승하는 추진 작용이 지나치는 까닭으로 화火 계열에 속하여, 심장에 직접적으로 작용한다. 오락 같은 외부 자극에서 오는 즐거움이나 내부에서 느끼는 심리적인 희열이나 모두 지나치면 그 기운이 과도하게 심장과 머리 등의 상부로 올라가서 심장과 두뇌의 혈관 질환을 일으키기 쉽다.

우울[憂]과 슬픔[悲]으로 의기소침하고 어깨가 축 처지거나 기운이 떨어지면서 숨 쉬기도 힘든 경우가 있다. 한마디로 생체 기운이 안으로 그리고 아래로 기어들어간다. 한의학에서는 억제하고 수렴하는 기운이 나타난다고 본다. 이를 담당하는 장기가 폐장이다. 그래서 지나친 우울이나 슬픔은 폐장과 호흡기를 손상하므로 주의해야 한다.

공포[恐]는 '등골이 오싹하다'는 속담이 있듯이, 추위처럼 등골 쪽에서 강하게 느낀다. 경락經絡 차원에서 보면 척추 양옆을 따라 분포하는 족태양방광경足太陽膀胱經이다. 추위와 공포 등 부정적 감정을 느끼면 등을 움츠리면서 오그라드는 이유가 이 경락 때문이다. 이는 생체 기운이 침정沈靜하는 수기水氣에 해당하므로 신장 같은 비뇨생식기의 기운에 상응한다. 너무 지나친 공포로 모르는 사이에 소변을 보기도 하듯, 비뇨생식기나 골격 등을 손상하는 것이다.

놀람[驚]은 감정보다는 감각으로 볼 수 있으나, 질병 발생 차원에서 간장과 담낭膽囊에 가장 큰 부담을 준다. 실제 임상에서 너무 놀라서 간장과 담낭에 질병이 오는 경우가 많다. 담낭은 중도中道의 기관으로서 용기勇氣를 담당한다. 그런데 갑자기 놀라서 담낭이 손상을 받으면, 판단력이 약해지고 겁을 먹고 우유부단하게 된다. 자주 놀라거나 담낭이 허약하면 생리적으로 자존심이 약하고 약골 체질이다.

이렇듯 감정은 직접적으로 내부 오장을 손상하고 평정심을 방해하므로, 복잡한 사회생활로 감정의 기복이 심한 현대인들은 격한 감정을 조심해야 한다. 또 감정의 손상은 그 상처가 너무 깊어서 몇 년을 두고도 치료하기가 어렵고, 하나의 요법으로는 치유하기가 어려워서 종합적으로 대처해야 할 정도이다.

◆◆◆ 우아한 건강법

감정의 손상은 다른 질병 원인과 달리 오장을 직접 손상한다. 그래서 건강 장수를 하려면 반드시 감정 조절을 해서 평정심을 유지해야 한다. 특히 현대인은 각종 스트레스와 화병으로 감정의 폭발이 심하므로 조심해야 한다. 한의학과 《동의보감》은 인간의 감정을 칠정으로 나눈다.

- 생각 : 생각이 지나치면 소화불량에 걸림
- 노여움 : 간장, 쓸개, 근육, 눈의 기운에 손상 끼침
- 기쁨 : 심장과 두뇌의 혈관 질환 유발
- 우울과 슬픔 : 폐장과 호흡기를 손상
- 공포 : 비뇨생식기나 골격을 손상
- 놀람 : 간장과 담낭에 질병 유발

46 텅 빈 마음을
유지하자

허심합도虛心合道. 고요하면서 또렷하게 지혜로운 마음의 상태를 유지하는 양생을 말한다. 《동의보감》은 그 양생적 의미와 가치를 다음과 같이 상세하게 설명하고 있다. "사람이 마음을 비우면[無心] 도道와 부합되고, 욕심을 내면[有心] 도와 어긋난다. 오직 이 '무無'라는 한 글자는 모든 현상을 다 포괄하여 남김이 없고, 만물을 발생시키면서도 고갈되지 않는다. 천지가 비록 크다 하나 형체가 있는 것만을 부릴 수 있지 형체가 없는 것은 부리지 못한다. 음양의 이치가 비록 묘하다 하지만 기氣가 있는 것만을 부릴 수 있지 기가 없는 것은 부리지 못한다. 오행五行이 아주 정미롭지만 수數가 있는 것만을 부릴 수 있지 수가 없는 것은 부리지 못한다. 그리고 온갖 생각이 어지럽게 떠올라도 의식이 있는 것만을 부릴 수 있지 의식이 없는 것은 부리지 못한다. 지금 이 이치를 수양하고자 하면 우선 몸을 단련하는 일만 한 것이 없는데, 몸을 단련하는 요령은 정신을 집중하는 데 있다. 정신을 집중하면 기가 모이고, 기가 모이면 단_丹이 이루어지며, 단이 이루어지면 형체가 튼튼해지고, 형체가 튼튼해지면 정신이 건전해진다."

노자老子도 《도덕경道德經》에서 "마음을 비우고, 배를 실하게 한다."[虛其心, 實其腹]라고 하여, 허심을 강조하고 있다. 허심의 상태를 유지하는 것이 정신과 육체 건강의 핵심이라는 말이다. "마음을 비우고, 배를 실하게 한다."는 것은 과연 무엇을 의미하는가? 이 글귀를 우민愚民정책의 기본 정신으로 주장하고 활용하는 경우가 있는데, 과연 합당한 활용일까? 노자의 유연성, 가변성, 포용성의 입장에서 한번 생각해보자.

스트레스 해소와 감정 조절에는 무심無心이 중요하다. 허심이나 무심은 죽은 나무처럼 혹은 바보처럼 아무런 생각이 없다는 의미가 아니다. 바로 여러 쓸데없는 생각[雜念], 허망하고 어그러진 생각[妄想]이 없는 것을 말한다. 이렇듯 잡념과 망상이 없는 무심한 마음이 바로 도道에 계합契合하는 것이고, 건강 장수 양생에의 기본이 된다는 것이다. 이 무를 터득하여 절대의 행복한 상태가 되는 것이 바로 한의학의 양생이고 마음 수행이다.

《동의보감》에서 "형체를 잊어서[忘形] 기를 기르고, 기를 잊어서[忘氣] 정신을 기르며, 정신을 잊어서[忘神] 텅 빈 마음을 기른다. 이 '망忘'이란 한 글자는 곧 우리가 집착할 아무것도 없음을 말한다. '본래 아무것도 없는데 어느 곳에 티끌인들 있겠는가?'[本來無一物, 何處有塵埃]라고 함은 바로 이를 두고 한 말이 아니겠는가?"라고 하여, 허심합도에 이르는 길을 부연 설명하고 있다.

모습 없는 마음은 손으로 잡을 수도 없고 눈으로 볼 수도 없다. 하지만 분명히 작용은 한다. 본래 한 물건도 없는 것을 일단 인식하고 훈련을 통하여 체득하는 것이 바로 건강 양생과 마음 수행의 핵심이다. 본래 한 물건도 없는 것을 체험해서 생활 속에서 실천하는 것이 바로 고대와 중세 동북아시아 정신문화의 핵심이며 건강 장수의 진수라는 것이다.

◀◀◀▶ 우아한 건강법

- 평소에 쓸데없는 잡념이나 망령된 생각을 하지 않는다.
- 고요하면서 또렷하게 지혜로운 마음의 상태를 유지한다.
- 이는 훈련을 통해 체득해야 한다.

47 마음공부로 분노를 잠재우자

우리 사회에 분노 폭발로 일어나는 보복 운전, 이별 테러, 학교 폭력, 이웃 간 살인과 같은 충동적 사건이 연일 보고되고 있다. 감정이 조절되지 않아서 발생하는 충동 폭행이 사회적인 이슈로 등장하는 것이다. 이에 대한 다양한 사회적 논의가 절실하다.

흔히 사회적으로 무시 받고 있다는 심리적·경제적·정치적 박탈감과 열등감에서 분노가 폭발하며, 사회 양극화로 인한 지나친 불평등과 소외감 문제가 분노로 인한 충동 범죄를 야기한다고 분석한다. 그래서 분노 조절의 사회적인 장치로서 '노블레스 오블리주' 같은 '있는 자'의 나눔 실천 그리고 소득 불균형의 상승을 막는 누진적 소득세율 인상과 같은 소득 재분배 정책을 말하곤 한다. 이런 개인적 기부와 봉사 또는 사회 정책들은 모두 '제도'에 속한다. 학교 폭력을 예방하고자 하는 인성 교육도 따지고 보면 제도적 측면의 속성이 강하다.

인간 사회는 제도적 측면 외에 '노릇'의 측면이 있다. 인간 노릇은 인간의 역할과 작용을 말하는 것으로서, 제도가 하드웨어라면 노릇은 소프트웨어로 이 둘은 서로 보완해야 할 상대적인 음양 관계이다. 그래서 마음공부에서는 제 노릇을 하는 인간을 중요하게 생각하고, 인간의 노릇이 반드시 선행되어야 그 어떤 제도 개선도 취지가 살아난다고 본다. 결국 각종 사회적인 장치 마련뿐만 아니라, 생활 속 마음공부를 기본으로 하는 분노 조절이 중요하다. 분노 폭력의 발생은 사회적 문제라는 속성을 지니는 한편, 개개인의 특성도 함께 작용하기 때문이다.

여기서는 감정을 조절하는 생활 속 마음공부에 집중해보자. 《동의보감》과 한의학에서는 분노를 포함한 감정을 의학적으로도 매우 중요하게 여긴다. 격한 감정은 바로 오장五臟을 손상하기 때문이다. 오장은 생명의 근원이며 주체이므로 이를 직접 손상하는 격한 감정을 매우 꺼리는 것인데, 그중에서 분노를 특히 경계한다. 격한 분노는 심장과 간장을 크게 손상하고 또한 생체 에너지 순환을 망치므로, 그 손상이 쉽게 회복되지 않는다. 이처럼 너무 지나친 감정은 모두 직접적으로 오장육부를 타격하여, 각종 질환을 야기하고 무병 건강 장수를 방해한다. 그래서 건강 양생의 차원에서도 감정 조절이 중요하다.

분노 등의 모든 감정은 자신의 성품이 외부 자극에 반응하여 겉으로 드러나는 현상으로, 내면의 성품이나 오장육부와 생체 에너지의 상태 등에 따라 다양한 형태로 나타난다. 이것이 결국 감정이 개인적인 편차에서 유래한다는 근거이기도 하다. 결론적으로 일그러진 감정을 야기하는 요소는 왜곡된 경험과 인성, 평소 섭취하는 음식물, 운동 부족, 감각기관의 불편 등등 정신적·물질적 차원을 아울러 매우 다양하다. 그래서 감정을 조절하는 한방 양생법에는 여러 원리와 방법이 있다. 음식 섭취, 운동, 보약, 눈과 귀 등의 감각기관 자극, 경락 조절 등이 그 방법인데, 이 감정 양생의 핵심이 바로 마음공부라고 할 수 있다.

그러므로 욱하는 분노를 조절하려면 평소 감정 조절의 힘을 길러야 한다. 마음공부를 통하여 감정 조절의 힘이 생기도록 해야 하며, 이를 위하여 감정 발생과 마음공부의 기초를 이해하는 것이 중요하다. 우선 나를 화나게 하는 그 일이나 상대방 사람이나 모두 사실은 진짜가 아니라는 점을 알아야 하고, 또한 그렇게 분노를 느끼는 나 자신도 진짜가 아니라는 점을 수긍할 필요가 있다.

우리가 진짜라고 생각하고 실체라고 여기는 우리 자신과 상대방은 항상 변화한다. 어릴 적 모습과 지금 모습이 다르고, 앞으로의 모습 또한 변할 것이다. 지금 이 순간에도 변화하고 있다. 무엇을 걷어잡고 '나'라고 할 것이 없으며, 상대방인 '너'도 무엇을 걷어잡고 '너'라고 할 것이 없다. 그리고 분노를 일으킨 어떤 일이나 상황도 절대적인 진짜가 아니다. 시간이 흐르고 상황이 변하거나 우리 스스로의 심정이 변화하면, 다른 느낌으로 다가온다. 결국 어느 하나도 진짜가 없다는 말이다. 단지 그렇게 느끼고 생각하는 마음만이 작용할 뿐이다. 마음에 대한 기초적인 이해와 수긍을 기반으로, 분노를 극복하고자 평소에 마음을 차분히 훈련하는 시간을 가져야 한다. 이것이 장수하는 마음 양생법이다.

- 분노 조절의 실패는 나와 상대방 모두에게 큰 피해를 끼친다. 욱하는 분노를 잘 조절하려면 평소 마음공부를 통하여 감정 조절의 힘을 길러야 한다. 이를 위하여 감정 발생과 마음공부의 기초를 이해해야 한다.
- 나를 화나게 하는 그 일이나 그 사람이나 모두 사실은 진짜가 아니다. 또한 그렇게 분노를 느끼는 나 자신도 진짜가 아니라는 점을 수긍해야 한다. 이것이 장수하는 마음 양생법이다.

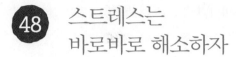

48 스트레스는 바로바로 해소하자

    (1) 현장 상황을 직시하기

건강 장수와 사회 질서 유지에 이렇게 중요한 감정 조절을 잘하는 방법은 없을까? 삶의 현장인 평소 생활에서 말이다. 지금 당장 감정이 끓어오르는 현장에서 활용할 수 있는 방법을 단계적으로 살펴보자. "지금 당장에 수가 뒤틀리는데, 감정 조절이 과연 가능할까?"라고 의심하지 말고 시행착오가 있더라도 지속적으로 노력하면, 반드시 실용적인 효과가 있을 것이다. 그 첫 출발은 정신 차리고 똑바로 바라보는 것이다.

속으로 골병드는 스트레스나 부당한 일은 우리가 원하는 것과 관계없이 일어나고 전개된다. 아무리 노력해도 발생 그 자체를 미연에 완전하게 방지할 수는 없다. 그래서 어떤 일을 당하면 먼저 그 상황을 정확하고 치밀하게 파악하는 것이 급선무이다. 그에 따라 합리적인 이성에 근거해 판단하고 대처법을 강구할 수 있기 때문이다. 여기서 만약 스트레스를 받고 감정이 먼저 일어나면, 판단은 엉클어지고 일은 틀어지고 나중에 후회할 일이 생기기도 한다.

'직시'라는 말이 바로 감정이나 선입관 없이 어떤 상황을 올바르게 관찰하는 것을 뜻한다. 일단은 현장 상황을 직시하도록, 스스로를 추슬러서 욱하는 감정을 제어하며 최대한 합리적으로 대처한다. 그 상황의 원인, 사건 사고의 내용, 요구 내역, 정당함과 부당성, 대처법 등을 마련하여 원활하게 대처하는 것이다. 상황 판단에 따라 사안의 등급 분류도 가능하고, 직장 매뉴얼에 따르기도 하고, 본인의 지혜로 해결하기도 하고 말이다.

보통 누구나 자극을 받으면 감정이 일어난다. 분노나 억울함으로 감정이 뒤틀려 평정심을 유지하지 못하면 현실 인식의 합리적인 이성이 작동하지 않는다. 그렇게 일어나는 감정대로 행동한 처신으로 인하여 두고두고 후회하는 경우가 반드시 생긴다. 현실에 대한 똑똑한 인식이 바로 감정 조절과 스트레스 극복의 첫 걸음이다. 마음공부로 평정심을 유지하면 자신의 감정과 행동 사이에서 현실의 상황을 제대로 인식하고 현명하게 대처할 수 있다.

(2) 숨을 길게 들이쉬고 내쉬기

현장을 직시하고 감정을 조절하여 투철한 서비스 정신으로 현명하게 대처하더라도 모든 스트레스가 극복되는 것은 아니다. 겉으론 웃고 있어도 속으론 억울하거나 분노가 치밀면 결국 합리적인 이성은 마비되고 판단은 흔들리고 짜증이 폭발하게 마련이다.

이런 경우 남모르고 손쉽게 감정을 풀 수 있는 방법이 바로 호흡을 10~20번 정도 길게 하는 것이다. 들숨과 날숨을 10~20번 정도 가늘고 길게 반복하고 나면 어느 정도 마음이 진정된다. 깊고 안정된 호흡으로 마음이 차분히 가라앉는 것이다. 이렇게 진정된 마음으로 현장의 상황을 직시하고 판단하여 대처하면 된다. 또한 그 일이 해결되고 난 후에, 다시 10~20번 정도 들숨과 날숨을 가늘고 길게 반복하도록 한다.

한의학은 호흡이 몸과 마음을 연결하는 생명 에너지를 충당하는 중요한 생명 구성 요소라고 여긴다. 날숨의 호呼와 들숨의 흡吸은 공기를 통하여 자연의 에너지를 마시고 내뱉으면서 생명을 유지하는 일이다. 먼저 코로 천천히 가늘게 길게 들숨하면서 아랫배가 팽창하여 나오도록 한다. 이어서 코로 천천히 가늘게 날숨하면서 팽창된 아랫배를 밀어 넣도록 한다. 입은 다물어 혀를 입천장에 대고서 어깨는 움직이지 말고, 아래 복부만 나오고 들어가는 것을 반복한다.

호흡을 가늘고 길게 고요하게 하면 심장의 박동이 고르게 되고, 감정을 조절하고 짜증나는 스트레스를 극복할 수 있는 마음의 여유와 힘이 생긴다. 이것이 호흡으로 마음을 가다듬고 감정을 조절하는 기본 방법이다.

(3) 자존심 내려놓기

너무 당황하고 억울하고 노여워서 현장 상황이 눈에 들어오지도 않고,

숨을 길게 들이마시고 내쉬기를 10~20회 넘게 하여도 전혀 안정이 안 되는 경우에는 아상我相, 즉 스스로의 존심存心을 내려놓도록 하자. 일단 자기 자신을 내려놓거나 숙이고서 현장의 사안을 해결하자는 것이다.

사실 자존심은 스스로의 존재감을 나타내는 마음인데, 긍정적인 측면과 부정적인 측면을 함께 지닌다. 승진 시험이나 스포츠 게임 등에서 자존감은 합격과 승리를 위한 긍정 에너지로 작용하기도 한다. 그러나 감정 노동자 등이 골병들기 쉬운 현장에서는 부정적으로 작용하기도 한다. 즉 존심이 세면 셀수록 그 상처는 크다는 말이다. 그래서 스스로 존심을 통제하는 것이 감정 조절에는 반드시 필요하다. 존심을 내려놓기만 하여도 상황은 다르게 전개된다. 존심을 내려놓는 만큼 감정은 조절되고 스트레스는 극복되고 일은 풀린다.

혼란스런 우리 사회에서 요즘 '자존감'을 높이자는 말이 인기를 얻고 있다. 기존에 남을 무시하면서 상대적으로 구하던 '자존심'이 아니라 품격 있는 '자존감'을 고도화하자는 것이다. 그런데 올바른 고품격의 '자존감'은 바로 존심을 내려놓는 것에서 시작한다. 존심을 내려놓는 것은 비굴하거나 아첨하는 일과는 다르다. 비겁하게 존심을 버리는 게 아니라 적극적으로 상황에 대처하기 위해 존심을 내려놓는 것은 스스로 존심이 귀함을 알 때 가능한 일이다. 그 안정된 평정심平靜心이 작용해야 현장에서 바로 효과가 나타난다.

존심은 아상에서 출발한다. 아상은 자신의 능력, 사회적 신분, 경제적 역량, 문화적 취향, 출신 성분, 학벌, 정치적 경향 등등을 모두 모아놓

은 자신에 대한 총체적인 고정관념이다. '그래도 내가 ○○인데 말이야'
라고 생각하는 아상을 놓아버리면, 웬만한 스트레스는 거의 사라진다.
현장의 상황이 별거 아니라고 여겨지고 마음에 어떤 충동도 일어나지
않아 지혜롭게 대응할 수 있게 된다. 이 존심을 내려놓는 하심下心은 스
스로 자발적으로 하는 행위이므로 그 효과가 상당히 크다.

(4) 이도 한때야

현장에서 너무 심한 스트레스와 감정 손상으로 존심과 아상을 내려놓
을 여유도 없고 마음의 힘도 없을 경우에 스스로 외쳐보자. "이도 한때
야. 지금 상황은 곧 변화할 거야." 몇 번이든 외쳐보자.

우리는 어떤 일에 당황하여 스트레스를 받거나 감정이 상하면, 마치
그 상황이 영원히 지속되는 것처럼 처신하곤 한다. 평정심이 사라지고
합리적인 이성은 마비되고 현장의 그 일에만 집착하기 때문이다. 그래
서 (평소에 다짐했던 마음 다스리는 법은 오간데 없고) 다른 것을 전혀 고려하지
못한 채, 오직 그 일에 매달려 스트레스를 받고 감정이 폭발하는 것이
다. 그 결과 격한 감정이 일어나고 충격은 점점 더 커진다. 일은 꼬이고
해결책은 요원하고 짜증은 더욱 거세진다.

바로 이때 스스로 외쳐본다. "이도 한때야. 지금 상황은 곧 변화할
거야." 당황스럽고 충격적인 상황에서 조금이나마 벗어나서, 스스로를
추스를 수 있는 힘과 여유를 가져보자는 것이다. 문제는 우리 감정과 생
각이다. 따지고 보면 사실 우리의 생각과 감정도 늘 변한다. "형제나 친

구는 싸우면서 큰다, 또는 친해진다."라는 말이 있다. 싸우는 당시엔 이 말이 결코 맞지가 않다. 그러나 세월이 흘러서 가만히 생각해보면, 그러하다. 이처럼 똑같은 상황을 두고서도 우리가 받아들이는 감정과 생각이 변한다. 마치 영원할 것 같았던 그 감정과 생각이 달라지는 것이다.

시간이 가면서 감정이 폭발하는 현장의 상황이 분명히 변화하므로 이 사실만 잘 알고 대처해도 분노, 짜증, 두통, 피곤함, 의욕 상실 등이 많이 해소된다.

(5) 이 상황은 가짜야

스트레스 받는 상황에서 평정심을 찾도록 "이도 한때야. 이 상황은 곧 변화할 거야."와 비슷하게 되새길 수 있는 좋은 방법이 바로 "이는 가짜 야." "이 상황은 가짜야."라고 수차례 속으로 외치는 방법이다.

감정이 상하고 스트레스를 받는 이유는 닥친 상황을 영원히 변하지 않는 것으로 인식할 뿐만 아니라, 그것을 진짜로 받아들이기 때문이다. 그런데 가만히 보면 동일한 상황과 일에서도 제각각 느끼는 스트레스와 감정이 다르다. 가령 비슷한 상황에서 어떤 이는 엄청나게 흥분하지만 어떤 이는 감정의 기복이 별로 심하지 않다. 또는 감정이 일어나는 형태가 달라서, 어떤 이는 분노하는 데 반해 어떤 이는 좌절한다.

왜 이렇게 우리가 느끼는 스트레스와 감정의 손상이 양적으로나 질적으로 차이를 보이는 것일까? 그 이유는 두 가지로 볼 수 있다. 먼저 우리가 느끼고 스스로 생각하는 감정과 스트레스가 진짜가 아니라는 사실이며, 다음으로 우리 눈앞에서 벌어지는 현장의 상황과 일이 진짜가 아니라는 것이다.

만약 현장 상황과 일이 진짜라면, 동일한 조건에서는 항상 동일한 상황과 일이 일어나야 하고 또한 우리 모두 동일하게 느끼고 생각해야 할 것이다. 그런데 그렇지 않다. 이는 우리가 충격을 받는 당시엔 그 상황과 일이 진짜라고 철석같이 믿지만, 시간이 경과하면 다르게 생각하고 감정도 변화하는 경험에서 잘 알 수 있다. 우리 눈앞에서 벌어진 그 일도 우리가 느꼈던 감정도, 진짜가 아닌 가짜이기 때문이다.

직장이나 사회에서 도대체 이해되지 않는 사람들과 만나기도 하고 또 전혀 예고 없이 일어나는 사건들이 우리를 괴롭힌다. 이런 모든 사건 사고가 진짜가 아니라는 것을 알면 손쉽게 대처하는 요령이 생긴다는 말이다. 그래서 "하필 나에게 왜?"라고 여길 필요가 없다. 중요한 것은 그런 여러 모습의 경계에 마음을 빼앗기지 않는 자세이다. 인식하는 주체인 우리가 이 상대적인 변견에 집착하여 귀중한 우리 평정심을 놓쳐버릴 아무런 이유가 없다. 이 점이 중요하다.

(6) 내 앞의 상대는 가짜야

현장 상황과 사건 사고에서 "이도 한때야." "이는 가짜야." 하고도 평정심이 생기지 않으면, 다른 효과적인 방법이 있다. "(내 앞에 있는) 이 사람의 모습은 가짜야." 하고 수차례 되뇌는 것이다.

우리 육체도 그러하지만 상대방의 신체도 순간순간 항상 변화한다.

과거는 이미 지나가 버렸고 현재는 변화하고 있으며 미래는 아직 오지 않았는데, 어느 순간을 기준으로 그 사람의 실제 모습이라고 할 수 있을까? 또 대상자에 대한 우리 감정과 스트레스도 일정하게 고정된 것이 아니라 수시로 변화한다. 현장 상황에 대한 첫 대면에서의 느낌과 진행되는 과정에서의 느낌이 달라지는 경험이 우리 모두에겐 있다. 그래서 우리가 일으키는 감정과 스트레스에 고정될 필요가 없다. 상대방 모습도 진짜가 아니고 내가 느끼는 감정도 진짜가 아니기에 그렇다.

욱하고 속에서 치받치는 감정이 일어날 때, "(내 눈앞의) 이 사람은 가짜야." 하고 수차례 외치는 일이 바로 우리 마음을 차분하게 해주고 결과적으로 이성적인 판단을 유도한다. 우리는 상대방을 진짜로 생각할 때, 진지하게 비교하고 판단한다. 그러다가 너무나 쉽게 감정이 상하고 스트레스를 받는다. 만약 상대방을 가짜로 보면, 무리해서 참거나 또는 억지로 무반응과 무관심을 가장하는 태도에서 벗어나 짜증나는 상황으로부터 의외로 쉽게 탈출할 수 있다.

(7) 나도 허상이야, 가짜야

"이 사람의 지금 이 모습은 가짜야." 하고 수차례 외치는 것만큼, 사실 우리 모습도 진짜는 아니라는 점을 알 필요가 있다. 그래서 "나도 허상이야."라고 외치고 차분한 평정심을 유지하는 것이 중요하다. 앞서 말한 것처럼 나의 존심도 내려놓은 마당에, '나'라고 생각하는 관념 또한 당연히 허상虛相일 수 있다.

우리 육체는 항상 변화하고 언젠가는 죽어서 없어진다. 또 우리 생각과 관념도 항상 바뀌고 있다. 가만히 관찰해보면 '나'라고 여기는 어떤 모습도 고정 불변한 것은 없다. 어릴 적 '나'의 모습과 중고교 시절의 '나'의 모습과 지금 '나'의 모습이 모두 다르다. 결국 우리가 착각하여 '나'가 있다고 '나'가 어떠하다고 여기는 것이다. 알고 보면 결과적으로 스트레스를 받고 감정이 상할 '나'는 없는 것이다. 가짜 '나'가 있을 뿐.

우리 마음은 어떤 일정한 모습이나 관념이 있어야 스트레스를 받을 텐데, '나'의 본질(마음)은 그 어떤 것으로도 고정되지 않고 또한 항상 있는 것이 아니므로 스트레스를 받을 것도 없다. 그래서 "나도 가짜인데, 무슨 스트레스를 받는단 말인가!"라고 외치면서 난국을 헤쳐 나가면 되는 것이다.

마음공부를 지속적으로 노력하면 이런 상황을 아무렇지 않게 넘어갈 수 있다. 다만 상대방에게 실망하거나 분노하지 않고 마음 편안하게 상황에 최선을 다할 뿐이다. 이런 마음의 경험이 참으로 중요하다.

(8) 나는 귀중한 주인공이야!

"나도 허상이야."라고 외치면 바로 평정심이 생기면 좋겠는데, 아직 마음의 힘이 부족하여 현실에서 '나'는 허상이 되지 않고 생생한 감정을 일으켜 스트레스 받는 일이 다반사이다. "나도 가짜인데, 무슨 스트레스를 받는단 말인가!" 하고 외치기도 전에, 벌써 분노가 치밀고 우울해지는데 가짜와 허상 주문이 무슨 소용이 있겠는가. 그래서 마음의 힘을 길러야 한다.

허상과 가짜 주문이 마음에 들지 않거나 실천하기 어렵다면, 다른 방법이 있다. 바로 자기 자신을 이 세상의 귀중한 주인공이라고 여기는 방법이다. 더할 나위 없이 소중한 세상의 주인공인 '나'가 어찌 현장의 상황에 굴복하여 스트레스를 받고 감정을 일으키는가 말이다. 현장 상황에 주인공 자리를 놓치지 않고 지혜롭고 현명하게 처신하기 위해, "나는 주인공이야. 나는 귀중한 주인이야. 감정 따위 상하지 않아." 하고 다짐하는 것이다. 앞서 '나는 가짜'라 함은 우리 육체를 포함해 물질적인 모습이 그러하다는 것이고, '나는 주인공'이라 함은 우리 생명의 주체가 되는 마음이 그러하다는 뜻이다.

일반적으로 스트레스는 주변 환경으로부터 받는다고 생각한다. 그러나 알고 보면 감정이 폭발하고 스트레스를 받거나 받지 않고는 주인공인 마음이 하는 일이다. 우리가 마음의 힘을 길러 평정심으로 지낸다면, 그래서 평정심이라는 것조차도 느끼지 못하면서 생활한다면, 그 어떤 일이 생겨도 스트레스는 일어나지 않는다. 그 첫 노력이 현장에서 "나는 주인공이야!"라고 스스로 다독이면서 나의 소중함을 진정으로 발견하고 이런 평정심에 도달하도록 노력하는 것이다.

(9) 나중의 일을 생각하고

동요하지 않으려고 스스로 아무리 가짜라고 또는 주인공이라고 외쳐도, 그럼에도 불구하고 스트레스가 일어나고 감정이 폭발하는 것은 어찌할까? 이도 저도 안 된다면? 그러면 일단 분노를 폭발한 이후 일을 잠시라도 생각해보고 마음을 진정하는 것이 필요하다. 차분할수록 좋은 해결책이 나오니 말이다.

지금은 당황스럽지만 나중에 시간이 경과하고 마음이 진정된 후에는 지금의 일이 다르게 여겨지기도 하니까, 나중의 일을 생각하고서 현장의 일을 일단 흘려보내는 것이 필요하다. 사실 현장에서의 이런 대처법은 감정을 조절하고 스트레스를 제압하는 마음의 힘이 미약한 경우에 적용하는 방법이다. 그러나 현실에서 마음의 힘이 약한 것을 어찌하랴! 일단 위기를 넘기고, 차후에 마음의 힘을 강화할 수밖에 없다.

내가 폭발해서 일이 꼬여 사태가 더욱 복잡해지면 안 된다고 한번 생각하고, 비상사태에 대처하는 마음으로 이 상황을 그냥 흘려보냄으로써 후회가 없도록 하자는 것이다.

(10) 상황 종결 후 마무리하기

현장에서 당황스럽거나 곤란한 상황이 종료되었더라도, 감정 손상으로 일어난 육체적이고 정신적인 고통이 없어지는 것이 아니다. 스트레스로 인한 감정의 뒤틀림은 감기, 소화불량, 신경통, 근육통보다 더욱 크게 신체를 손상한다. 《동의보감》에서는 감정이 곧바로 오장五臟을 손상하므로 매우 경계한다. 그리고 지속적으로 심신心身을 괴롭히는 묵시적인 주범이 되므로 반드시 바로바로 감정을 풀고 가는 것이 중요하다.

현장 상황 종결 후에 마무리하는 작업이 반드시 필요한 이유이다.

먼저 당황스러운 상황으로 감정 조절이 되지 않아서 몸과 마음에서 발생하는 독소를 제거해야 한다. 호흡, 즉 짧게 코로 들숨하고 천천히 입으로 날숨하여 몸과 맘의 독소를 배출하는 토납법吐納法이 유효하다. 그 구체적인 방법은 간단하다. 먼저 상체를 펴면서 평소 코로 하듯이 들숨하고, 그다음에 천천히 상체를 숙이면서 입으로 크고 길게 소리 날 정도로 날숨하는 것이다. 10회 정도 이어서 실행한다. 몸과 마음의 온갖 독소가 모두 나가도록 말이다.

토납 다음에는 양손을 깍지 끼고 손의 엄지 아래 도톰한 살집 부위로 양 가슴 가운데의 흉골 부위를 힘껏 두드린다. 위아래로 움직이면서 힘껏 치도록 한다. 스트레스 받거나 답답한 일이 생기면, 양 젖꼭지 사이 가슴 정중앙 부위가 답답하거나 통증이 느껴져서 자신도 모르게 가슴을 치면서 "아이구 답답해라." 하곤 한다. 가슴 박타공拍打功은 바로 이 답답한 울화鬱火의 가슴을 풀어주는 기공氣功 운동이다. 가슴이 시원할 정도로 여러 번 두드리면 된다.

가슴 박타공 다음으로, 따뜻한 물이나 차를 한잔 한다. 따뜻할수록 좋다. 잠시 후 지나간 현장 상황에 대한 대처를 점검하면서 문제점을 판단하고, 스스로의 고귀한 주인공 자리를 챙기도록 한다. 나의 주인공인 마음이 온갖 경계에 물들지 않는 것을 되새기면서 평정심을 되찾도록 노력하는 것이다.

이상이 바로 현장에서 바로바로 감정과 스트레스 문제를 해결하는 마무리 방법이다. 토납과 가슴 박타공은 평소 컨디션 조절과 기분 전환에도 많은 도움이 된다. 우울, 짜증, 불안, 답답한 가슴, 견비통, 피로, 통증 등의 해소에 효과가 크다.

◆◆◆ 우아한 건강법

스트레스를 바로 해결하는 10단계
- 1단계 현장의 지금 여기를 바로 살필 것 ➡ 직시하도록 노력하여 상황을 수용한다.
- 2단계 (그래도 안 되면) 날숨과 들숨을 길게 하고 ➡ 호흡이 마음을 행복하게 한다.
- 3단계 (그래도 안 되면) 스스로의 자존심 내려놓고 ➡ 나의 존심, 알고 보면 별것 아니야!
- 4단계 (그래도 안 되면) 이 때도 잠깐 ➡ 시간은 흐르고 모든 것은 변한다. 이도 한때야!
- 5단계 (그래도 안 되면) 이 상황은 가짜 ➡ 다른 각도에서 바라보거나 나중에 생각해 보면, 달리 여겨진다. 지금 내가 느끼는 이 상황이 영원한 진짜라고 여기지 말자.
- 6단계 (그래도 안 되면) 스트레스를 주는 눈앞의 상대방은 가짜다. ➡ 저 놈은 가짜다.
- 7단계 (그래도 안 되면) 스트레스 받는 나도 가짜다. ➡ 내가 느끼는 감정도 허상이다.
- 8단계 (그래도 안 되면 완전히 역전하여) 나는 엄청 귀중한 주인공 ➡ 이런 하찮은 일로 괴로움을 받으면 안 된다! 나는 귀중해! 정신 차리고 해결하자.
- 9단계 (그래도 안 되면) 상황 종료 후를 생각 ➡ 나중 일을 한번 생각해 보고, 참아보자.
- 10단계 (상황 마무리되면) 항상 호흡 토납법과 신체 박타공으로 그때그때의 독소를 바로바로 제거하고 심신의 건강을 챙기자. 건강 장수와 심신의 행복을 위하여!

49 감정 조절을
연습하고 훈련하자

요즘 미국을 비롯한 선진국에서 '마음 산업'의 경제성이 인정받고, 또 마음챙김mindfulness이나 마음기술mind skills이라는 이름으로 마음의 평화inner peace나 행복을 챙기는 분야가 각광을 받고 있다. 앞으로 사회가 복잡하게 발전하면 할수록 마음이나 정신의 행복, 자유, 평화는 주목을 받을 것이며, 소위 '돈'이 될 것이다.

오늘날 노동자의 70퍼센트가 감정노동자에 해당된다는 통계가 있다. 생각해보면 우리 현대인은 모두가 감정노동자라고 할 수 있다. 한의학과《동의보감》이 다루는 건강 양생과 마음공부 분야에서 감정 조절에 많은 도움이 되는 방법과 내용이 나오는데, 현대적으로 응용하여 적극적으로 감정노동 스트레스를 해소하는 데 활용하면 좋을 듯하다.

감정노동emotional labor이란 '많은 사람의 눈에 보이는 얼굴 표정이나 몸짓을 만들어내기 위하여 감정을 관리하는 일'이라고 하는데, 이는 정신적으로나 육체적으로 심각한 질병을 야기하는 것으로 보고되고 있다. 고객에게 항상 친절하게 대하고 미소를 잃지 않도록 교육받는 백화점이나 쇼핑센터의 판매 근로자가 감정노동을 수행하는 대표적인 사례이지만, 그 외에 보건의료, 보안, 방송, 교육, 관광 서비스 등의 상당수도 감정노동을 수행한다. 사회에서 사람과 사람으로 연결되어 서비스가 진행되는 것은 모두 감정노동의 영역인 셈이다.

"겉으론 웃고, 속으론 골병들어요." 바로 정신적인 스트레스가 누적되어 얼굴은 웃고 있지만 마음은 분노하거나 우울한 감정노동자의 속내를 잘 표현한 말이다. 감정노동자의 스트레스는 어떤 특별한 일이 아니라 평소 현장의 환경에서 일어난다. 고객으로부터의 폭언과 폭행으로 인해 지나친 스트레스에 시달리며, 직장으로부터 부당한 대우에 억울하거나 분노하는 것이다. 무엇보다도 사회적인 제도 개선이 필요한 일이지만, 감정노동자가 현장에서 감정을 추스를 수 있도록 마음의 힘을 기르는 데 도움을 주는 일도 중요하다고 생각된다.

사실 현장에서 바로 감정 조절이 가능하려면, 평소에 감정을 조절하는 평정심 훈련이 있어야 한다. 물론 "억울하고 화가 나는데…… 분노가 치밀어서 합리적인 이성은 마비되고…… 짜증만 나고 판단력도 흐려지는데…… 무슨 호흡 타령인가." 하고 치부할 수 있다. 하지만 일상생활 속에서 감정을 조절하는 힘을 길러보면 깨닫게 된다. 중요한 것은 평소 생활에서 스스로 연습하고 노력해야 참된 의미의 효과가 있다는 점이다. 감정 조절을 위한 생활 속 훈련법을 하나하나 짚어보기로 하자.

(1) 생각을 내려놓고 호흡에 집중하기

자신의 호흡의 수를 헤아리면서 차분히 평정심을 기르는 것이 그 첫걸음이다. 차분하게 앉거나 또는 가만히 서서 척추와 허리를 바르게 곧추 세우고, 입은 다물고 혀는 입천장에 대고 코로써 호흡한다. 자신의 수준에 맞도록 가늘고 길게 들숨하면서 아랫배를 내밀고, 날숨하면서 아랫배를 들어가게 한다. 들숨과 날숨을 반복하면서 숫자를 헤아린다. 시간 나면 틈나는 대로 꾸준히 노력하면 된다. 세월이 가면 호흡 내공이 쌓여서 평정심을 유지하는 힘이 생김을 느낄 수 있다. 호흡 훈련을 통한 평정심 유지가 감정 조절과 스트레스 극복에는 최고의 명약이다.

삼관　먼저 척추를 곧추 세우는 조신, 호흡을 고르게 하는 조식, 마음을 가라앉게 하는 조심의 과정으로 마음 수행의 기본 상태를 갖춘다. 들숨으로 백회百會를 지나고 옥침관玉枕關*과 녹로관轆轤關*을 지난 후 미려관尾閭關*에서 기운을 돌린다. 이상이 상중하 삼관三關이다. 이때 살짝 배를 부풀려서 하복부에 있는 단전에 집중한다. 이는 독맥督脈*에 대한 기운 순환이다. 곧 이어서 날숨으로 배꼽을 지나 코로 기운을 내뱉는다. 이는 임맥任脈*에 대한 기운 순환이

- 머리의 뒷부분. 경추 1·2번 부위에 해당한다.
: 척추뼈의 가운데 부위. 기의 흐름을 조절한다. 흉추 4·5번 부위에 해당한다.
⋮ 등마루 뼈 끝에 있는 자리. 고리뼈 부위에 해당한다.

- 기경팔맥의 하나. 회음부에서 시작하여 등의 척추 중앙선을 따라 위로 올라 목을 지나 머리 정수리를 넘어 윗잇몸의 중앙에 이르는 경맥이다.
: 기경팔맥의 하나. 회음(會陰)에서 시작하여 몸 앞쪽의 중심선을 따라 아랫입술 밑의 혈(穴)인 승장(承漿)에 이르는 경락(經絡)이다.

다. 이때 부풀려진 하복부 단전이 들어가게 한다. 이런 호흡 동작을 천천히 고요하게 반복한다.

삼관을 인지하여 기운을 돌리는 것을 의식적으로 실행하면서, 호흡을 고요히 하는 것이 중요하다. 호흡 기운이 순환하는 곳에 의식을 따라 흐르게 하는 것이다. 이렇게 하여 몸과 호흡과 마음이 하나가 되도록 한다. 이때 손은 무릎에 두고서 첫째와 셋째 손가락을 마주 잡는 수인手印을 한다. 혀는 입천장에 대고서 임독맥을 연결한다. 반복되는 고요한 호흡으로 기운을 순환하여 청정하고 고요하고 편안한 상태로 몰입하는 방법이다.

수식결 위의 방법이 호흡 위주의 방편으로 기운을 임독맥으로 돌리면서 수행하는 방법이라면, 수식결數息訣은 그냥 호흡의 수를 헤아리면서 정신을 집중하는 수행법이다. 호흡의 수를 1에서 시작하여 하나씩 헤아려가는 것이다. 목표로 한 100 또는 1,000을 헤아리면 된다. 만약 도중에 호흡 횟수가 생각나지 않으면, 정신 집중을 놓친 것으로 보고 다시 1에서 시작한다. 임독맥을 돌리는 것은 인식하지 않고 그냥 호흡을 편안히 하면서 호흡의 수를 헤아리는 것이다. 중요한 것은 이 모든 방법의 목적이 '정신의 집중과 몰입'에 있음을 잊지 않아야 한다. 헛된 생각을 허용하지 않으려는 단지 방편적인 차이일 뿐이다.

정좌법 정좌법靜坐法은 고요하게 앉아서 호흡을 고르게 하고 정신을 가

다듬는 것을 말한다. 정靜은 정신과 마음을 안으로 가다듬어 제자리를 지키는 것이므로, 고요한 정신을 기를 수 있다.《황제내경》에서 "염담허무恬憺虛無, 진기종지眞氣從之, 정신내수精神內守, 병안종래病安從來"라고 하여, 물질과 모습에 집착하지 않는 망상 없는 마음으로 지내면 생명력이 원활하게 작용하여 육체적으로나 정신적으로 건강을 유지함으로써 질병이 발생하지 않는다고 하였다. 이는 바로 정양靜養을 통하여 마음을 가라앉히고 생명력(정신력과 면역력)을 강화하여 질병을 물리친다는 내용이다.

정좌법은 일을 하면서 또는 일을 하다가 중간에 쉬는 틈을 타서 수시로 할 수 있는 건강관리 방법의 하나로, 특히 종일 생각에 잠기고 머리를 쓰는 사람이나 힘겨운 일을 하는 사람 및 심心과 간肝에 화火가 강한 환자 등에게 적절하다. 정좌법은 아래와 같은 몇 가지의 방법과 요구 사항이 있다.

먼저 바르게 앉는 자세가 필요하다. 허리를 곧게 펴고 어깨의 힘을 빼고서 턱을 약간 당겨 백회와 회음會陰이 일직선이 되도록 한다. 눈을 약간 감거나 완전히 뜨고서 온몸은 자연스럽게 힘을 빼고 입을 가볍게 다물어 혀를 입천장에 대고, 손가락을 마주 잡아 편안하게 무릎 위에 두어 전체적으로 편안하면서 똑바로 앉아 넘어지지 않는 자세를 취하여야 한다. 그리고 안으로 마음을 가다듬어 골똘히 어떤 '모습 없는 하나'로 생각을 모으되, 근심 걱정은 버리고 모든 잡념을 없애야 한다. 자연스럽게 숨을 쉬면서 들이쉴 때는 깊고 내쉴 때는 길게 정신을 몰두하여,

기氣를 배꼽 밑의 하단전下丹田으로 모은다.

참장공 우두커니 말뚝처럼 서서 수련하는 참장공站樁功은 조신·조식·조심의 상태로 가만히 서서 수행하는 것이다. 참장공은 몸·호흡·마음을 일치시켜 고요하게 호흡을 하면서 의식을 집중하는 정공靜功이다. 흔히들 태극권을 '움직이는 선禪'이라고 하는 것은 동작과 호흡을 통한 마음 수행을 실천하는 건강 운동이기 때문이다. 태극권은 중국에서 무술로서 시작하여 전 세계적인 건강 운동으로 확실하게 자리를 잡았으며, 이제 한국에서는 수행으로의 변천을 꾀하고 있을 정도이다. 그만큼 몸, 마음, 호흡을 합일하는 좋은 운동이라는 뜻이다. 가만히 서서 하는 운동의 방법도 그 원리와 목표는 마찬가지이다. 좌선坐禪과 같은 좌식 수행과 자세가 다르다는 차이가 있을 뿐이다. 가만히 서서 하므로 입식立式이라고 해도 된다.

먼저 다리를 어깨 너비만큼 벌려 자세를 취하는 것이 참장공의 기본이다. 두 발바닥에 전신의 무게가 고루 퍼지게 하고, 무릎은 발가락 끝보다 약간 앞에 나오면서 벌어지도록 하여 골반의 자세를 잡는다. 꼬리뼈를 앞으로 말아서 미려관의 자세를 잡아주고, 양팔을 가슴 앞에 둥근 원 형태로 벌리면서 양손바닥의 중앙[勞宮穴]이 가슴을 향하도록 하고 가슴을 벌려서 그 기운을 떨어지게 하면서 녹로관의 자세를 잡아주고, 턱을 숙이는 것으로 머리 정수리 백회를 바로잡고 옥침관의 자세를 잡아준다. 다시 한 번 삼관, 양팔, 골반, 무릎, 양다리, 발바닥의 자세를 잡고서 10~30분 정도로 훈련을 한다. 1일 2~3회 정도로 한다.

참장공은 양팔을 가슴 앞에 두는 자세가 기본이다. 그 외에 팔과 다리를 이용한 다양한 자세가 있다. 양팔을 위로 치켜들고 손바닥을 위로 향하는 자세, 양팔을 아래에 내려 하단전을 향하도록 하는 자세, 양팔과 양다리를 벌려 위와 옆으로 벌리는 자세 등 다양한 자세가 있다. 여기서 중요한 것은 그 어떤 자세를 취하더라도 반드시 삼관의 자세를 바르게 잡아야 한다는 것이 핵심이다.

기본 방식은 마보자세馬步姿勢로서, 앞을 향하여 자신의 어깨 너비 정도보다 조금만 더 두 다리를 벌려 일자로 양발을 앞으로 나란히 한채, 무릎을 자신이 견딜 수 있을 정도로 굽혀서 약간 몸통을 내리고 가만히 선다. 이때 척추는 곧추 세우며 어깨는 힘을 빼고 혀는 입천장에 대고 몸의 중심을 하단전에 두고서 호흡과 의식을 집중한다. 이어서 두 팔을 천천히 벌리면서 올려 가슴 앞에 모으며, 두 손바닥이 가슴을 향하도록 하여 마치 큰 원을 그리는 것처럼 한다. 이때 두 손의 간격은 양 젖가슴 정도로 한다. 이렇게 자세를 갖추면 정신을 호흡 하나하나에 집중하면서 편안하게 자신의 숨 길이에 맞도록 숨을 쉰다.

여기서 두 손을 가슴 앞 높이에 두는 경우도 있고 배꼽 높이에 두는 경우도 있고 하단전을 향하는 높이에 두는 경우도 있다. 어느 경우도 좋다. 단지 초보자는 하단전을 향하는 높이에 두면 좋다. 1~2분도 좋고, 5분도 좋다. 제대로 느껴보려면, 30분 정도 체험하면 좋다. 자세를 잘 갖추면 그렇게 힘이 들지 않고, 기분 좋게 금방 시간이 지나감을 느낄 수 있다. 중간에 몇 가지 신체적인 반응이 일어나더라도 개의치 말고 호흡과 정신에 집중해야 한다.

(2) 후흑으로 마음의 힘을 기르자

스트레스와 감정 기복은 마음이 여리거나 경험이 풍부하지 않거나 심지가 깊지 못할수록 쉽게 그리고 자주 나타난다. 마음이 굳세지 못하고 얼굴이 강인하지 못하기 때문이다. 굳센 마음과 강인한 얼굴을 후흑厚黑이라 한다. 후厚는 얼굴 인상이 강인하여 마치 철면피같이 두꺼운 것을 말한다. 흑黑은 마음의 굳세기가 마치 깊은 폭포나 능구렁이 같은 것을 비유한 것이다. 그래서 어떤 일이 생겨도 좌절하지 않고 마음과 몸을 상하지 않고 얼굴 표정이 변하지 않고 감정이 뒤틀리지 않아서, 적극적으로 대처하여 지혜롭게 상황을 해결하고 반드시 생존하여 성공하는 것을 말한다.

후흑은 원래 중국의 노장老莊과 한비자韓非子 철학의 한 분야로서, 처세술이기도 하다. 후흑의 궁극적인 목적은 자연과 사람의 이치를 통달하여, 위기와 곤란으로부터 사회와 국가를 구하고 발전하는 것이다. 결코 개인적인 영달 차원을 말하는 것은 아니었다. 절대의 후흑은 상대적으로 편벽된 개인적 후흑이 아니라 궁극의 후흑으로서, 후흑과 박백薄白*이라는 변견을 뛰어넘는 심오한 차원이기 때문이다.

필자는 이 후흑의 원리를 스트

* 낯가죽을 두껍게 하고 검은 속마음을 숨기는 후흑과는 달리 낯가죽이 얇아 감정 변화가 금세 드러나고 속마음 역시 남에게 들키고 마는 것.

레스 극복과 감정 조절에 적용하는 것이 아주 효과적이라고 판단한다. 그 이유는 간단하다. 심지가 깊어져서 웬만한 일에는 마음이 흔들리거나 움직이지 않고, 얼굴 표정도 변하지 않기 때문에 스트레스 극복과 감정 조절에 탁월하기 때문이다. 현실을 비겁하게 회피하거나 억지로 다른 상황을 꾸며대지 않으면서, 현실을 직시하고 상황을 제대로 파악하고도 마음과 얼굴은 전혀 동요하지 않는 것이다.

생활 속 연습은 간단하다. 평소처럼 거울을 보고 때론 거만하게 때론 근엄한 표정으로 때론 미소를 머금거나 비굴한 표정으로, 감정이 얼굴에 나타나도록 밤낮으로 연습한다. 그리고 다음으로는 거울을 보지 않고 감정이 얼굴에 나타난다고 생각하며 역시 같은 표정을 연습한다. 중요한 점은 속마음은 한결같이 편안하며 강인한 상태여야 한다. 다양한 얼굴 표정을 연습하면서 동시에 속마음으로 내 인생의 귀중함과 인생 목표의 소중함을 굳게 다져서, 스트레스와 감정에 조금이라도 움직이지 않도록 단단히 관리한다. 그래서 기쁜 일이 생겨도 결코 쉽게 좋아하는 마음이 생기지 않도록, 나쁜 일이 생겨도 짜증나거나 분노하는 마음이 생기지 않도록 연습하는 것이다.

연습할수록 우리를 시험에 들게 하는 일들이 계속 많이 생길 것이다. 실패는 일상사다. 하지만 후흑의 훈련은 삶과 함께 생활과 더불어 훈련할 수 있기에 그 가치가 매우 크다. 후흑은 지속적인 노력이 필요하다. 연습과 실천에서 좌절하지 않고 다시 일어서는 '오뚝이'를 잊지 말기 바란다.

(3) 자신의 주장을 강하게 펼치지 않도록

우리 사회를 가만히 살펴보면, 현대 한국인들은 매우 존심이 세고 자기주장이 강하다. 학교에서도 그렇게 교육하는 것 같다. 자신의 장점을 내세우고 주장을 명확하게 하도록 말이다. 사실 존심이 강하고 자기주장이 강하면 스트레스를 받기 쉽고 감정 손상이 잘 온다. 존심과 주장은 상대적인 물질적 모습의 차원에 속하는 것이므로, 존심과 주장이 강할수록 반대급부로 상처받기 쉬운 일이 발생하는 법이다.

약간만이라도 제대로 마음공부와 훈련을 해보면 존심이 엉터리 허상이며 가짜라는 점을 알게 된다. 나의 존심은 내 육체의 건강과 미모, 태생의 우수성, 학벌, 두뇌력, 경제력 등등을 바탕으로 이루어진다. 하지만 이는 변화하는 허상일 뿐이다. 또 주장이나 주관이라는 것도 결국 나의 입장이나 생각이니, 다른 관점과 다른 생각이 충분히 가능하다는 사실을 깨달아야 한다.

그런데 흔히 우리는 나의 고정관념이나 생각과 주장을 강하게 내세우고, 상대방이 그것을 수용하지 않으면 분노하거나 우울해하곤 한다. 심지어는 폭력을 행사하기도 한다. 선입관의 고정관념을 갖거나 다른 이에게 그 주장을 강요하면 안 된다. 모두 쓸데없는 것에 집착해서 벌어지는 일이다. 참으로 안타까운 일들이다. 우리는 자신의 생각과 주장이 옳지 않을 수도 있다는 점을 알고 생활 속에서 행동하고 늘 점검해야 한다. 그래야 반대급부로 감정과 스트레스를 조절할 수 있다.

(4) 마음이 동요하지 않도록

우리는 평소에 "설마 나한테 그런 일들이……" 하면서 살지만, 직장이나 사회에서 생각하지도 못한 일들을 겪곤 한다. 이해되지 않는 상대방의 말과 행동, 경고 없이 들이닥치는 사건사고 등에 우리는 속수무책으로 스트레스를 받고 감정을 상한다. 욱하고 감정이 폭발하고 때로는 좌절하면서, 한번 신경 쓰기 시작한 '그놈의 일'은 계속해서 머릿속에서 사라지지 않는다. 또 지난 시절에 경험한 스트레스나 손상된 감정들이 분명 이미 지나간 일임에도 불구하고 끊임없이 꼬리를 물고 생각나서, 괜히 억울하거나 또는 분노한다. 이는 모두 평소에 집착과 망상의 버릇으로 인하여 쉽게 마음이 동요하는 까닭에 일어나는 것이다.

우리에겐 눈앞에 벌어지는 온갖 일들에 얽매이지 않고 쓸데없이 반응하지 않는 부동심不動心이 필요하다. 부동심은 여러 현상에 동요하지 않는 굳건하고 평정한 마음을 말한다. 우리 마음은 원래 부동심이다. 그런데 온갖 모습에 욕심을 내어 살아가는 스스로 만든 고약한 버릇으로 인하여, 현장에서 그리고 생활 속에서 스스로를 피곤하게 만든다. 스트레스와 감정 손상을 극복하려면, 온갖 일들의 경계에 집착하지 않는 부동심을 유지하도록 평소에 훈련하는 것이 중요하다. 생업에 반드시 필요한 것이 아니거나 이미 지나간 과거의 일이라면 그리고 결정적인 사실이 아니라면, 그런 일들에 더 이상 반응하여 스스로를 얽맬 필요가 없다. 그래서 가령 어떤 일이 생기면 우선 스스로 마음부터 다지고, 흔들리는 어떤 반응도 하지 않도록 차분하게 대처하도록 훈련하는 것이 필요하다.

　이런 '무반응의 부동심'이 처음부터 잘 되지는 않는다. 그러나 끊임없는 실패에도 불구하고 계속 반복해서 놓치지 않으려고 훈련하면, 어느 시점에서부터는 실천이 가능하다. 우리의 감정적 반응은 모두 마음이 헐떡이고 들뜬 것으로, 우리가 추구하는 행복하고 자유로운 인생에 전혀 도움이 되지 않는다. 평소 생활에서 부동심을 훈련하여 현장에서 늘 부동심의 힘이 있으면, 스트레스와 감정 폭발의 현장에서 드디어 효과가 나타날 수 있다. 또한 과거의 지나간 일로부터 자유롭게 되고, 미래의 일들에 대하여 불안과 공포감을 느끼지도 않는다. 부당한 자극에 반응하지 않는 부동심 훈련은 한편으로는 평소에 가만히 앉아서 스스로 부동심을 다짐하는 시간을 마련하고, 또 다른 한편으로는 현장에서 거듭된 실패에도 불구하고 부동심을 유지하는가를 확인하고 유지하려고 다짐하는 것을 반복하도록 한다.

(5) 세상의 주인공임을 놓치지 않고!

우리 조상들의 인생관, 세계관, 종교관은 우리 스스로가 우주의 주인공이라는 점을 명확하게 밝히고 있다. 주인공은 다른 것과 비교할 수 없는 '맑고 밝은' 것이므로 이 세상의 임자로서 인생의 존엄성을 세울 수 있으며, 우주의 모든 법칙을 자유롭게 굴릴 수 있다.

　단지 우리가 육체를 가진 존재인 까닭에 언젠가는 죽어서 없어질 육체로부터 자유롭지 못하고 이 세상의 물질적인 여러 모습 경계에 집착하여, 우리 마음 스스로가 주인공임을 망각하고 스트레스를 받고 감정을 폭발하고 또 괴로워하는 것이다. 그래서 평소 일상생활에서 비록 주인공인 마음이 생각을 일으켜 여러 일들을 하더라도, 온갖 모습의 경계에 물들지 않도록 해야 한다. 이 훈련이 아주 중요하다.

그 구체적인 방법은 아침 기상이나 밤중 취침은 물론이요 낮 시간에 사회 활동을 하면서 수시로 자신을 점검하는 것이다. 아침에는 "오늘 하루도 자성의 주인공이 여러 경계에 물들지 않도록 하자." 하고 다짐한다. 낮 시간에 활동을 하면서는 "주인공이 육체와 여러 물질적인 모습을 잘 다루고 있나." 하고 수시로 확인하면서 끊임없이 반성한다. 즉 사회생활에서 일어나는 온갖 모습의 경계에 흔들리지 않는가를 확인하면서 마음의 힘을 기르는 것이다. 그리고 취침 때는 "오늘 하루도 주인공이 온갖 모습 경계에 집착하지 않고 모습을 잘 다루었나?" 하고 점검을 하면서 하루를 마무리한다.

자기 자신이 주인공임을 수시로 확인하고, 눈앞에 나타나는 온갖 물질과 사건 사고와 현상 등의 모습에 집착하지 않도록 점검하는 훈련은 감정과 스트레스 조절에 아주 강력한 효과가 있다. 꾸준히 노력해서 스스로 이 세상의 주인공임을 알고, 온갖 일들을 실행하는 수준까지 도달하도록 공부하는 것이 바로 우리 인생을 한바탕 축제로 만드는 일이라고 하겠다.

평소 감정 조절 훈련법

- 1번 훈련법 : 여러 생각을 내려놓고, 호흡에 의식을 집중하기
  편안한 들숨과 날숨의 상태나 길이 등에 정신을 집중하거나, 들락날락하는 아랫배의
  움직임에 깨어 있는 상태를 유지하면서 정신을 집중하는 훈련을 1일 15분이나 1시간
  정도 꾸준하게 함
- 2번 훈련법 : 마음의 기복을 다스리는 후흑
  일이 생길 때마다, 생활 속의 어떤 상황에도 흔들리지 않는 '절대 뻔뻔함'을 스스로 다
  지는 훈련을 매번 반복함
- 3번 훈련법 : 자기주장을 펴지 않기
  평소 자신의 생각, 관념, 의견 등을 상대방에게 한번 정도 이야기하는 선에서 끝내고,
  상대방이 받아들이지 않아도 강하게 주장하지 않도록 점검하기
- 4번 훈련법 : 부동의 마음
  눈앞의 여러 상황에 마음을 빼앗기지 않는 '절대 고요함과 담담함'을 스스로 다지는
  훈련을 하루에도 몇 번씩 반복함
- 5번 훈련법 : 내 마음이 이 세상의 주인임을 잊지 말기
  기상 직후, 아침, 점심, 저녁, 취침 전을 막론하고, 하루에 몇 번씩 스스로가 이 세상의
  귀중한 주인공임을 상기하고 스트레스와 감정을 조절하기

내가 세상의 주인공임을 수시로 확인하자.

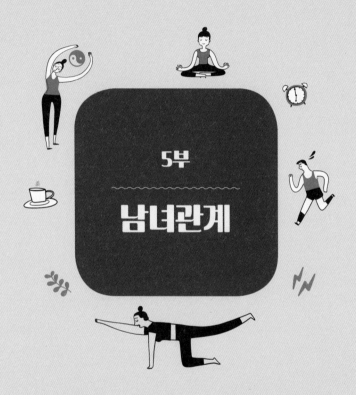

5부

남녀관계

50 정을 비축하고 단련하자

정精은 신체의 근본이 되는 지극한 보물이다. 따라서 정을 긴밀하게 잘 저장하는 것이 건강에 가장 중요하다. 한의학에서 말하는 정은 정액을 포함하며, 핵심적으로 정제된 물질을 말하는 것이다. 질병은 생활 속에서 일어나는 법인데, 남녀의 음양 관계는 음식, 감정, 거처 등과 함께 인간 생활에서 절대적인 부분을 차지하여 많은 질병을 일으키는 요인이 된다. 건강과 관련된 남녀 교합의 요점은 정을 잘 비축하는 것이다. 《동의보감》에서는 세 가지 측면에서 정을 비장하는 생활 속의 방법을 말하고 있다.

우선 욕화慾火를 조절하여 정기를 쌓는다. 마음에 욕화가 많으면 정을 손상하니 절제하지 못하면 장수하지 못한다. 마음을 고요히 하여 욕화를 가라앉히는 법이 장수의 비법이다. 정과 욕화의 관계는 임상적으로 유정遺精(자신도 모르게 정액이 배설되는 증상)에서 잘 발견된다. 정액을 저장하는 기운은 신장의 양기이지만 이를 통제하는 기운은 심장의 양기이므로 욕화가 심장의 기운을 충동하면, 흥분된 화기火氣가 신장의 기운을 자극하여 멋대로 유정하게 된다. 이처럼 심신이 절제를 잃어 정을 관리하지 못하므로, 보고 듣는 자극을 이기지 못하고 소변 등과 함께 정액을 배설하는 것이다. 따라서 정을 보관하는 신장의 양기를 보강하기 위해서는 양심養心하는 것이 알맞다. 보편적으로 40세 이전에 방탕한 생활을 많이 하면 40세가 지나서 신체가 곧 쇠퇴함을 느끼게 된다. 일단 신체가 쇠퇴하기 시작하면 질병이 일어나기 쉽다. 이런 때를 맞이하여 잠시라도 예방과 치료를 게을리하면 구제하지 못할 큰 병에 걸리고 만다. 그 이유는 정기가 쇠하여 병에 대한 저항력이 지극히 약해지기 때문이다.

둘째로 담백한 음식물로 정기를 보강한다. 한국의 성인 남자들이 흔히 정을 보충하기 위하여 별스런 건강식품을 많이 찾는 현상은 특히 점점 심해지고 있다. 그러나 정을 보충하기에 가장 좋은 식품은 담백한 오곡五穀 위주의 식단이 알맞다. 음식물 중에 오곡이 그래도 편벽되지 않은 기운을 지녔기 때문이다.

마지막은 정을 단련하는 비결이다. 자시子時(23~01시)에 남자의 양물이 일어나는 법이다. 만약 양기가 부족하면 인시나 묘시까지 미루어진다. 밤중에 일어나서 두 손바닥을 문질러 열이 생기면 한 손으로 귀두를 움켜쥐고, 또 한 손으로 배꼽을 가린 다음에 정신을 배꼽에 집중하는 것이다. 그리고 취침 시에 항상 손으로 귀두를 움켜쥐고 자는 버릇을 들이면 정을 비장하여 양기가 강해지고 장수하게 된다.

- 건강 양생을 위해서는 생명의 근본이 되는 정을 비축해야 한다
- 먼저, 스트레스의 욕화를 조절해야 한다.
- 둘째, 오곡 중심의 담백한 음식물을 섭취해야 한다.
- 셋째, 정을 단련해야 한다.

51 신장과 비장을 보익하자

예로부터 젊음을 유지하는 건강 장수 회춘법에 대한 한의학의 기초 이론에는 크게 두 유파의 주장이 있다. 하나는 부모로부터 물려받은 선천의 신장腎臟 기운을 중시하는 것이고, 또 다른 하나는 후천적인 비장脾臟의 기운을 중시하는 견해이다. 겉으로는 상반되어 보이는 이 이론들은 실제 임상에서 아주 중요하게 취급되고 있으며, 건강 장수에서도 중요한 의미를 갖는다.

정력과 신장의 기운

신장의 기운은 바로 그 사람의 정기精氣 또는 양기陽氣를 말한다. 정기란 생명의 근원이고 생체 활동에서 가장 중요한 물질이다. 따라서 신장 정기의 충실 여부가 건강 장수와 직결된다. 옛 명의名醫들은 "장수 양생을 잘 하는 이는 반드시 그 정精을 중히 여긴다."고 강조하였다. 그리고 이런 장수 양생은 육체적인 측면뿐만 아니라 정신적인 면도 포함된다. 신장의 정기, 즉 정수는 골수나 뇌수와 직결되기 때문이다. 요즘 고령화 사회를 맞이하여 노인 치매가 사회적 이슈가 되고 있는데, 정기가 충족하면 신체적으로 강건할 뿐만 아니라 정신적으로도 건전해져 건망증, 중풍, 치매, 골다공증 등의 질병에서 자유로울 수 있다.

　고대로부터 강조된 신장을 보익하는 이론은 명의名醫 엄용화嚴用和 선생이 "비장의 기운을 보익하는 것이 신장의 기운을 보익하는 것만 못하다."[補脾不如補腎]고 주장한 후, 더욱 광범하게 쓰였다. 그 내용으로 우선 신장의 정기를 보호하려면 절욕이 중요하다고 주장한다. 정기를 보전하려면 절도 있는 생활과 욕망을 절제하는 것이 필수적이다. 옛글에도 "방사를 함에 정이 고갈되지 않도록 하라……　몸이 쇠약해져는 안된다."고 하였다. 수명의 원천을 견고히 하려면 색욕을 경계해야 한다는 말씀이다. 여기서 절욕이란 결코 욕망을 완전하게 끊으라는 뜻이 아니다. 인간은 남녀 음양의 관계를 완전하게 끊어서 교합하지 못하면 여러 가지 울화증鬱火症이 나타난다. 절도 있는 적절한 조화를 얻어야 장수하는 것이다.

　다음으로 신장의 기운을 돋우는 데 수화水火의 조절이 필요하다는 것이다. 인체에서 신장의 기운이 가장 근본이 되므로 신장은 수기水氣와 화기火氣를 모두 간직하고 있다고 볼 수 있다. 신장의 수기인 진음眞陰은 진액을 영양하는 자신滋腎이 필요하다. 신장의 화기인 진양眞陽은 온양溫陽하는 것을 요한다. 이런 신장의 정기를 돋우려면 진음과 진양을 고르게 보익할 필요가 있다. 한쪽으로 지나치게 편중하면 큰 화를 초래한다.

　젊어서부터 신장의 기운이 손상되기 쉬운 사람이 이처럼 신장의 정기를 보익해야 하는 경우에 해당된다. 예를 들어 밤중에 식은땀이 나거나 낭습증이 있으며 한 번씩 손발에 열이 난다거나 자신도 모르게 온몸이 화끈거리면서 무력감이 드는 경우, 기침이 만성적으로 변하고 가래가 생기며 등줄기가 차가워지면서 정력이 감퇴되는 등의 증상은 신장의 정기가 허약한 경우이다. 또 여성이 처녀 시절부터 생리 기간이 짧거나 양이 적고 생리통으로 허리까지 아픈 경우에는 신장의 정기를 보익할 필요가 있는 경우에 속한다. 신장의 정기를 보익하는 것에는 구기자, 산수유, 육종용, 하수오, 잣이 있는 수정과, 마즙, 잣죽 등과 이들을 이용하는 전골 등의 약선 요리가 좋다.

비장의 기운과 건강 장수

이번에는 비장의 기운을 중시하는 입장을 살펴보자. 예로부터 "신장의 기운을 보익하는 것이 비장의 기운을 보익하는 것만 못하다."[補腎不如補脾] 하여 후천적인 비장의 기운을 중시하는 유파의 주장이다. 비장은 흔히 비위脾胃라고 하는데, 크게는 입에서 똥구멍까지의 소화기를 말하는 것으로 이해하면 된다. 신장의 기운이 선천적이라면, 태어나서 음식물을 먹고 영양하고 배설하는 비위의 작용은 후천적인 기운에 속한다고 본다.

비위는 오행으로 토土의 기운에 속한다. 토는 중앙에 위치하여 사방에 영양을 공급하는 기능을 첫째로 한다. 이렇게 전신을 영양하는 대표적인 비위의 장기가 바로 비장이다. 사람은 태어나서 입으로 음식을 섭취하고 코로 호흡을 하여 진기眞氣를 보충하여 살아가므로, 후천적인 비위가 매우 중요하다. 만약 음식 섭취가 여의치 못하여 지기地氣가 부족하면, 비장의 기운이 부족해져서 살이 빠지거나 팔다리에 힘이 없고 무력해져서 몸이 천근만근 무겁고 자꾸 눕거나 앉고 싶어지며 안색이 나빠진다. 음식은 땅에서 나므로 지기地氣이고, 호흡은 허공에서 이루어지므로 천기天氣로 본다.

비위의 중요성을 주장하고 여러 임상 처방을 창안한 사람이《비위론脾胃論》의 저자인 이동원李東垣 선생이다. 그는 음식물로부터 영양 물질을 자기화하는 토기土氣의 작용을 중시하여 '비위론'을 창안하였다. 토는 오행五行 중의 하나로 토의 통합 작용은 외부로부터 섭취한 음식물의 미세한 영양 물질을 온몸에 잘 퍼지게 하여 심장의 순환 작용[火], 신장의 이수利水보양 작용[水], 폐장의 호흡 조절 작용[金], 간장의 저장 및 해독 작용[木]을 원활하게 하는 기틀을 조성한다. 이러하니 출생 후의 후천적인 비위의 조리調理가 건강 장수에 중요함을 알 수 있다.

동원 선생의 이론 중에서 가장 중요한 것이 바로 '보중익기탕補中益氣湯'이다. 말 그대로 중기中氣인 토기를 보익하여 전신의 원기를 북돋우는 처방이다. 평소에 입이 짧고 식사량이 적으며 살이 야위고 피부가 흰편이며 기운이 부족한 사람에게 적용된다.

환절기마다 감기 증상으로 고생하는 경우(토는 계절이 바뀌는 시기에 조절하는 역할을 한다), 팔다리가 몸통에 비해 길어서 활동적인 사람이 힘이 없거나 몸살을 앓는 경우(팔다리는 몸통에 대하여 사방에 해당하므로 비위의 토기와 관련된다), 여성이 얼굴이 흰 편으로 손발이 차고 소화력이 약하면서 적은 양의 하혈을 지속적으로 하는 경우(토기의 통합 작용이 허약하여 자기화 작용이 부족하므로 허증의 자궁 출혈이 나타난다), 어깨 · 허리 · 무릎 등이 아프고 무력하여 축 처지는 경우(중기가 약하여 기운이 전체적으로 밑으로 처지는 것이다) 등에 훌륭한 효과를 나타낸다.

비위지기脾胃之氣를 돕는 데 간편하게 마실 수 있는 숭늉이 좋다. 백출, 황기, 육계, 대추, 생강 등을 우린 한방차도 좋다. 식사 직후에 맹물을 먹지 말고 항상 음식을 꼭꼭 씹어 침과 함께 삼키는 것이 비위의 토기를 건강하게 하는 한방 건강 장수법이다.

◀◀◀ 우아한 건강법

- 비위 학파의 주장 : 정력과 체력에는 소화기의 기능이 중요하므로, 평소 소화가 잘 되도록 음식을 섭취해야 한다.
- 보신 학파의 주장 : 정력과 체력에는 비뇨생식기의 기능이 중요하므로, 평소 비뇨와 생식 기능에 주의해야 한다.

52 잠자리를 두렵게 여기자

한의학의 건강 양생에서 흔히 "하늘로부터 타고난 수명은 정기精氣를 낭비하지 않은 자만이 누릴 수 있다."고 한다. 남자 단독의 양陽으로만 생명을 탄생시킬 수 없으므로, 남녀의 결혼은 인간 세상의 인륜人倫이다. 그러나 정기를 보존하는 입장에서 사람은 부부간의 잠자리를 두렵게 여겨야 한다. 사람의 정기는 유한하며 욕심은 끝이 없다. 과도한 성욕을 닫지 않으면 정기의 창고는 쉽게 고갈된다.

젊은이는 색욕色慾을 절제하기 어렵지만, 교육을 통해 절제하는 습관이 노년까지 이르도록 하면 우수한 양생 실천자가 된다. 또한 욕심이 줄어 마음이 한가해진다.

정의 보관을 귀하게 여김
절욕絶慾을 말하는 것은 아니다. 남녀 화합의 도리가 끊어지면 안 될 터이다. 단지 긴밀하게 정기의 닫음을 귀하게 여김으로써 타고난 성품과 건강을 지키자는 것이다. 남자는 정精이 중심이고 여자는 혈血이 주가 된다. 남자는 정이 왕성하면 성교를 생각하고, 여자는 혈이 왕성하면 잉태를 생각한다.

가령 20세 남자는 4일에 한 번, 30세 남자는 8일에 한 번, 40세 남자는 16일에 한 번, 50세 남자는 20일에 한 번 사정하는 것이 적당하다. 나이 60세 남자는 마땅히 정기를 닫아 사정하지 말아야 하나, 만약 아직도 기력이 장성한 자는 억지로 성욕을 참을 필요가 없다. 오랜 기간 사정하지 않으면 이로 인하여 감정 손상과 큰 종기 등이 생기기 때문이다. 이성에 대한 생각과 욕망은 끝이 없는데 원하는 바를 전혀 이루지 못하면, 넘치는 욕망으로 온갖 증상이 나타난다.

정의 저장과 마음가짐

몸을 피로하게 하지 말고 마음을 고요하게 하면, 장수할 수 있다. 건강 장수에 정은 보배가 되므로 마땅히 비밀스럽게 잘 간직해야 한다. 정은 생명력의 근원이므로 헛되이 버리면 안 된다. 만약 정을 버리면 당장에 손상을 느끼지 못해도 빨리 노쇠하여 죽는다. 사물을 듣고 보는 것은 감정을 크게 흔들고, 애정은 마음을 얽어매어 생각을 일으킨다. 이런 집착으로 낮에는 자주 헛된 망상을 일으키고 밤에는 꿈속을 헤맨다. 이처럼 끝없는 욕망을 따르면 영혼이 피폐하여 흩어지므로 몸에 깃든 정기가 쇠퇴한다.

마음 내키는 대로 뜻을 일으키고 극한에 이른 감정을 스스로 절제할 줄 모르면, 정기가 허손虛損한다. 그러므로 뜻과 감정을 잘 조절하여 정기를 간직하면 건강 장수할 수 있다. 결국 사람이 타고난 수명을 누리는 것은 심신을 조절하는 데 있다. 휴식해야 할 때 휴식할 수 있다면 건강 장생하게 된다. 그러나 감정이 내키는 대로 행동하면 그 목숨이 아침 이슬 같은 신세가 된다.

지나친 욕망으로 정이 손실되어 간정肝精이 견실하지 못하면 눈이 아른거리고 눈에 빛이 없게 되며, 폐정肺精이 견실하지 못하면 피부와 근육이 말라 수척해지고, 신정腎精이 견실하지 못하면 정력이 감소하고, 비정脾精이 견고하지 못하면 신체가 마르고 치아가 흔들려 빠지게 된다. 그래서 오장의 진정眞精이 소모되면 질병이 생겨 결국 죽음에 이르게 된다.

◆◆ 우아한 건강법

- 한의학은 현대 의학과 달리 생식의 정이 오장의 정과 연계된다고 본다. 그래서 생식의 정과 오장의 정을 잘 간직하는 것을 귀하게 여긴다.
- 정을 잘 저장하려면 휴식과 마음의 안정과 조절이 중요하다. 지나친 감정과 욕망으로 정이 손실되면 질병이 생겨 결국 죽음에 이르게 된다.

53 지나친 관계를 삼가자

성교를 강제로 하는 행위는 신체를 매우 크게 손상한다. 억지로 남녀 성교에 힘을 쓰면 신기腎氣가 손상하여 골격이 무너진다. 정기가 소모되고 신장이 손상되어 뼈 안의 골수가 말라 요통으로 허리를 굽히거나 뒤로 펴지 못하게 된다. 또 과다하게 억지로 성교한 자는 정기가 고갈되어 몸이 마르고 쇠약해져, 가슴이 두근거리고 잘 놀라고 꿈에 정액을 배출하고 소변 후에 소변 방울이 흐르게 된다. 증상이 심해지면 소변 색이 혼탁하고 발기가 잘 안 되고 아랫배가 땅겨서 통증이 생기고 얼굴은 칙칙하게 검게 되고 귀도 잘 들리지 않게 된다. 결국 수명을 단축하는 것이다.

신체 상태에 따른 남녀 성교의 금지

몸 상태에 따라 성교를 삼가는 것이 필요하다. 만약 배가 부른 상태로 성교하여 피로하게 되면, 혈기血氣가 정상 궤도를 이탈하여 위장과 대장에 스며들어 대변에 피가 나오고 복통이 생긴다. 크게 술 취한 상태로 성교하면 기운이 고갈되고 간장이 상하여, 남자는 정액의 양이 줄어 음위陰痿가 되어 발기가 안 되고 여자는 어혈로 인하여 생리 불순과 생리통이 일어난다.

어떤 감정을 품고서 성교하는 하는 것도 신체에 손상이 크다. 분노의 감정을 가지고 힘이 다하도록 성교를 하면, 정기가 허虛하고 기운이 울체하여 큰 종기가 생기기 쉽다. 또 두려운 감정을 가지고 성교를 하면, 음양 순환이 불균형하여 팔다리가 차갑게 되며 낮과 밤에 수시로 땀이 나서 결국 만성적인 허손虛損 병이 된다.

소변을 억지로 참고 성교를 하면, 임질(비세균성)이 생겨서 소변을 볼 때 음경 통증이 생기고 얼굴 혈색이 변하며 간혹 배꼽 아래의 소복부가 갑자기 송곳으로 찌르는 것처럼 죽을 것 같은 통증으로 고생을 한다. 또 질병으로 건강이 손상된 상태에서 성교를 하거나 최음제 등을 자주 섭취하고서 과도한 성교를 하면, 시간이 갈수록 병이 깊어져서 살은 여위고 뼈는 삭아서 불치의 고질병이 생긴다.

먼 길을 걸어 피로하거나 과로한 운동 후에 성교를 하면, 몸에 손해가 되어 신체가 허약해져 오장이 모두 허약한 오로五勞 허손이 된다. 또 감기나 독감이 제대로 완치가 되지 않은 상태로 성교를 하면, 몸속 깊이 사기邪氣가 침투되어 만성피로와 근육통이 생기며 다양한 고질병을 남긴다. 다쳐서 생긴 상처가 낫기 전에 성교를 하면, 혈기가 잘못 순환되어 상처가 악화되기 쉽다.

여성의 경우에 월경이 끝나지 않은 상태에서 성교를 하면, 피부에 반점이 생기고 냉기가 몸 안으로 들어가 얼굴과 몸이 마르며 누렇게 되어 불임하게 되므로 조심해야 한다.

일상생활에서의 금지

너무 환한 조명에서의 성교는 평생을 피해야 하는데, 생체 기운이 너무 쉽게 빠져나가서 심장과 혈액순환에 장애가 발생하고, 진음眞陰 진양眞陽의 호르몬이 손상되므로 피로하게 된다. 또한 성교 후에 곧바로 목욕하는 것을 금해야 한다. 마음의 욕화가 불같이 치열하게 일어나서 남녀 성교가 시작되므로, 이런 상태를 '욕화慾火 치성熾盛'이라고 한다. 그래서 성교 후에는 반드시 신체에 과도한 열이 나고 땀이 나므로 자연풍이나 수건으로 열과 땀을 말려야 한다. 만약 이런 상태에서 물에 들어가면 항진된 열이 갑자기 울체鬱滯되어 고질병이 된다.(성교 후에 땀이 났는데 선풍기나 에어컨 등의 바람을 강하게 맞으면 마찬가지로 고질병이 생긴다.)

한의학의 관점에서 성교를 하면 남녀 모두 그 욕화로 인하여 삼초三焦, 심心, 비脾, 신腎, 간肝 등의 기혈氣血이 반드시 이동하여 성적인 분비물로 변화하여 성기에 모인다. 결국 성교의 정액이나 분비물은 인체 여러 장기의 정미로운 물질이 변화하여 성교의 물질이 되는 것이다. 이를 단순히 체액이나 단백질로 보는 현대 의학과는 다른 입장이다.

- 지나친 남녀 성교는 정기의 손상을 가져오고 피로와 노화를 촉진한다. 생식의 정이 오장의 정과 상통하기 때문이다.
- 음주로 취한 상태로 성교하거나, 폭식하고서 사랑을 나누거나, 분노심으로 관계하거나, 성교 후 찬물에 샤워하고 선풍기나 에어컨을 켜는 생활은 삼가야 한다.

54 태교에서 출발하자

남녀의 성생활을 이야기하면서 태교胎教를 언급하지 않을 수 없다. 이는 개인적으로도 중요하며, 국가적 차원에서도 아주 중요하다. 현대 한국에서는 서구 물질과학 문명에 경도되어 우리의 태교 정신과 가치를 이해하지 못하고 있는데, 이는 사회적으로도 비극이다.

태교는 아주 중요한 양생법이다. 개인의 건강한 삶뿐 아니라 후대의 건강과 운명을 결정하기 때문이다. 태교는 남녀 성생활 및 생식 의학과도 관련되며, 출생 후의 육아 분야와도 직접적으로 연계된다. 여기에서는 한의학의 양생과 관련된 태교에 대해 집중하여 살펴보기로 하자.

생명 탄생

태교는 양생에서 아주 중요한 부분을 차지한다. 그 이유는 태교가 생명 탄생의 본질에 관련되기 때문이다. 생명 탄생은 또한 생사 문제와도 직결되므로, 결국 생명의 의미와 본질 그리고 생사에 대한 입장이 명료해야 태교에 대한 올바른 가치를 알게 된다.

고대와 중세 동북아시아 유불선 문화를 바탕으로 탄생한 한의학의 양생은 삶과 죽음을 하나로 본다. 생체 기의 취산聚散 관계로 삶과 죽음을 살피고 받아들인다. 즉 우주 자연의 대기大氣가 어떤 계기를 바탕으로 모이면 생명을 이루고, 어떤 조건을 만나서 흩어지면 죽음을 맞이하는 것이다. 또 정기신精氣神이 합일한 것이 생명 현상이고, 정기신이 흩어지는 것이 죽음이다. 육체의 정精, 생명 에너지인 기氣, 정신과 영혼 차원의 신神이 각각으로 분리되는 것이 죽음이다. 이런 삶과 죽음에서 우리의 영원한 자성自性이 바로 생명 탄생의 주인공으로서, 어떤 여건이 구비되면 생명 에너지 그리고 물질적인 요소와 융합하여 생명이 탄생하는 것이다.

생명의 시작과 태교의 중요성

태교의 중요성은 성품과 기질의 형성에 있다. 태교에서 인간 성품과 기질의 형성 내용은 이렇다. 부모의 정자와 난자가 서로 만나서 부정모혈父精母血의 결합으로 탄생한 생명체는 모체의 자궁에 착상하여 신神이 안착함으로써 생명현상을 영위한다.[*] 1차적으로 수정난의 상태와 수준에 상응하는 신이 머무는 것에 의거하여, 2차적으로 임신 10개월의 상황에 따라서 태어나는 아기의 성

* 우리 조상들이 모체의 뱃속에서부터 생명 활동이 이미 시작한 것으로 파악하여 뱃속 나이를 쳐주는 이유이다.

품과 기질이 결정되는 것이다.

이런 생명관은 한의학의 정기신 합일론에서 유래했으며, 생명의 가치를 생각하는 기준이 되기도 한다. 그래서 태교는 부모가 임신 이전에 좋은 정자와 난자를 만들기 위하여 삼가 조심하는 근신에서부터 1차적으로 시작하는 것이다. 흔히들 태교를 임신한 여성의 몫으로 알고 있는데 이는 태교의 일부 내용만 아는 것이다.

사람이 타고난 기질은 습성(버릇)으로 나타나며, 흔히들 말하는 '체질'도 기질의 편중성으로 나타나는 정신적이고 육체적인 편벽성을 말한다. 1차적으로 생명체를 구성하는 정기신의 수준과 상태, 그리고 2차적으로 모체의 10개월 임신 기간 동안 성정의 편중과 생체 기운 순환의 편벽성이 인체 기질의 차이성을 만들고, 오장五臟의 대소강약大小强弱을 결정하여 체질이 형성된다. 얼굴 생김새, 몸통의 특성, 질병 발생의 유형, 버릇, 취향, 재주 등등으로 개인별 체질 현상이 나타나는 것이다. 이처럼 사람은 타고난 체질의 차이성, 특이성, 한계성 등을 가지므로 다양한 개체성을 보인다.

태교는 인간이 형체를 갖추고 탄생한 이후에 행해지는 육아와 교육의 다양한 수단과 처치에 비하여, 교육적 · 경제적 · 보건 의료적 측면에서 훨씬 가성비 높고 고효율적인 방법이다. 이는 뱃속에 깃들었을 때 밝고 성스러운 덕德을 기를 수 있기 때문이다. 형체가 이루어지기 전의 가르침은 마음이 쉽게 따를 수 있으나, 이미 형체가 이루어진 후의 가르침은 습관이 되어 그 성품을 고치기 어렵다. 이것이 태교가 중요한 까닭이다. 인체 형성의 시작부터 좋은 습관을 가지도록 준비하자는 뜻이 바로 태교라고 할 수 있다.

인간의 습관은 정신적·육체적 장애를 낳기도 하고 일생 동안 온갖 영향을 끼친다. 태교를 포함한 동북아시아의 양생법은 바로 이 습관을 교정하여 온전한 정기신을 간직한 사람이 되자는 것이다. 후천적 교정의 노력 과정이 바로 양생이고 교육이라고 한다면, 개인의 체질을 알고서 훈련을 통하여 개선하는 것이 양생과 교육의 가치라고 할 수 있다. 타고난 선천적 한계성을 극복할 수 있다는 가능성을 목표로 교정, 수정, 보완하는 것이 바로 태교와 연계되는 한의학의 양생 자세가 된다.

태교의 3단계

《태교신기胎敎新記》는 1800년경 조선 정조 때의 여성 사주당師朱堂 이씨李氏가 한문으로 짓고, 그의 아들 유경柳儆이 한글로 해석한 태교에 대한 책이다. 현대적인 입장에서 보면 유교적 측면의 경직된 내용도 다소 있지만, 태교에 대한 경각심을 불러일으킬 정도로 중요한 내용을 간직하고 있다. 특히 요즘과 같은 저출생 고령화 사회에서 한두 명의 자식 교육에 온갖 열정을 쏟고 있는 형편을 감안한다면 여러 차원에서 참고할 바가 크다.

먼저 사람 기질의 유래에 대하여 "사람의 성품은 하늘의 이치를 근본으로 하고, 그 기질은 부모로부터 만들어진다. 기질이 한쪽으로 치우치면 점점 타고난 성품을 가리게 되므로, 부모는 마땅히 낳고 기르는 것을 삼가 근신하지 않을 수 없다."고 하여, 임신 중에 결정되는 기질의 편중성을 짚으며 태교를 통한 기질의 조절을 강조하고 있다.

태교와 스승의 가르침에서는 "부모가 아이를 낳고 기르는 것과 스승의 가르침은 모두 한 가지이다. 그러므로 스승의 십 년 가르침이 어머니가 임신하여 열 달 기르는 것만 같지 못하고, 어머니가 열 달 기른 것이 아버지가 하루 낳는 것만 같지 못하다."고 하여, 태교의 핵심 사항이 되는 선천적인 '아버지의 낳으심'과 '어머니의 기르심'의 중요성을 강조하고 있다. 이점에서 태교는 단순한 임신 기간 동안이 아니라 임신 전에 부모가 되는 이의 근신을 말하고 있다는 것을 명심해야 한다.

남성들은 특히 아버지의 하루 낳으심의 중요성을 새삼 각인하고 근신해야 할 것이다. 야동과 컴퓨터 게임에 음주가무로써 청춘의 에너지를 소모하는 일을 삼가고 몸과 마음을 가지런하게 하여, 정기신을 합일하도록 노력하여야 한다. 그리고 이런 청춘의 태교에 대한 교육은 중고등학교와 대학 교육 현장에서부터 이루어져야 할 것이다. 지속적으로 반복 교육을 해야 청년들이 충분한 인식을 가지고 실천하게 될 것이기 때문이다.

태교에서 남성의 책임은 '허욕의 절제'와 '사기의 침습'을 막는 환경을 견지하는 것이다. 허욕은 울화가 상승하여 태아에게 기질의 편중성을 더욱 편벽되게 할 것이며, 온도·습도·풍도 등 육기六氣의 조절을 통한 사기의 침입을 방지하는 것은 생명 현상 발현의 좋은 조건을 조성하는 것으로 이해할 수 있다.

여성의 책임은 임신 기간에 중용에 알맞도록 처신하는 것이다. 흔히들 중용이나 예의 등을 말하면 고리타분한 공맹孔孟의 경직된 유교를 말하는 것으로 여기고 배척하곤 하는데, 중용과 예의는 인생의 의미를 바로 알고 사회생활을 하자는 것일 뿐이다. 중용은 물질 현상 등의 온갖 모습에 떨어지는 변견의 편중성과 편벽성을 극복하자는 생활 태도이며, 예의는 질서와 배려 그리고 정의로움을 말하는 생활 자세로서 현대적으로도 그 가치가 충분하다.

이와 같이 태교의 1단계는 부모가 될 남녀가 아이를 가지기 전에 삼가 근신하여 정자와 난자를 잘 간직하고 임신함으로써, '좋은 마음(영혼)'이 깃들도록 하여 훌륭한 생명체 탄생을 이루자는 것이다. 좋은 마음이 깃들어서 아이의 기질이 한쪽으로 크게 편벽되지 않으면 않을수록, 그만큼 청정淸淨한 자성自性의 참된 성품이 발현되므로, 태교가 되는 것이다.

태교의 2단계는 스승의 10년 교육보다 더 중요한 임신 10개월 동안에 허욕을 절제하고 사기의 침습을 막고 배려와 양보의 생활을 실천함으로써 후세의 기질을 잘 '기르자는' 것이다. 부정모혈의 만남으로 이미 만들어진 부분은 어찌할 수 없으나, 임신 동안에 아직 아기의 육체적ㆍ정신적 작용이 미약하여 충분히 수정 보완할 수 있으므로, 10개월의 기간에 기질을 고르게 하고 심신의 건강을 유지하도록 태교를 실천하는 것이다.

태교의 3단계는 출생한 아이의 0세부터 3세까지의 육아를 말한다.

자아를 찾아가는 사춘기 전에 가장 큰 영향을 미치는 사람은 육아 보호자이다. 전통적으로 보호자는 너무나 당연히 부모가 되었지만, 한국 사회도 최근 급격한 발전과 변화로 인하여 다양한 문제가 발생하고 있다.

최근 연구*에 의하면 0세에서 3세까지의 아기가 받는 생명 보호의 위기감으로부터 유래하는 '애착손상'*이 성장 후에도 잠재적인 큰 영향을 미쳐서, 육체적·정신적 문제를 야기하고 심지어 원활한 사회생활을 방해한다고 주장하고 있다. 이 시기에 애착 형성이 제대로 되지 않으면 평생에 걸쳐 두고두고 트라우마를 남긴다는 것이다. 애착손상의 트라우마는 다른 트라우마로 이어질 가능성이 높다. 가령 학교에서 놀림당하고 왕따의 표적이 되는 것이 일반적이며, 여자 아이는 대개 자신감이 없고 자기표현이 서툴러서 학대 표적뿐만이 아니라 성추행과 성폭행의 대상이 되는 경우가 많다. 또 집중을 잘 못하여 ADHD(주의력결핍 과잉행동증후군) 진단을 쉽게 받고, 공부에 호기심과 즐거움이 없으므로 아이들이 시들시들하다. 그러다가 어떤 한 가지에 빠지면, 푹 빠져서 중독되기 쉽다. 게임 중독, 섹스 중독, 도박 중독 등으로 이어지는 경우가 흔하다. 또 성인이 되어도 나아지지 않는다. 연인관계, 이성관계, 동료관계에서도 어려움을 겪고, 배우자와

· 《정서적 흙수저와 금수저》(최성애, 조벽 지음. 해냄 출판사. 2018)를 참조하였다.

: 최근 출산후 0~3세 영유아기의 행복한 육아가 매우 중요함을 극명하게 보여주는 연구 결과가 발표되었다. 바로 '애착(愛着)손상'이다. 만약 '두뇌도 다 자라지 않은 갓난아이가 뭘 알까'라고 생각하는 부모나 예비부모라면, 반드시 꼭 알아야 할 개념이 바로 애착손상이다. 여기서 말하는 '애착손상'은 위기상황에 처하거나 중요한 욕구가 있을 때 '돌봄'을 기대한 대상(부모, 조부모, 친척, 보모등)으로부터 버림받은 상처를 말한다.

의 관계에서도 문제가 발생할 확률이 아주 높다. 연인 사이에서는 집착 문제를 일으키는 경우가 많다. 가령 잠시만 떨어져도 버림받을 것 같은 불안감이 생기는 것이다. 부부 문제로 상담 센터를 방문하는 상당수는 근원적으로 애착손상의 문제가 있다. 모든 애착손상이 다 사이코패스로 이어지지는 않지만, 외연화되어 타인에게 해를 입히기도 하고, 내면화되어 우울이나 자살로 가는 경우도 있다. 외연화 또는 내면화에는 유전적·환경적 소인이 복잡하게 작용한다.

그래서 심신이 미성숙한 아기를 부모나 가까운 친척이 직접 양육하는 사회적인 분위기 조장이 필요하며, 이를 위하여 출산만 강조하는 국가정책에서 아기 양육의 행복을 부모나 친척이 함께 느낄 수 있도록 지원하는 제도적인 정책이 마련되어야 할 것이다.

태교의 4단계는 3세 이후에 16세 청년이 되기까지 부모가 자식을 하나의 독립된 인격체로 인정하고 양육하는 것이다. 비록 아이가 육체적으로 부모의 정혈을 빌려서 태어났지만, 정신적으로 그 부모의 수정란을 선택한 것은 아이의 주체적인 성품이 확연하므로, 아이를 하나의 독립된 인격체로 인정하고 교육해야 한다. 이는 다음 장에서 이어서 이야기하겠다.

◆◆◆ 우아한 건강법

태교는 남녀 성생활 및 생식 의학, 출생 후의 육아와 직접 연계되고, 당대뿐 아니라 후대의 건강과 운명도 결정하기 때문에 아주 중요한 양생법이다. 한의학에서는 크게 4단계로 구분한다.

1. 태교의 시작

아이를 가지기 전부터 건강을 챙겨서, 건전한 정자와 난자를 마련하도록 한다. 원하는 임신의 1년이나 6개월 전부터 남성과 여성 모두 같이 한약의 보약을 복용하고, 생활에서 심신의 건강에 유념한다. 장차 아빠가 될 남성의 태교가 중요한 시기다.

2. 임신 10개월 태교

수정난이 자궁에 착상하는 것에서 생명이 시작함을 인정해야 한다. 그리고 임신 10개월 동안 뱃속 아기는 부모 될 두 사람의 생각과 감정 그리고 행동을 모두 인식할 수 있다고 여기고, 생활에서 조심하도록 한다.
반듯한 음식을 섭취하고, 헛된 욕심을 일으키지 않고, 스트레스를 받지 않도록 한다. 앞으로 엄마가 될 여성의 태교가 중요한 시기다.

3. 0세에서 3세까지 육아

아기가 자신의 생명 보호에 위기감을 느끼는 '애착손상'이 없도록 양육하는 것이 매우 중요하다. 조상들의 대가족 문화는 3세 이전의 아기를 너무나 당연하게 부모와 친척들이 양육하여 이런 문제가 발생하지 않았으나, 현대는 어린이집 등에 보내다 보니 너무 자주 보호자가 달라지는 상황으로 인해 '애착손상'이 마구 일어나고 있다. 가능하다면 이 시기에는 부모나 친척이 직접 양육하는 것이 좋다. 이를 위하여 국가의 정책이 '아기와 엄마' 중심으로 변화해야 한다.

4. 16세 청년까지 교육

부모를 선택한 것은 아이의 성품이므로, 아이를 독립된 인격체로 여기고 교육해야 한다. 아이는 부모의 소유가 아니다. 아이 자신이 주체적으로 선택하여 부정모혈을 빌려 태어난 인연임을 생각하고, 자유로운 인생의 길을 열어주는 것이 참된 부모다. 정성을 다하여 키우되, 아이에게 집착하거나 어떤 대가나 보상을 바라서는 안 된다.

55 사랑하되 집착하지 말고 양육하자

　　아름다운 꽃과 새싹이 만연한 5월은 어린이의 달이다. 어린 이는 한창 피기 시작하는 꿈 많은 시절이다. 일 년 중 봄은 인생의 소년 기에 해당한다. 따라서 5월을 어린이의 달로 삼은 것은 자연과 인간의 상응론相應論 입장에서 보면 아주 알맞다. 한의학은 어린 시절을 인생 전반에서 목木의 발생 기운이 왕성한 시기로 관찰한다. 이 발생 기운은 하루의 시작이 동쪽에서 일출과 함께 일어나는 것과 같이, 일 년의 시작 인 봄에 해당하며 인생의 출발에 해당하는 어린 시절에 상응하는 기운 이다. 따라서 어린이는 새롭고 창의적인 기운이 풍부한 양기陽氣의 상 태로서, 생각이 유연하여 앞으로의 무한한 인생 설계가 가능하다. 한의 학에서는 특히 이 단계를 16세 이전으로 삼고 있다. 한의학 최고의 경 전인《황제내경》과《동의보감》에서는 유년의 단계를 생식 기능이 가능 하기 이전의 여자(14세)와 남자(16세)로 구분하며, 이제마의《동의수세보원》은 정신적인 수양의 차원을 중심으로 관찰하고 있다. 이처럼 16세 이전에는 비록 그 기운이 양적이고 혈기가 왕성하나, 음기의 성장이 부족하고 장위腸胃가 아직 약한 관계로 섭생을 잘 해야 한다. 이 섭생에는 정신적인 교육의 면, 음식의 섭생, 기후에의 적응, 어린이 육아에 대한 부모의 자세 등이 있다.

어린이 양육과 자식 사랑

먼저 정신적인 수양을 보자. 이때는 부모의 영향이 절대적인 시절인데, 세상에 대하여 듣고 보고 하는 것을 좋아하고 어른을 존경하는 시절이다. 따라서 여러 직간접 경험이 필요하며, 풍부한 독서가 기본적으로 이루어져야 한다. 만약 이런 보고 듣는 바가 충족되지 못하면, 감정이 교착하여 기운의 순환이 응결됨으로써 질병을 일으키게 된다. 바로 이 점에서 부모의 보호와 역할이 절대적으로 중요한 것이다.

어린이의 특성과 체질에 맞는 가정교육이 이루어져야 한다는 뜻이다. 얌전한 음인陰人은 음인대로, 활달한 양인陽人은 양인대로 체질과 성품에 맞는 교육이 필요하다. 상기되기 쉬운 적극적인 열熱 체질은 그 기운을 침정하여 하부의 양기를 보강하여야 하는데 이에는 천천히 생각하고서 행하는 취미 생활이 도움이 될 것이며, 침울하기 쉬운 수동적인 한寒 체질은 그 기운을 추진하여 상부의 양기를 도와주어야 하는데 이에는 자신감을 북돋아주는 방법이 좋을 것이다.

다음으로 음식의 적절한 섭생이다. 이는 개인의 체질과 계절에 맞는 음식의 선택이 중요하다. 개인의 체질적인 면은 오장육부의 기운과 직접적으로 맞물리는데, 열이 많은 체질은 쓴 맛의 음식이 좋고, 한기가 많은 체질은 달고 매운 음식이 맞다. 가령 비만하여 땀이 많고 대변이 굳은 어린이라면 열 체질로서 단 음료수와 과자, 계란, 닭고기 등은 피하는 것이 좋다. 호흡기와 소화기가 약하여 야위고 속이 냉한 어린이라면 전통적인 한국 음식인 된장찌개, 쇠고기 국 등이 좋고 아이스크림 등의 찬 음식과 질긴 음식은 피하는 것이 좋다. 음식은 혈액을 만드는 원재료가 되므로 개인의 체질에 맞는 선택이 중요하며, 특히 성장기에 있는 어린이와 머리를 많이 쓰는 청소년들에게 더더욱 중요하다. 이는 심혈心血이 바로 기억력 등을 주관하는 두뇌의 능력으로 나타나는 심신心神의 바탕이 된다는 점에서 확연히 알 수 있다.

여기서 말하는 체질에 따른 음식의 선택은 음식 그 자체의 성분적인 효과를 말하는 것이 아니고, 음식 복용에 따른 각 개인과의 상응 관계를 논하는 것이다. 이 세상에 그 자체로야 무엇이 나쁘겠는가. 단백질로 따진다면 계란과 닭고기나 돼지고기 등이 안 맞을 이유가 어디 있겠는가. 그런데 음식 복용으로 인한 개인의 섭생 차원에서는 일이 생기는 것이니, 문제는 섭취하는 사람의 체질과 상태에 맞도록 음식의 전체적인 기운을 알아서 어떻게 잘 이용하는가에 달려 있다고 하겠다.

요즘 젊은 엄마들은 영양성분이나 편의성만을 따지고, 이런 전통적인 음식과 인간의 상호관계에 대한 지혜를 무시하는 처사들이 흔하게 나타나고 있다. 바로 자신이 사랑하는 어린이들을 해치는 어리석은 짓임을 알아야 할 것이다. 옛 말씀에 "음식이 달라지면 팔자가 달라진다."
고 하였다. 음식 섭취에 따른 심혈의 상태가 다르게 되고, 이로 인하여
심신心神이 다르게 되어 생각하는 바가 다르게 됨을 이야기한 것이다.
늘 먹는 음식에 따라서 인생이 다르게 펼쳐진다고 하니, 이 얼마나 중요
한 말씀인가.

　다음으로 기후에의 적응을 보자. 제철 음식 섭취의 중요성에서 알
수 있듯이, 계절 변화에 순응하는 지혜가 어린이의 경우에는 아주 중요
한데, 이는 어린이의 기운이 아직 완전하게 성숙하지 않은 상태이기 때
문이다. 따라서 바람, 한열, 조습 등이 변화하는 계절의 순환에 적응하
여 잘 성장하도록 양육에 큰 관심을 가져서, 지나침과 부족함이 없도록
시절의 변화에 맞추어 온도, 습도, 풍도를 유지하여야 한다. 특히 소아
의 병이 음식 식체와 외감 감기가 주류를 이루는 점을 감안할 때, 이 점
은 더욱 명료해진다. 젊은 엄마의 지나친 보호로 인한 외부 기후 변화에
대한 적응력 부족은 성장하는 어린이를 더욱 연약하게 만드는 길이 됨
을 잘 알아야 할 것이다.

　마지막으로 어린이 육아에 대한 부모의 자세가 중요하다. 어린이
는 부모의 소유가 아니라 어린이 자신이 주체적으로 선택하여 부정모
혈父精母血을 빌려 태어난 인연임을 생각하고, 자유로운 인생의 길을 열
어주는 것이 참된 일임을 알자. 이는 한의학에 바탕을 둔 태교의 기본
정신이기도 하다. 그래서 자식에게 지나친 애정을 기울이지는 않으면
서 소신껏 정성을 다하여 키우되, 집착하여 어떤 대가를 바라서는 안

된다. 이것이 부모와 어린이 자신에게도 유익함을 알자. 어느 현인 선생님의 말씀이 생각난다. "비록 처와 자식이 있더라도 애착심을 일으키지 말라."[雖有妻子, 不墮愛見] 올바른 자식 사랑에 대해 진지하게 생각해보자!

◀◀ 우아한 건강법

• 자식을 소유물로 생각할 것이 아니라, 독립된 인격체로 인정하여 사랑하고 양육해야 한다.

생각(思)에 사(私, 邪)가 없어야 한다.

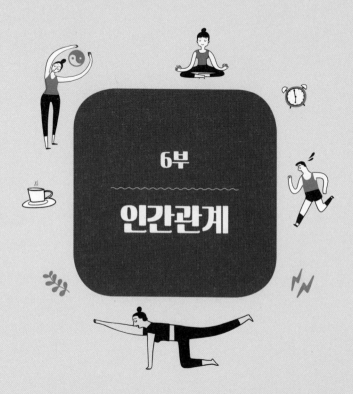

6부

인간관계

56 나를 알고
남을 알자

　　흔히 장수 건강하면 보약, 기능성 식품, 운동, 물 좋고 공기 깨끗한 환경 등을 생각한다. 그러나 가장 중요한 면은 바로 '사람을 알고 사회생활을 하는 인간 경영'이라고 할 수 있다. 특히 정치, 경제, 문화 등으로 생활이 복잡한 현대인은 더욱 그러하다. 인간의 생명과 생활을 연구하는 한의학은 이 점을 매우 중요하게 여긴다. 질병의 진단과 치료에서도 핵심이고, 건강관리와 예방 차원에서도 가장 중요한 지점이라고 할 수 있다.

　　우리가 잘 먹고 잘 자고 운동 열심히 하고 건강한 습관을 실행하여도, 사회생활과 인간관계에 문제가 생기면 바로 건강을 손상하고 질병과 연계된다. 인간관계에서 오는 스트레스가 짜증과 불만으로 이어지고 그것이 쌓이면 병이 되는데, 저자가 대학생이나 일반인을 대상으로 설문 조사를 해보면 믿었던 가족, 친구, 지인들로부터 받는 스트레스가 가장 많았고 타격도 크게 나타났다. 그다음이 직장의 상사나 동료이며, 고객이나 사업상 만나는 사람 순서였다. 어떤 설명도 없이 일방적으로 인건비를 삭감하거나, 잘 나오던 월급을 축소하는 등의 실로 황당한 사건이 스트레스를 주고 건강을 해치고 질병 발생으로 이어지는 것은 말할 필요도 없다.

편차는 있지만 평소 가까운 사람으로 여겼던 경우나 처음 만나는 생소한 사람의 경우나 모두 심리적으로 스트레스를 받을 수 있으며, 그것으로 인하여 여러 불편한 증상이 일어난다. 믿었던 형제자매로부터 느끼는 서운함과 불편함, 자식이나 또는 부모로부터 받는 상대적인 억울함과 상실감, 남편이나 아내로부터의 배신감과 좌절감, 친한 친구로부터 받는 오해와 배신감, 이웃 사람으로부터 상처받은 자존감, 직장 상사나 고객의 갑질 행위로 받는 짜증과 분노 그리고 억울함과 우울 등등 헤아릴 수 없을 정도이다.

사회생활로부터 받는 스트레스도 심각하다. 작게는 새치기 하는 인간으로부터 받는 짜증과 불편, 사장이나 고객으로부터 받는 부당한 대우에서 생기는 짜증과 억울함과 분노, 크게는 정부 발표만 믿고 따라 했다가 실패한 여러 경제적인 일들, 잘못된 법 적용으로 당하는 억울함, 정치적 갈등으로 인한 상실감과 안타까움, 있는 자의 갑질과 금수저나 흙수저 또는 헬조선 논쟁 등으로 받는 답답함과 분노와 좌절감 등등, 이 모든 것이 질병을 야기할 수 있다.

겉병과 속병의 발생 원인

우리가 사회생활과 인간관계에서 받는 손상과 질병은 크게 두 가지로 분류할 수 있다. 하나는 개인에게 보다 더 직접적인 손상이나 타격을 줘서 질병을 야기하는 경우이다. 이 경우는 신체 내부 장기臟器 계열에 곧바로 영향을 끼쳐서 만성적인 고질병을 일으킨다. 남편이나 아내 또는 사랑하는 연인의 바람이나 배신으로 인한 배신감과 화병, 주식 폭락으로 인한 불면·심장병·소화 장애, 자식이나 가족의 사고로 인한 좌절감과 의욕 상실 그리고 우울증, 믿었던 지인으로부터 당한 경제적인 사기 사건, 잘못된 육아로 인한 갓난아이의 애착손상 등은 우리 각자에게 개인적인 타격을 준다. 개인의 사생활과 직접 연계되어 손상을 끼치고, 그로 인하여 속병과 골병이 든다.

다른 하나는 개인에게는 보다 덜 직접적인 손상을 주는 경우이다. 세월호 사건처럼 국가의 품격조차도 떨어뜨린 어처구니없는 대형사고, 국정 농단 사건과 촛불 항쟁, 어리석은 국가 지도자와 여기 빌붙은 간신들, 부정한 대학 입학과 기업 입사 부조리, 정권의 부정한 적폐, 대통령이나 고위직 공무원의 자살, 국회위원과 공무원의 부정부패, 성실한 국민이 당하는 각종 갑질, 이별을 알리는 애인을 구타하거나 집에 불을 내는 분노증후군, 대형 화재로 수십 명이 죽거나 다치는 사건 사고, 이유 없이 화장실에서 여자를 살해하는 사건 등에서, 우리는 '나' 개인의 직접적인 피해는 아니지만 사회적인 차원에서 간접적인 피해를 받아 침울하거나 분노하면서 질병이 든다.

이를 성정론性情論으로 보면, 사회생활과 인간관계에서 개인이 더 직접적인 손상을 받아 감정의 에너지가 격해져서 속병과 골병이 생기는 것은 우리의 마음(성품과 됨됨이)에서 쉽게 밖으로 표출되는 정(감정이나 정서) 차원의 문제라고 볼 수 있다. 이는 개인 체질의 허약한 부분이나 영역을 파고들어 고질병을 만든다.

사회생활과 인간관계에서 개인이 덜 직접적인 손상을 받는 경우, 감정보다는 이성 분야가 더 격해져서 겉병이 생긴다. 우리 마음에서 쉽게 밖으로 나타나지 않는 성품의 문제라고 볼 수 있다. 이는 개인 체질의 단단한 부분이나 영역을 파고들어 고질병을 일으킨다.

의학적으로 볼 때 겉병을 일으키는 성性이나 속병을 일으키는 정情에 손상을 미치는 마음과 정신의 질병 요인은 다른 환경적인 질병 발생 요인에 비하여 건강에 직접적이고 만성적으로 그리고 질적으로 심대한 영향을 끼친다는 점에서 그 문제가 크다. 그래서《황제내경》《동의보감》《동의수세보원》이 한결같이 마음의 평화, 정신적인 안정과 행복감, 스트레스 없는 세상, 허욕을 추구하지 않는 자세, 남을 배려하는 자세 등을 통한 건강 장수를 주장하고 있는 것이다.

사람을 아는 인간 경영의 건강 양생

우리는 사회생활과 인간관계에서 어떻게 성정을 온전하게 관리하며, 행복하고 평화로운 건강을 유지할 수 있을까. 바로 '사람을 아는 인간 경영의 건강 양생'에 그 해답이 있다. 사람을 아는 인간 경영은 두 가지로 나아간다. 하나는 나를 아는 것이고, 다른 하나는 남을 아는 것이다. 인간 경영의 입장에서 건강을 해치고 질병이 발생하는 이유는 결국 스스로와 남을 제대로 이해하지 못하고 살아가기 때문이다. 스스로 감정을 조절하지 못하거나 분노하거나 정도가 넘도록 좋아하고 싫어하거나 헛된 욕심을 부리는 것이 모두 질병을 야기하는 원인이 된다. 이를 극복하기 위하여 한편으로는 스스로를 알아서 성실하게 살아가는 것이 중요하며, 다른 한편으로는 타인에 대한 이해가 중요하다. 이른바 스스로의 행신불성行身不誠과 타인에 대한 지인불명知人不明이 질병의 원인이므로, 이의 극복이 중요 과제가 된다.

'행신불성'은 스스로에게 성실하지 못한 실행으로, 어떤 일을 계획하고 실천하는 데 있어서 스스로 성실하지 못한 것을 말한다. 성실하지 못한 실천으로 좋지 못한 결과가 나타나고 이로 인하여 감정이 조절되지 않는 것이다. '지인불명'은 여러 사람들과 관계에서 상대방을 잘 알지 못하면서 관계를 맺고 일을 하면 결국 실망하거나 속게 되는 일을 말한다. 그 결과 마음에 실망과 원망으로 우울하거나 분노의 상처가 생기고 질병에 이르게 된다. 이러한 행신불성과 지인불명의 인간 경영을 통해 질병 발생의 원인이 되는 감정의 부조화를 극복하기 위해, 마음과 건강 양생의 공부가 필요한 것이다.

나를 아는 것은 스스로의 체질을 알고, 체질적인 특성의 장점을 더욱 유익하게 하고, 단점을 개선하여 인생을 충실하게 살아가는 것을 말한다. 나의 어떤 점이 쉽게 감정으로 표출되는가를 알고 교정하는 것이며, 어떤 점이 남에게 손쉽게 간파되는가를 알고 대처하는 것이다. 스스로 관찰하여 성실하게 살도록 실행하는 것이다. 그리고 남을 아는 것은 다른 이의 체질과 특성의 장점과 단점을 파악하여, 대인 관계를 원활하게 다루는 것을 말한다. 남에게 사기당하지 않고 손해 보지 않도록 말이다. 결국 나를 알고 남을 알아 '사람'을 알면, 사회생활과 인간관계를 잘 다루게 된다.

◀◀◀ 우아한 건강법

- 인간은 사회를 구성하여 생활한다. 특히 미디어가 발달한 오늘날 건강과 질병은 사회상과 밀접하게 관련된다.
- 사회생활에서 오는 건강의 손상과 질병의 발생은 인간관계가 개인에게 더 직접적인 타격을 주는 경우와 사회·국가적인 사건으로 인해 간접적으로 손상을 받는 경우로 구분된다.
- 주식 폭락, 대형사고, 실업률 등은 어떤 사람에게는 직접 영향을 미쳐 건강을 손상하고 질병을 야기한다. 또 좋아하는 연예인이나 존경하는 정치인의 자살 소식, 부정부패 고위공무원 뉴스 등은 개인의 이익에 바로 영향을 미치지는 않으나 간접적인 손상을 끼친다. 대형사고 뉴스도 마찬가지다.
- 이는 모두 인간관계에서 비롯하는 것이다. 그래서 나를 알고 남을 알아서, 인간관계의 발생과 과정을 제대로 알고 활용하는 것이 건강 양생에 중요하다.

57 잘남과 못남은 상대적임을 알자

건강 양생과 마음공부 강의 도중에 한 번씩 물어보곤 한다. "1등이 고마워해야 할 사람이 누구지요?" 또는 "게임에 이긴 자가 감사해야 할 사람은?" 이런 질문을 하면 대개가 이상하다는 표정을 짓는다. 본인이 열심히 해서 1등 한 것이고 능력이 우수하고 노력한 덕분에 이긴 것인데, 너무나 당연한 내용을 질문한다는 그런 표정 말이다.

1등은 자신이 열심히 한 때문이기도 하지만, 2등부터 꼴찌가 있어서 1등이 있는 것이라고 생각할 줄 알아야 한다. 게임의 승자는 자신의 우수한 능력으로 이긴 것만이 아니라, 패자 덕분에 이긴 것으로 생각할 줄 알아야 한다. 1등, 2등, 꼴찌는 어디까지나 상대적이다. 그래서 1등은 2등부터 꼴찌에게 감사해야 한다. 그들 덕분에 1등인 내가 있다고 말이다!

이처럼 잘남과 못남은 상대적이다. 잘남과 못남이 상대적임을 알면 상호간에 갈등이 없어지고 여유가 생기고 행복해진다. 이 잘남과 못남의 상대적 이치를 잘 알고 실행하는 것이 바로 마음공부를 하는 인생이다. 그런데 우리는 물질, 현상, 사건 사고 등의 모습에 집착하여 살아가므로 1등만을 절대적으로 여기고 나머지를 생각하지 못한다. 축구나 야구 게임 등의 승자도 스스로가 우수하여 이긴 것만이 아니라, 패자의 능력 부족이나 실수 덕분에 이긴 것이라고 상대적인 평가를 할 수 있어야 한다. 내가 아무리 능력이 있어도 만약 상대방의 능력이 더욱 뛰어나거나 전혀 실수가 없었다면 당연히 졌을 테니 말이다. 그러니 승리와 패배에 집착하지 말 일이다.

이런 상대적인 이치를 깨닫게 되면 1등은 2등부터 꼴찌에게 고마워하는 겸손이 저절로 생기고, 승자는 패자를 위로하고 챙기는 겸양과 아량이 스스로 생긴다. 이러한 품격 있는 태도는 억지로 되는 것이 아니다. 세상의 상대적인 음양 이치를 알고서 자연스럽게 우러나오는 법이다. 그런데 어떤 이들은 이런 문화를 오히려 봉건적이라고 배척하기도 한다. 학교에서 겸손, 겸양, 아량을 형식으로만 강요하는 교육이 이런 잘못된 결과를 낳았다고 본다. 참으로 안타까운 현실이다. 이런 겸손, 겸양, 아량의 문화는 법치보다 차원이 높은 도덕에 해당한다. 그래서 강제적인 법치보다 품격 높은 도덕이 우세한 사회가 되려면 반드시 마음공부가 필요하다. 장수 양생의 마음공부, 즉 현실의 상대적인 이치를 제대로 알고 살아가는 것이 행복하고 자유로운 인생을 위하여 참 중요하기 때문이다.

· 장수 양생의 근본은 상대성을 이해하고 실천하는 것이다.

개인의 다름을
인정하고 배려하자

사람은 혼자 사는 존재가 아니라 사회를 형성하여 살아간다. 그래서 사람과 사람의 관계로부터 다양한 건강 문제가 발생한다. 한의학은 인간관계에서 다양한 문제가 일어나고 이것이 개인의 타고난 성정 발현에 영향을 미쳐서 건강을 해치고 질병을 야기한다고 파악한다. 그러므로 건강 120세 양생 연구에서 사람을 제대로 알아서 이에 맞도록 대처하는 인간 경영이 아주 중요하다.

질병도 개인적인 차원만이 아니라 사회적인 인간관계로부터 발생한다. 개인의 생활 습관에서 발생하는 질병은 주로 음식, 거처, 기후, 감정, 남녀 성관계 등에서 비롯된다. 사회생활 측면에서 질병은 스스로 성실하지 못하거나 타인을 간파하지 못하여 스트레스를 받는 경우에 발생한다. 고대나 중세에는 주로 질병을 개인의 생활 중심으로 연구하였지만, 근대 이제마의 《동의수세보원》 이후에 사회 활동의 측면에서 스스로 야기하는 경우와 타인에게서 비롯되는 경우까지도 포함하여 연구하고 있다. 결국 자신과 타인을 알고 현명하게 대처하는 지인知人 양생법이 건강 유지의 핵심이 되며, 특히 복잡한 현대 문명사회에서는 지인 경영이 더욱 중요한 의미를 가진다고 할 수 있다.

개인에 주목하는 개체 의학

한의학 건강 양생과 의료 경영의 대상은 사람이다. 사람의 생명은 전체를 통합적으로 관찰하는 전일全一의 방법이 가능하다. 질병의 관찰도 인간의 생명과 함께 전일적으로 관찰하는 것이 한의학적 접근이다. 따라서 생명을 다루는 의학의 임상적 접근과 인간을 다루는 경영 방법도 모두 사람의 관찰과 인식에서부터 시작해야 한다. 여기에 바로 사람 중심의 개체 생리, 개체 병리, 기질론이 핵심으로 그 자리를 차지한다.

한의학 치료에서는 개인의 특성에 따라 나타나는 병증病證의 경향성, 계통성을 사람의 체질과 상태에 근거하여 파악하는 것이 중요하다. 즉 질병의 진단과 치료에서 사람에 대한 인식이 가장 중요하게 작용한다는 점을 충분하게 알아야 한다. 그래서 한의학 치료 기술의 핵심인 '변증시치辨證施治'는 환자에게 발현되는 병증을 변별하여 개인별 맞춤형 치료를 하는 행위를 말한다고 할 수 있다. 이처럼 병증病證, systematic syndromes을 변별하는 행위는 환자가 개체적인 특성(개체 생리, 개체 병리)을 바탕으로 병증病症, sign을 발현한다는 전제 아래 펼쳐진다. 개체적인 특성을 파악하는 '사람을 아는 관찰법'이 한의학 건강 양생과 인간 경영의 근간이 되는 이유도 여기에 있다.

사람을 아는 방법으로 한의학은 인체의 형태를 관찰하고 성정을 살피는 방법을 주장한다. 의사의 눈으로 환자의 형체와 동태의 특성과 이상 여부를 관찰하는 망진望診은 동양의 인상학人相學과 관련된다. 상을 관찰하는 관상觀相은 그 사람을 알아본다는 것으로, 사람을 아는 지인법知人法이 바로 형상 관찰이 되는 셈이다.

전신 형상 관찰은 안면顔面의 용모사기容貌詞氣 그리고 동체胴體의 체형기상體形氣像을 주축으로 이루어진다. 먼저 이마의 생김새, 얼굴의 기색과 전체적인 생김새, 면적과 크기, 각도와 날카로움 등으로 용모사기를 차례차례 관찰하고, 몸통의 생김새, 상대적인 크기 비교, 걸음걸이와 행동, 앉는 자세 등의 체형기상을 찬찬히 살펴봄으로써 개인의 특성과 성정의 경향성 등등을 파악하는 것이다.

형상을 살펴보는 데 중요한 것이 또한 심상이다. 왜냐하면 마음의 작용으로 에너지가 작동하여 신체 형상이 이루어지는 것이므로, 마음은 형상의 뿌리가 된다. 그래서 사람을 관찰하고 알고 경영하는 입장에서 마음을 파악하고 대처하는 일은 두말 할 나위 없이 중요하다.

◆◆ 우아한 건강법

• 한의학은 탄생부터 개인의 생리와 병리를 중시하는 개체성(체질) 의학이다. 그 치료도 개인 맞춤형 치료를 펼친다. 이를 전문용어로 '변증시치'라고 한다. 그래서 인간을 평균이라는 일반성보다는 개인의 다름에 주목하여 이해하고 배려한다. 알고 보면 인간의 평균, 즉 보편성은 '관념'이기 때문이다.

• 보편성을 강조하는 현대의 물질문명이 인류의 대세를 장악하고 있다. 앞으로 인류의 문화가 더욱 성숙하기 위하여, 개인의 다름을 인정하고 배려하는 쪽으로 변환해야 할 것이다.

59 사상 체질로 인간을 경영하자

책의 첫 장에서 사상 체질의 건강 양생에 대해 살펴본 바 있다. 여기서는 사상 체질론의 인간 경영을 통한 건강 양생에 대해 살펴보도록 하자. 질병은 개인의 생활 습관뿐만 아니라 사회생활 때문에 생겨남을 명심하면서 말이다.

음양과 사상의 입장에서 세상 읽기

동양의 도교 철학과 한의학의 입장은 천지인天地人 삼재三才라 하여, 천지 만물은 부모와 같이 사람을 생겨나게 하고 사람은 천지 가운데 있으면서 끊임없이 변화하는 자연과 닮아 있어 자연과 조화를 이루는 일이 가장 중요하다고 생각한다.

'나'는 혼자 존재할 수 없고, '나 아닌 것' 즉 환경과 함께 존재한다. 또 '나'의 존재에 의하여 이 세상은 의미가 있으므로, 인간의 자율의지

즉 마음먹기와 행동하기에 따라 '나'는 환경과 사물에 영향을 줄 수 있는 주체적인 존재가 된다. 여기서 '나 아닌 것'은 나를 둘러싼 여건이나 환경으로서 그중 사회 윤리 · 도덕 · 역사 · 제도 · 규칙 등의 무형적인 요소를 '사事'라고 하고, 음식이나 산과 들의 자연 환경 등의 구체적이고 유형적인 요소를 '물物'이라고 본다. 그리고 '나'는 마음과 몸으로 되어 있는데, 심心은 세상을 넓게 느끼고 이해하고 판단하는 누구에게나 있는 지적 능력이며, 신身은 사람들과 어울려 살면서 상황에 맞게 또 사람답게 행동할 수 있는 동적 능력이다.

이처럼 세상은 사심신물事心身物의 사상四象적인 관찰과 분석의 기본 틀을 지닌다. 동무 이제마의 사심신물 사상은 기존의 음양 상대성 철학을 더욱 발전시켜, 실제 생활에서 상대성 이치를 구체적으로 활용하도록 구성한 사상 철학의 기본 토대라고 할 수 있다.

애오소욕과 희로애락 그리고 인간의 질병

고대와 중세 한의학은 '사람이 천지 만물의 한 부분이므로 자연에 잘 순응하면 건강할 수 있다'는 것이 기본 입장이다. 내용도 '음식물을 부적절하게 먹어서 비위(소화기)가 상하거나 외부의 풍한서습(바람, 추위, 더위, 습기) 기운이 침입하여 병이 되는 것'으로 보아서 비위 치료나 감기에 대한 이론과 처방이 많다. 반면 근대 사상 체질론은 나아가 더 중요한 질병의 원인이 바로 스스로와 다른 사람과의 만남에서 일어나는 각종 마음의 쓰임새에 있다고 보는 입장이다.

마음이 애오소욕愛惡所欲(사랑·미움·욕심)과 함께 희로애락喜怒哀樂
(기쁨·성냄·슬픔·즐거움)에 집착하면 질병이 생긴다. 희로애락은 인간의
자연스러운 감정인데 적절하면 아무런 문제가 없으나, 생리적 역치를
넘어서 감정이 폭발하거나 오래 지속하면 반드시 몸을 상하게 된다. 지
나친 분노는 간장과 심장 등을 손상하며, 과도한 슬픔은 우울증을 야기
한다. 또한 애오소욕은 온갖 물질과 현상 등의 모습을 진짜로 받아들여
이에 집착하고 고정관념으로 굳어져서, 오장의 기능과 기운 순환을 방
해하고 질병을 야기한다. 우리가 진짜로 받아들이는 여러 물질과 현상
등은 상대적인 속성으로 진짜가 아닌 변견일 뿐인데, 이를 진실로 인식
하고 거기에 달라붙어 꼼짝 못하는 형국으로 살아가므로 질병이 일어나
는 것이며, 다른 한편으로는 자기 스스로 쓸데없는 생각과 관념을 일으
키고 만들어 집착하여 울고 웃는 인생이 바로 건강을 손상하는 길이다.

인간 경영의 입장에서 살펴보면 건강을 해치는 이유는 결국 스스로
와 남을 제대로 이해하지 못하고 살아가기 때문이다. 감정 조절에 실패
하거나 좋아하고 싫어하는 변견과 욕심을 조율하지 못해 질병이 발생
한다는 것이다. 이를 극복하기 위하여 스스로의 행신불성行身不誠과 타
인에 대한 지인불명知人不明을 알 필요가 있다.

행신불성은 일을 계획하고 실천함에 스스로 '성실'하지 못하면, 결
국 좋지 못한 결과가 나타나고 이로 인하여 감정조절이 되지 않는 지경
에 이른다는 뜻이다. 이때 '성실'의 진정한 뜻은 스스로에게 부끄럽지
않는 실행과 실천을 말한다. 그래서 행신불성은 스스로 충분히 정성스

럽게 살아가고, 또 자신의 개인적인 특성을 충분히 알아야 달성할 수 있는 것이다. 지인불명은 여러 사람들과 관계에서 상대방을 잘 알지 못하고 막연히 기대하거나 맹목적으로 믿으면 실망하거나 속는 일이 생겨 마음에 상처가 생기고 질병에 이르게 된다는 뜻이다.

결국 질병 발생의 원인이 되는 애오소욕과 희로애락은 스스로의 행신불성과 타인에 대한 지인불명의 인간 경영을 통해 극복할 수 있으며, 이를 위한 마음과 건강 양생의 공부가 필요한 것이다.

성정의 특징과 인간 경영

태양인은 항상 일을 급하게 추진하려는 마음이 있다. 급박한 마음이 심하면 간장의 혈액이 손상되어 건강을 해친다. 태양인은 상황의 옳고 그름을 판단하는 능력이 뛰어나지만 한편으로 제멋대로 행동하려는 경향이 있어 무례한 사람으로 보일 수 있다. 평소 한발 물러나는 여유가 필요하다. 화를 잘 내고 급한 성격의 태양인은 특히 술을 조심해야 한다. 술은 화를 조장하고 성격을 더욱 사납고 급하게 만들기 때문이다.

소양인은 대개 일 처리가 빠르고 솔직하고 시원시원한 편이다. 타인의 감정을 잘 파악하고 좋은 것과 싫은 것의 판단이 다른 체질보다 빠르다. 너무 쉽게 여러 일을 추진하다 보면 뒷마무리가 안 되어 걱정이 되고 실패를 두려워하는 마음이 생기며 심해지면 건망증이 생기게 된다. 평소 자신을 되돌아보고 집안일에도 소홀하지 않는 것이 좋다. 소양인은 색과 호사스러운 생활을 조심해야 하고, 모든 것을 간단하게 정리하는 삶이 바람직하다.

태음인은 인내심이 많고 일을 성취해내는 장점이 있다. 보수적이고 변화를 싫어하며 내향적이어서 일을 해보기 전에 겁을 지나치게 내는 성향이 있는데 심해지면 가슴 울렁거림이 생긴다. 자기 것에 애착이 강해 지키려는 욕심이 많으며 지나치면 집착이 되고 탐욕적인 마음으로 노폐물이 축적되어 고질병이 생길 수 있다. 여행이나 독서 등을 통해 외부 세계에 관심을 갖고 항상 밖을 살피는 것이 좋다.

소음인은 내성적이고 생각이 많은 편이다. 단정하고 부드럽고 세심하여 사람을 조직하는 데 장점이 있다. 세심한 성격이 지나치면 소심해지고 더욱 심해지면 항상 불안한 마음이 생겨 입맛이 없고 가슴이 답답하고 소화가 안 되는 지경에 이르기도 한다. 소극적인 성격이 지나치면 안일에 빠지기 쉬운데 한 발짝 나아가는 적극적인 자세가 필요하다. 소음인은 권세를 좋아하고 친한 사람만 가까이 하려는 성향이 있으며, 항상 현명한 사람을 존경하고 자신의 행동을 경계하는 주의가 필요하다.

평범한 사람도 훌륭한 성인도 모두 신체적 조건은 같다. 다만 보통 사람은 성인에 비해 마음에 욕심과 갈등으로 번뇌가 많은 편이다. 욕심을 줄이고 말과 행동이 항상 지나치지 않도록 주의한다면, 이미 한 발짝 성인에 다가선 것이다. 자신의 체질과 심성의 특징을 알고 타인을 더욱 이해하려는 자세를 가진다면 심리적인 갈등이 줄어들어, 건강관리뿐만 아니라 스스로와 타인의 인간 경영에도 도움이 될 것이다.

- 사상 체질은 개인의 건강과 사회의 건강을 위하여 네 가지 다름의 유형 체질을 인정한다.
- 태양인, 소양인, 태음인, 소음인이라는 자신의 체질과 심성의 특징을 알고 타인을 더 이해하려는 자세를 가진다면 심리적인 갈등이 줄어들 것이다. 이는 건강관리뿐만 아니라 스스로와 타인의 인간 경영에도 도움이 된다.

60 생각에 사특함이 없도록 하자

《동의보감》은 자연과 인간을 연구하는 도교의 입장에서 서술된 종합 의학 서적이다. 그래서 장수 양생을 기후와 인간 생활의 입장에서 논의하고 있다.《동의수세보원》은《동의보감》의 의학 정신을 이어받아 한국의 한의학을 더욱 발전시킨 서적이지만, 유교의 입장에서 서술된 전문 의학 서적이다. 그래서 장수 양생을 인간과 사회생활 중심으로 논의하고 있다. 이러한 사실은 결국 인간의 장수 건강은 자연과 사회 다방면의 영향을 받는다는 것을 의미한다고 볼 수 있다.

사무사思無邪, 생각에 사邪가 없다는 뜻이다. 논어에서 공자는 "《시경詩經》300편의 요점을 한 마디로 요약하자면 '생각에 사악함이 없다'고 할 수 있다."고 말하였다.《시경》은《서경》《역경》등과 함께 유교의 대표적인 경전이다.《시경》의 착한 말들은 사람의 선한 마음을 감동시켜 분발하게 하고, 사람의 잘못된 생각을 징계하여 마음이 바르게 되도록 이끄는 효과가 있다. 그래서 《시경》의 핵심이 "생각에 사악함이 없다"고 본 것이리라. 이는 마음공부를 한마디로 잘 압축한 표현이다. 그런데 과연 그 뜻은 무엇일까? 생각은 무엇이며, 사는 무엇이란 말인가?

생각, 작용의 마음

우선 생각부터 살펴보자! 생각[思]이란 어떤 물건이나 현상을 접촉하여 마음이 일어나고, 이 움직인 마음이 그 물건과 현상의 내용을 헤아리는 과정이라고 할 수 있다. 그런데 여기서 이 마음은 '작용의 마음'이라고 할 수 있다. 즉 처음부터 원래 있는 것이 아니라 어떤 물건과 현상과 사건사고 등을 접촉하여 생겨난 마음이다. 이 마음의 발동으로 여러 내용을 헤아리는 것이 사려思慮, 즉 생각이라고 할 수 있다. 이 생각이 발전하여 생명을 유지하는 지혜로까지 이어진다.

현대 물질과학은 물질적 바탕을 근본으로 삼고 있다. 그래서 생각이나 마음 등의 근본을 두뇌로 본다. 반면 마음공부는 생각이나 마음(작용의 마음) 등의 근원을 마음(본연의 마음)으로 본다. 이 '본연의 마음'은 어떤 물질이나 모습이 아니어서 손으로 잡을 수 없고 눈으로 볼 수 없지만, 모든 작용이 나오는 근원 자리라고 할 수 있다. 물질 중심으로 살아가는 현대인들이 '모습이 없기에 느끼기 어렵고 알 수 없는' 이 마음을 신뢰하고 받아들이기는 참으로 어렵다. 그래서 마음공부라는 훈련이 필요하다. 훈련을 통하여 이해하고 믿고 체험하게 되는 것이다.

이 모습 없는 본연의 마음이 외부 물질계의 자극을 받으면 생겨나는 것이 바로 '작용의 마음'이다. 다음으로 계속해서 생각 등의 과정이 나 단계로 이어지게 된다. 그러니까 본연의 마음이 두뇌를 작동시켜 마음이 작용하고 생각을 일으키는 것이다.

내외內外 경계의 자극이 없다면 마음이나 생각이 생겨나지 않을 것이고, 만약 외부 경계의 자극이 있어도 스스로의 마음이 움직이지 않는다면 마음이나 생각이 생겨나지 않는다. 또한 어떤 자극이 와도 그 자극이나 접촉과는 관련 없는 다른 마음이나 생각을 일으킨다면, 다른 형태의 마음 작용이 일어나는 것이다. 결국 근원의 마음이 주체이며, 외부 환경의 경계의 자극이 주체가 아니라는 것이다.

현대 과학은 외부 경계의 자극, 그 내용과 양상 그리고 두뇌의 물질적인 활동 등에 관심을 두고 연구하지만, 우리 마음공부는 생명의 주체가 되는 "모습 없으면서 모든 작용의 근원이 되는" 마음의 실상과 작용에 관심을 둔다.

사악함, 잡념과 망상

다음으로 사악함[邪]에 대해 살펴보자. 남을 괴롭히거나 민폐를 끼치는 나쁜 생각이나 행동, 사회에 악영향을 끼치는 행위 등을 통틀어 사악하다고 보는 걸까? 공자님이 말씀하신 "생각에 사악함이 없다"에서 '사악함'은 말은 남을 괴롭히고 민폐를 끼치거나 사회적으로 악행을 하는 것만을 뜻하지 않는다. 그뿐만 아니라 우리가 생각에 여러 잡념雜念과 망상妄想을 일으키는 것도 포함한다.

생각에 여러 쓸데없는 잡념과 망상이 일어나는 것은 우리 마음이 경계에 떨어져서 사사로이 집착하기 때문이다. 육체를 가진 우리가 육체를 위한 사사로운 입장에서, 온갖 상대적인 모습의 경계를 절대적으로 여겨 그에 집착하므로, 여러 잡념과 망상이 생겨난다. 결국 온갖 모습의 경계가 변화하는 상대적인 것임을 알지 못하고 진짜라고 여겨서 집착하는 마음이 생겨나는 꼴이다. 돈, 명예, 권위, 건강, 지식, 지위, 자식 등등 여러 모습에 마음을 빼앗기고 살아가는 우리 삶을 되돌아보면 누구나 인정할 것이다.

선현들은 한편으로 우리 생각의 사邪를 잡념과 망상으로 여겨서 마음공부를 통한 개인적인 수행을 논의하기도 하였고, 또 다른 한편으로는 우리 생각의 사私를 사사로움에 집착하는 이익 추구라고 여겨서 대동大同의 공익共益을 위한 사회적인 인격 수양을 주장하였다. 그런데 결국 잡념과 망상은 사사로운 모습의 이익을 추구하는 생각과 행위가 밑바탕이 되므로, 사邪와 사私는 같은 것으로 통한다.

개인의 마음공부 수행과 사회적인 인격 수양은 결국 사邪와 사私의 극복으로 귀결된다고 볼 수 있다. 모르면 형식에 집착하여 '내 것 네 것'을 따지며 고집을 피우게 되고, 알면 허허롭게 '네 것 내 것'을 구분하거나 비교하지 않고 받아들일 수 있다. 생각에 사(私, 邪)가 없도록 한번 살아보자. 장수 건강에 멋진 일이 아니겠는가!

- 이 세상의 모든 현상은 항상 변화하므로 일정하게 고정된 것이 없고 또 주체성도 없다. 모두 상대적인 헛것이다. 오직 인식하는 '마음'만이 진짜다. 그래서 상대적인 변견에 떨어지면 안 된다.
- 우리 마음은 사물, 사건 등 현상을 접했을 때 비로소 나타나 의식 작용을 일으킨다. 감정, 감각, 생각이 그것이다.
- 여기서 개인적인 이익이나 물질, 사건 사고, 현상 등의 모습에 집착하여 매몰되면 사특하게 된다.
- 반대로 나와 너를 구분하지 않으며 좋음과 싫음을 따지는 것에 집착하지 않고 살아가는 것이 바로 생각에 사특함이 없는 사무사(思無邪)! 바로 최고의 건강 양생이다.

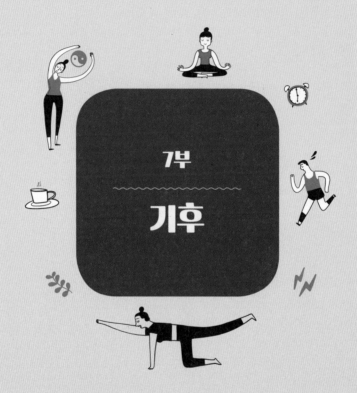

7부

기후

61 오운 육기에 적응하자

지구의 온도, 습도, 풍도, 열에너지에 생물이 적응하는 일은 아주 중요하다. 지구 기후를 상대성 음양론으로 살펴보면, 온도인 더위와 추위[寒熱], 습도인 축축한 것과 마른 것[燥濕], 공기의 이동을 말하는 풍도인 바람[風], 그리고 지구 대기권 때문에 증폭된 태양의 복사열에너지인 화기[火], 이를 합쳐서 육기六氣라고 한다. 육기론은 지구에서 생물이 살아가는 기후 환경을 요약한 생물기후 이론이라고 할 수 있다.

여기서 현대 생물기후 이론과 비교하여 재미있는 것이 바로 화기이다. 다른 말로 상화相火라고 한다. 태양의 열과 빛을 임금의 불이라고 하여 군화君火라고 부르고, 지구 대기권의 렌즈 역할로 증폭된 열에너지를 임금의 명령으로 정치를 펼치는 재상의 불과 빛이라는 의미로 상화라고 이름 붙인 것이다. 즉 태양은 지구 자연의 근원적인 불과 빛이므로 군화라고 하고, 상화는 태양에서 근원하여 지구에 도달하고 증폭된 복사에너지이므로 태양의 열과 빛에 비하여 상화라고 일컬은 것이다. 결국 우주 공간의 다섯 에너지인 오운五運에 지구만의 독특한 '생물 생존 환경의 근원을 마련하는' 상화를 추가하여 육기六氣라고 하는 셈이다. 이 오운과 육기를 전문적으로 다루는 분야가 바로 한의학의 생물기후학인 '운기학運氣學'이다.

우주 변화의 법칙을 반영하는 계절에 따른 기후 변화에 적응하는 것이 양생에서 아주 중요한 내용이다. 중국과 한국 등의 동북아시아 온대지방에서 사계절의 온열량한溫熱凉寒 기운과 풍도, 온도, 습도의 기후 조건인 육기六氣가 생명 생존과 번영의 핵심적인 필요충분조건이므로, 이에 대한 적응을 아주 중요한 것으로 본 것이다.

지구 자연에 육기가 있듯이 생명체에도 육기가 있다. 사람의 생명도 외부 기후에 적응하듯이 신체 내부 육기의 조절이 반드시 필요하다. 신체 내부 육기는 예를 들면, 비만은 습도가 높은 것이며 야윈 사람은 건조한 것이다. 센스가 있거나 머리가 민첩한 것은 바람에 비견된다. 그리고 열정적인 것은 화기에 비유한다. 부정적이거나 냉소적인 태도는 한寒에, 긍정적이고 적극적인 태도는 열熱에 해당한다.

신체 내부 육기를 좀 더 살펴보자. 자연의 온도를 음양으로 말하는 한열은 인체 체온의 한열과 같다. 체질이 열한 자는 육기의 열이 많은 사람이고 냉한 사람은 육기의 한이 많은 사람이며, 열은 상부에 작용하기 쉽고 한은 하부에 작용하기 쉽다. 이 한열을 음양으로 표현하면 소음少陰과 태양太陽에 속하며, 오장의 심장과 신장 그리고 육부의 소장과 방광이 연계된다.

자연의 습도를 음양으로 말하는 조습은 인체 수분의 상태로서, 소화 및 영양과 호흡 작용으로 생기는 현상이다. 체질이 살지고 습기가 많은 사람은 육기의 습이 많고, 수척 건조한 사람은 육기의 조가 많다. 습은 수분·영양분·에너지 등을 모아서 집결하는 현상이고, 조는 이를 날려버리는 현상이다. 또 이런 조습을 음양으로 구분하면 음과 양이 충족한 태음太陰과 양명陽明에 속하며, 오장의 폐장과 비장 그리고 육부의 위장과 대장이 연계된다.

자연의 풍은 바람으로 움직이는 운동의 상태를 뜻한다. 그래서 인체의 생리적이거나 병리적인 모든 운동 현상을 말한다. 따라서 변화가심한 것도 풍의 현상에 속한다. 체질적으로 신체 움직임이 빠르거나 많고 신경과 근육의 반응이 민첩한 사람은 풍이 많은 것이다. 풍을 음양으로 표현하면 궐음厥陰에 속하며, 오장의 간장 그리고 육부의 담낭이연계된다.

자연의 화는 육기 현상(지구의 기후 현상)의 원동력이고, 인체에서도 생명현상 발현의 주동력이다. 전신 부위에 작용하는 생리적인 생명현상 그 자체이면서 동시에 병리적으로는 질병 발생의 원천이기도 하다. 그런데 이 상화는 한열의 온도, 조습의 습도, 바람의 풍도와는 다르게 그 형체와 작용하는 영역을 찾아보기 어렵다. 자연의 상화가 전 지구적으로 영향을 끼치듯이, 인체 내부의 상화도 전신에 걸쳐 작용하여 특정 형체와 영역을 규정하기 어렵다. 그래서 상화의 작용을 관찰하고 그 존재를 인정하지만, 상화를 물질적으로만 규정하지는 않는 것이다. 또한 체질적으로 머리 회전이 빠르고 예술적이며 열정적이고 환상적이며 변덕이 심한 감정을 보이는 특성이 있다. 이를 음양으로 표현하면 소양少陽에 속하며, 오장의 심포 그리고 육부의 삼초가 연계된다.

이 육기는 오행처럼 계절의 변화에 맞추어 돌고 도는 순환의 현상으로 나타난다. 그래서 한편으로 계절의 기후에 적응하는 것이 신체 외부 기후(육기)에 맞추어 양생하는 것이 되며, 또 다른 한편으로는 음식, 감정, 운동 등의 인간 생활을 조절하는 것이 신체 내부 육기에 맞는 양생이 된다.

◀◀◀ 우아한 건강법

· 기후는 계절의 변화에 맞추어 순환 현상으로 나타난다. 계절별 온도, 습도, 풍도의 외부 환경에 신체 내부의 온도, 습도, 풍도와 음식, 감정, 운동 등의 인간 생활을 잘 조절하여 적응하는 것은 양생의 기본이다.

62 사계절에 맞춰 생활하자

《동의보감》은 건강 양생에서 사계절 기후 변화의 적응을 매우 강조한다. 사계절 기후에 맞도록 적응하여 생활하는 '사기조신四氣調神'은 생명력을 조절하는 핵심이다.

먼저 봄 석 달을 발진發陳이라고 한다. 이때는 천지간에 생기生氣가 일어나서 만물이 소생하고 번영한다. 봄은 온화한 기운과 생동하는 움직임을 뜻하는 바람[風]의 계절이다. 따라서 밤에 일찍 자고 아침에 일찍 일어나서 뜰을 거닐며 머리를 풀고 몸을 이완하여 마음을 유쾌하게 함으로써, 봄철의 발생發生하는 기운에 따라 생활하도록 한다. 생명을 생겨나게 하고 죽이지는 말며, 남에게 주기는 하면서 빼앗지는 말며, 기운을 북돋아주기는 하되 억눌러서는 안 된다. 어진 마음[仁]으로 생활하는 것을 권유한다. 봄나물이나 새싹 음식도 좋다.

이것이 봄철에 적응하여 소생하는 기운을 길러주는 양생 방법이다.

이를 거스르면 간, 쓸개, 근육, 눈 등을 상하게 된다. 또한 여름철에 한寒이 변해서 생기는 병을 얻게 되는데, 그것은 봄철 양생을 잘못하여 목생화木生火가 제대로 이루어지지 않아 여름의 성장에 공급되어야 할 기혈氣血이 부족하기 때문이다. 요약하면 봄철에는 봄의 발생하는 온화한 기운에 적응하여 생기 있도록 어진 마음으로 살아가자는 것이다.

여름 석 달을 번수蕃秀라고 한다. 이때는 천지 음양의 기가 서로 교차하여 만물이 개화하고 열매가 맺힌다. 따라서 밤에 일찍 자고 아침 일찍 일어나되 해가 긴 것을 싫어하지 말고 노하는 일이 없도록 하여 꽃이 피듯 안색이 피어나게 하며, 하기夏氣(=熱氣)가 빠져나가게 하되 좋아하는 것이 밖에 있는 듯 생활한다. 이것이 여름에 적응하여 뻗어나가는 성장, 추진推進의 기운을 길러주는 방법이다. 또한 여름에는 무성하게 번창하는 변화의 질서를 지키는 마음으로 생활한다.

만일 이것을 거역하면 심心, 소장, 혀, 혈관과 혈액순환을 상하게 된다. 또 가을에 가서 학질瘧疾이 되는데, 가을의 거두는 수렴 작용에 공급되어야 할 것이 부족하기 때문으로 겨울이 되면 중병을 앓는다. 요약하면 여름의 추진하는 열기와 성장하는 장기長氣에 적응하며, 예의 바르고 질서 있는 배려의 생활을 살아가자는 것이다.

가을 석 달을 용평容平이라고 한다. 이때 천기天氣는 쌀쌀해지고 지기地氣는 맑아진다. 따라서 일찍 자고 아침에는 일찍 일어나되 마음을 안정되게 하여 가을의 숙살지기肅殺之氣를 부드럽게 하며, 정신을 거두어 가을철의 기후에 적응하게 하고 마음속에 다른 생각이 없게 함으로써 폐기肺氣를 맑게 해준다. 이것이 가을에 적응하여 거두는 수렴과 억제의 기운을 길러주는 방법이다. 또한 한편으로는 결실과 수확을 얻고, 또 다른 한편으로는 낙엽처럼 가차 없는 가을의 심판, 즉 의로움[義]에 맞도록 생활해야 한다. 만일 이것을 거역하면 폐장, 대장, 피부, 코 등을 상하게 되고 겨울에 가서 설사가 생기는데, 겨울의 감추는 작용에 공급되어야 할 것이 부족하기 때문이다. 요약하면 가을의 수확하고 억제 및 수렴하는 서늘한 양성凉性 기운에 적응하여 바르게 살아가자는 것이다. 알맹이와 쭉정이를 심판하는 판검사 같은 정의로움의 정신으로 살아가자는 것이다.

겨울 석 달을 폐장閉藏이라고 한다. 이때는 물이 얼고 땅이 얼어 터지는데, 양기陽氣를 요동하게 하지 말아야 한다. 따라서 일찍 자고 늦게 일어나되 반드시 해가 뜬 뒤에 일어나서 마음을 굽힌 듯 숨긴 듯이 하여, 이미 얻은 것이 있는 듯이 해야 한다. 그리고 추운 데를 피해 따스한 곳으로 가고, 살갗으로 땀을 흘려 갑자기 기가 빠져나가지 못하게 해야 한다. 이것이 겨울철에 적응하여 감추어 들이는 저장과 폐장과 침정沈靜 기운을 길러주는 방법이다. 만약 이것을 거역하면 신장, 자궁, 방광, 골격 등을 상하게 되고 봄에 위궐痿厥에 걸리는데, 봄의 소생하는 작용에 공급되어야 할 것이 부족하기 때문이다. 요약하면 겨울의 저장貯藏하고 침정하는 차가운 한성寒性 기운에 적응하여, 다음 단계를 내다보는 지혜로운[智] 정신으로 살자는 것이다.

사계절 사이에 또한 네 번의 환절기가 있다. 그중에서 여름과 가을 사이를 대표 환절기로 본다. 발생과 성장의 양陽의 시기에서 수확과 저장의 음陰의 시기로 옮겨가는 변환의 시기이기 때문이다. 이 환절기는 조화, 통합, 융합, 화해의 작용으로 생명의 5대 특성 중에 소화 및 영양과 유관하여, 토土의 통합과 자기화 작용으로 본다. 이런 시절에는 변화하는 한열과 조습의 기후에 적응하고, 항상 전체의 관계를 중시하는 민음[信]으로 생활해야 한다.

무릇 사계절의 음양 변화는 만물의 근본이다. 그렇기 때문에 성인聖人은 봄과 여름에 양기陽氣를 보양하고 가을과 겨울에는 음기陰氣를 보양하여, 그 근본에 순응하므로 생장의 문에서 만물의 부침과 함께한다. 만일 근본에 어긋나면 생명의 근원을 상하게 하는 것과 같아서 진원眞元이 파괴된다. 그러므로 사계절의 음양 변화는 만물의 시작과 끝이며 죽고 사는 근본이다. 이것을 거역하면 재해가 생기고 이에 순종하면 큰 병이 생기지 않는다. 이렇게 되면 양생의 도를 알았다고 할 것이다.

사계절에 맞게 조섭하는 생활 속 실천으로, 봄에는 해가 저물면 잠자리에 들어 일찍 일어나며, 여름과 가을에는 늦은 밤에 잠자리에 들고 일찍 일어나며, 겨울에는 일찍 자고 늦게 일어나는 것이 모든 사람에게 유익하다. 그러나 일찍 일어나더라도 닭이 울기 전에는 일어나지 말 것이며, 늦게 일어나더라도 해가 중천에 올라간 후에 일어나서는 안 된다. 태양 중심으로 계절에 알맞은 양생법이 중요하다.

사계절 중에 여름철이 가장 조섭하기 힘들다. 잠복한 음陰이 체내에 있어 배가 냉활冷滑하니, 신장을 보할 음식과 탕약이 없어서는 안 되고 음식물이 조금만 차더라도 먹고 마시지 말아야 한다. 심장은 왕성하고 신장은 쇠약해지니, 특히 정기精氣를 통하게 해야 한다. 잠잘 때는 친밀한 사이라도 더욱 삼가하며 고요히 뜻과 생각을 안정시켜 심기를 편히 해야 한다. 여름철은 사람의 정신이 피로해지는 시기로 심장은 왕성해지고 신장은 쇠약해지므로 이를 보양해야 한다. 따라서 노소를 불문하고 따뜻한 음식을 먹는 것이 좋다. 뱃속이 늘 따뜻한 사람은 모든 병이 자연히 생기지 않고 혈기가 왕성해지기 때문이다.

◆◆ 우아한 건강법

- 계절별 적응은 인체 생명의 중심이 되는 오장과 관련된다. 따라서 사계절의 음양 변화는 만물의 시작과 끝이며 죽고 사는 근본이다. 이것을 거역하면 재해가 생기고 이에 순종하면 큰 병이 생기지 않는다. 태양 중심으로 계절에 알맞은 양생법이 중요하다.
- 생활 속 실천으로, 봄에는 해가 저물면 잠자리에 들어 일찍 일어나며, 여름과 가을에는 늦은 밤에 잠자리에 들고 일찍 일어나며, 겨울에는 일찍 자고 늦게 일어나는 것이 모든 사람에게 유익하다. 그러나 일찍 일어나더라도 닭이 울기 전에는 일어나지 말 것이며, 늦게 일어나더라도 해가 중천에 올라간 후에 일어나서는 안 된다.
- 여름과 가을 사이의 대표 환절기에는 전체의 관계를 중시하는 믿음[信]으로 생활해야 한다.

63 봄철 건강관리

봄철은 일 년의 시작이므로 양생법에서 대단히 중요하다. 지난해 건강 양생의 실천 지표이며, 올 한 해의 상태를 짐작하게 하기 때문이다. 봄철이면 춘곤증 등의 피곤함을 호소하는데, 이것이 바로 지난해 건강하지 못한 결과로 나타난 증후군이다. 봄철 발생發生한 간장 기운이 여름철 심장 기운을 원활하게 하지 못하면, 건강상 지속적인 불편함이 생긴다. 여기에 봄철 건강관리가 의미하는 중요성이 있다.

봄철은 육기六氣 중에서 바람 풍風이 주관하는 시절이므로 이에 적응하는 생활이 중요하다. 단순한 바람이기도 하지만, 새로운 기운이 시작하고 생명이 탄생하는 발생의 기운을 상징하기도 하다. 따라서 봄철 기후에 맞는 양생법은 동쪽에서 불어오는 온화한 바람을 산뜻하게 맞이하여 근육에 힘을 불어넣고, 자신과 주위의 모든 생명을 사랑하고 아끼는 정신으로 생활하는 것이 기본적으로 필요하다. 생명이 새롭게 발생하는 것을 사랑의 마음, 인자한 마음[仁]에 견주는 것이다. 바로 자연의 변화에 순응하는 태도와 마음가짐을 중시하는 정신이다.

인간 생활 요인에서 거처는 운동과 노동을 의미한다. 겨울철 움츠렸던 근육을 펴고 기운이 잘 퍼져 나가게 하는 적당한 운동과 노동이 필요하다. 더구나 근육의 힘은 간장의 기운과 상통하므로 육체의 노동은 직접적으로 간장의 기운을 북돋우고, 이차적으로 심장의 기운을 도와 정력적인 사람이 되게 한다.

음식도 자연의 발생하는 기운에 상응하는, 간장의 기운이 잘 일어나서 부드럽게 기능하도록 하는 것이 중요하여 나물 종류가 알맞고 새싹과 잎 부위가 좋다. 특히 냉이, 부추, 결명자 차, 산딸기 등이 도움이 된다. 물론 개인의 내부적인 체질과 생활 상태 등을 감안해야 할 것이다.

봄에는 바람이 주관하는 기후만큼이나 인간의 감정도 다른 계절에 비교하여 변화가 심하다. 기후 요인 중에서 바람이 가장 변화무쌍하니까 천지인 상응론에 입각하여 인간의 감정 또한 기복이 심해진다고 보는 것이다. 이런 점을 참고하여 스스로의 감정을 조절하고 타인과의 대인관계를 고려해야 할 것이다.

감정에서 가장 중요한 것은 바로 희로喜怒인데, 질병 발생과 가장 밀접하기 때문이다. 특히 성내는 감정은 간장의 기운을 가장 쉽게 그리고 직접적으로 손상시키므로 바람에 비견되는 성냄을 이겨내야 한다. 성냄을 이겨내는 방법은 자신의 체질과 건강 상태에 맞는 음식을 섭취하여 혈액을 조성하는 기운을 평정하며, 동시에 항상 심사숙고하는 태도를 견지하는 것이다. 약간의 깊은 생각은 금金에 속하고, 화내는 감정은 목木에 속한다. 금극목金克木으로 성냄을 조절할 수 있다. 그리고 기쁜 마음으로 지내도록 한다. 기쁨은 화火에 속하고 성냄은 목에 속하는데, 기쁨을 많이 사용하여 목의 기운을 잘 퍼지게 하는 목생화木生火로 조절하는 것이다. 이 두 가지는 감정으로써 감정을 다스리는 방법이다.

호흡의 수를 헤아리면서 감정을 조절하는 '수식결'도 좋다. 아니면 수식결의 원리를 이용하여 어떤 이름의 글이나 문장을 암송하면서 그 횟수를 헤아리는 방법이 상당히 효과적이다. 암송만 해도 효과적이지만 딴 짓을 방지하기 위해서 횟수만 헤아려도 훨씬 효과적으로 집중하여 그 당시의 어떤 감정과 집착하는 마음을 조절할 수 있다.

마지막으로 봄의 기운과 상응하는 간장의 기운이 신체의 근육 및 관절을 주관하는데, 이 근육과 관절의 힘이야말로 남녀 성관계의 핵심이므로 봄의 성생활은 항상 부드럽고 순하게[柔] 하는 것을 원칙으로 한다. '빨리빨리'로 일상생활을 보내는 우리 현대인은 이 점을 귀하게 여겨 부부의 정을 돈독하게 하면, 생활이 더욱 윤택해질 것이다.

◆◆ 우아한 건강법

- 봄에는 간장, 담낭(쓸개), 눈, 근육과 관절, 손발톱의 건강에 유념해야 한다.
- 따뜻한 계절에 맞도록 근육 운동을 하고 신선한 음식을 섭취한다. 특히 덕을 베풀고 남을 사랑하는 마음 자세가 필요하다. 슬픔과 화가 발생하기 쉬운 계절이다. 이를 이겨내는 음식은 나물 종류가 좋고 새싹과 잎 부위, 냉이, 부추, 결명자 차, 산딸기 등이 도움이 된다. 봄의 성생활은 항상 부드럽고 순하게[柔] 하는 것을 원칙으로 한다.

64 여름철 건강관리

우리나라는 계절의 변화가 뚜렷하여 한 해에 뜨거운 여름과 차가운 겨울이 다 들어 있다. 온화한 봄과 가을을 빼고는 비교적 힘든 기후를 견뎌내야 한다. 여름이 되면 특히 남성들은 보신 음식을 많이 찾는다. 대표적인 음식이 삼계탕, 보신탕, 냉면, 콩국수 등이다.

보신탕은 개고기로 만든 음식인데,《동의보감》에 보면 성질이 따뜻하고 오장을 편안하게 하고 오로칠상五勞七傷* 때에 신체를 보하고 혈맥이 잘 통하게 하고 장위를 든든하게 하며 골수가 가득 차게 하고 허리와 무릎을 더워지게 하며 음경이 일어서게 하고 기력을 돕는다고 했다. 여름철에 탈진하여 지친 몸을 추스르고 기운을 내는 데 적절한 음식이라 할 수 있다. 하지만 요즘은 위생상의 문제, 문화적인 문제 등으로 혐오하는 음식이 되어가고 있다.

* 오장이 허약하여 생기는 다섯 가지 허로와 남자의 신기가 허약하여 생기는 일곱 가지 증상.

닭고기는 성질이 약간 따뜻하여 허약하고 여윈 것을 보완하며 심신을 안정시킨다. 오행으로는 목木에 속한다. 삼계탕은 닭에 찹쌀과 인삼 등을 넣어서 만드는 것이므로 더위에 지쳐 몸이 차가워진 경우나 기력을 보강하는 데는 그만이다. 특히 간장과 근육의 피로에 좋다. 처가에 가면 장모님이 목 중의 목인 씨암탉을 잡아 백년손님인 사위를 대접하는 것은 남녀 방사房事로 인한 근육과 간의 피로를 회복하라는 깊은 뜻이다. 근래에는 또 옻닭이라 하여 먹는 사람들이 간혹 있는데, 옻은 성질은 따뜻하고 맛이 매우며 독이 있고 어혈을 삭이며 월경이 중단된 것을 회복해주는 효과가 있어서 이에 맞는 사람들에게는 좋으나, 특히 몸에 열이 많아 인삼이 안 받는 사람들에게는 열독으로 인한 두드러기 등을 일으킬 수도 있으니 주의할 일이다.

냉면은 메밀로 면을 만들고 원래 평양에서는 꿩을 비롯한 고기의 국물로 만드는데, 메밀은 성질이 차고 장위를 든든하게 하고 기력을 돕지만 오랫동안 먹으면 풍風이 동動하여 머리가 어지럽다고 한다. 더위를 풀고 기력을 돕지만 오래 먹지는 말아야 할 것이다. 또 꿩고기는 성질이 약간 차고 비위를 보하고 기력을 돕는데, 늘 먹는 것은 적당하지 않다고 되어 있다. 이로 보아 더운 여름철 비위를 도와 더위를 푸는 음식이라 하겠다. 운기론적으로 보면 냉면은 겨울 음식으로 볼 수 있다. 겨울에 속에 울체된 양기를 풀어주는 음식이다. 이런 이치를 응용하여 여름에 더위를 물리치는 음식으로 냉면이 인기가 있는 것이다.

콩국의 콩은 식물성 단백질의 보고로서 중요한 영양원이 되는데,

성질이 조화로워 오장을 보하고 경맥을 좋게 하며 소화기를 도와 장위를 따뜻하게 하니 오랫동안 먹으면 몸무게가 늘어난다고 하였다. 특히 속이 차가워져서 허약하기 쉬운 여름철 건강식품으로 뛰어나다. 그러나 평소 뱃속이 차가운 사람은 금하거나 소량 섭취하는 것이 좋다.

이 밖에 사상 체질에 따라 음식을 나누면, 소음인은 삼계탕·장어·보신탕 등의 따뜻하고 부드러운 음식이 좋으며, 소양인은 해물탕·녹두죽·평양냉면·팥빙수·돼지고기 등의 시원하면서 기운을 내려주는 음식이 맞고, 태음인은 곰탕·쇠고기·콩국수·칡즙 등 담백하면서 온화한 음식을 먹는 것이 좋다.

더운 여름은 허약한 사람에게는 지내기 힘든 계절이다. 조선 시대의 명의 허준許浚 선생은 "무더운 여름에는 기氣를 보익해야 한다. 여름이 되면 양기가 몸의 겉으로 올라와 피부 표면에서 흩어지면 몸속의 기운이 허해지니, 생맥산生脈散을 복용하여 오장의 기운을 돕는다."고 하였다. 생맥산은 맥문동 8그램과 인삼과 오미자 각각 4그램씩을 물에 달여 물 대신으로 마시는 것이다. 체내의 수水의 근원과 기운을 도우면서 여름이 되어 축 늘어지는 몸을 신맛으로 수렴하는 것이다. 생맥산은 여름철의 좋은 음료수가 된다.

여름이 되어 지나치게 많은 땀으로 고생하는 사람도 있다. 땀이 너무 많아서 옷이 축축하고 이렇게 땀이 난 후에 피곤하다면 몸이 허약한 때문이다. 이런 사람은 땀을 많이 내는 일을 피하고 충분한 휴식을 취해야 한다. 또한 식욕이 없더라도 식사를 해야 하는데, 식초를 넣은 음식이 입맛에도 도움이 되고 흩어지는 기운도 돕는다. 그렇지만 체질적으로 태음인은 땀이 많고 땀을 흘려도 그다지 피곤함을 느끼지 못하기도 한다. 이런 사람은 땀이 잘 나는 것이 건강한 것이므로 걱정하지 않아도 좋다.

여름에 주의할 점은 덥다고 하여 시원한 물이나 과일이나 빙과를 너무 많이 먹어서는 안 된다. 여름의 더운 날씨 탓에 몸속이 체표에 비해 온도가 낮기 때문에 찬 것만 먹다가는 속이 더 차져서, 원래 속이 튼튼하지 못한 사람은 소화가 안 되거나 설사를 하기도 하고 속이 튼튼한 사람도 속이 약해진다. 갈증이 나더라도 차지 않은 물을 마시는 것이 더 빨리 갈증을 풀어준다. 덥다고 하여 찬 것만 찾으면 건강을 해치게 되니 주의해야 한다.

에어컨 때문에 생기는 냉방병에도 주의해야 한다. 에어컨을 사용하더라도 바깥 공기와 8도정도 차이가 나는 온도가 좋고 그 이상 차이가 나면 건강에 해롭다. 여름은 더운 것이 자연의 순리인데 이를 거스르고 오히려 추위를 느끼면 건강을 해치는 것이 당연하다.

◀◀◆ 우아한 건강법

- 여름에는 심장, 소장, 혀, 혈액순환과 혈관 등의 건강에 유념해야 한다.
- 더운 계절에 맞도록 적합하게 활동하고 따뜻한 음식으로 속을 데우고, 특히 질서 바른 생활을 한다. 심장이 바로 최고의 질서 바른 장기이기 때문이다. 만약 급속하게 그 질서가 파괴되면 심장마비가 일어난다.

65 가을철 건강관리

가을은 일 년의 결실과 수확의 계절이므로 양생법에서 특히 중요하게 다루고 있다. 지난 봄과 여름에 건강 양생을 실천한 결과이며, 앞으로 다가오는 겨울의 상태를 짐작할 수 있기 때문이다. 더운 여름 다음으로 오는 가을은 감기나 기침 등의 호흡기 질환이 생기기 쉽다. 이는 바로 지난여름에 땀을 너무 많이 흘렸거나, 더위를 피하여 차가운 에어컨에 지나치게 노출된 결과로 나타난 증후이다.

가을은 천고마비天高馬肥라는 말처럼 날씨가 쾌청하고 하늘이 맑다. 지내기 좋을 정도로 서늘하고 육기 중에서 건조한 조燥가 주관하는 시절이므로 그에 적응하는 생활이 중요하다. 이는 건조함, 피부 메마름을 의미기도 하지만, 결실과 수확 말고도 버림과 쭉정이와 낙엽을 상징하기도 한다. 바로 지나친 추진의 생명력을 억제하는 숙살肅殺의 기운이다.

가을은 건조한 기후에 맞도록 폐장 · 기관지 · 인후 · 코 등의 호흡기와 피부 보호에 관심을 둘 필요가 있다. 또한 공정성, 기준이 마련된 판단, 이익보다는 정의로움을 챙기는 의로움[義]의 마음이 가을의 변화에 순응하는 태도와 마음가짐이라고 할 수 있다.

음식은 수렴하고 억제하는 기운에 상응하는, 폐장의 기운이 잘 기능하도록 돕는 것이 중요하며, 껍질 종류가 알맞고 가지 부위가 좋다. 겉껍질째로 먹는 도라지와 더덕이 좋고 무, 잣, 호도, 계피 등이 좋다.

가을에는 일조량의 감소로 우울하거나 침울해지기 쉽다. 인간의 감정도 건조하고 차가운 계절에 맞춰 변하는 것이다. 흔히 "가을은 남자의 계절"이라고 하는데, 이는 평소 힘찬 남자가 의기소침해진 모습을 마치 가을의 가라앉은 형상에 비유한 말이라고 할 수 있다. 이런 점을 참고하여 스스로의 감정을 조절하고 타인과의 대인관계를 조율해야 할 것이다.

◀◀◀ 우아한 건강법

• 가을에 폐장, 기관지, 코, 피부 등의 건강에 유념해야 한다.
• 건조하고 차가운 계절에 맞도록 활동하고 진액이 윤택한 음식으로 속을 데운다. 도라지와 더덕, 무, 잣, 호도, 계피가 좋다. 특히 의리 바른 처신을 하도록 한다. 만약 반듯한 생활 리듬이 깨지면, 호흡기의 기운이 처지거나 정신적으로 우울한 증상이 나타난다.

66 겨울철
건강관리

겨울은 특히 계절 중에서 가장 중요한 의미를 갖는다. 인체의 정기精氣를 저장하는 신장腎臟의 기운과 상응하는 시절이기 때문이다. 인체의 신장은 자연의 수기水氣에 상응하는데, 현대적으로 보면 비뇨와 생식을 담당하는 특성이 있다. 하나의 구멍으로 두 기능을 담당하니까 당연히 복잡한 것이다. 그래서 한의학 내부에서조차도 서로 다른 견해가 있을 만큼 내용이 복잡하다. 한 해의 건강은 겨울철 양생의 결과라고 볼 수 있을 정도이다. 겨울철 한방 양생법을 몇 가지 살펴보자.

겨울은 밤이 길고 추위가 심한 계절이다. 그래서 낮에 활동하는 양보다는 밤에 자는 양이 많은 것을 원칙으로 여긴다. 충분한 휴식이 겨울철 양생법의 시작이다. 겨울은 침정沈靜하고 간직하는 기운이 주되게 작용하는 시절이므로, 사람도 여기에 상응하여 정기를 잘 비축하는 생활을 하는 것이 현명하다. 따라서 추운 겨울철에 해가 뜨기도 전에 등산을 하는 등의 운동법은 삼가는 것이 좋다.

이런 이치는 남녀 부부관계에서도 마찬가지로 적용된다. 겨울철에
는 정기를 잘 저장해야 하므로 남녀 성생활을 줄이고 정기를 비축하는
양생법이 일 년을 잘 지내는 기초를 튼튼히 하는 길이다. 한의학에서는
사람의 정기를 단순한 물질로만 여기는 것이 아니라 생명의 본질로 파
악하므로, 가장 귀중한 보물로 삼아 잘 보관하는 것을 중히 여긴다. 정기
의 비축에는 음양곽, 산수유, 연자육, 구기자 등의 한약이 도움이 된다.

겨울철 보양 음식으로는 음양곽 전골이 있다. 5인분을 기준으로 소
(간) 400그램, 두부 1모, 배추 약간, 시금치 1단, 다시마 10센티미터, 파
1개, 생강 1개, 양념, 음양곽 20~80그램을 끓여 전골을 만든다. 정액을
증가하고 정력을 강화하는 효능이 있다. 주로 태음인과 소음인에게 맞
는 음식이다.

육종용 전골은 강정 작용으로 마흔 살 이후의 남녀 모두에게 좋은
데, 주로 소양인에게 더욱 알맞다. 재료는 문어, 홍합, 굴, 조개, 새우 3~
4마리, 두부 1모, 다시마 국물, 간장과 청주 약간, 육종용 20~80그램으
로 전골을 만들어 먹는다. 겨울철에 더욱 괜찮은 건강식품이다.

겨울철 한사寒邪(추위)가 인체에 큰 영향을 끼치므로, 지나친 땀을 흘
려 감기에 걸리는 것을 삼간다. 기후 변화에 대한 저항력이 약하거나 땀
구멍이 열린 상태에서 찬 공기가 침입하면, 기관지와 폐장의 기운이 울
체되어 온갖 병의 원인이 된다. 이런 겨울철 감기 등이 기후로 생기는
대표적인 질병이므로 상한傷寒이라 하여 중시한다. 따라서 바깥 찬 기

후에 대한 저항력을 강화하는 한약 차가 좋다.

평소 대변이 무르거나 피부가 흰색인 태음인 체질은 오미자 · 도라지 · 맥문동 차 등이 알맞다. 또는 서리 맞은 뽕잎차도 좋다. 만약 피부가 검거나 대변이 된 사람은 칡차가 알맞다. 그리고 몸에 열이 많고 변비가 있는 소양인 체질은 생지황차가 좋고, 변이 무르거나 몸이 찬 소양인 체질은 지골피차(구기자나무의 뿌리)가 좋다. 구기자차는 모두에게 알맞다. 소양인도 몸이 찬 사람이 있다. 흔히 몸이 찬 소양인을 소음인으로 착각하는 경우가 있는데, 이런 분에게는 주위의 사상 체질 전문 한의사의 도움을 권하고 싶다. 소화기가 허약하고 몸이 찬 소음인은 대추 · 생강 차, 백출 · 인삼 차, 수정과가 좋으며, 대변이 좋은 경우에는 당귀 · 천궁 차, 꿀차가 많은 도움이 될 것이다.

마지막으로 운기법(우주 자연의 기후 변화에 대한 학문)에 맞는 양생법을 하나 소개하고자 한다. 겨울은 찬 계절이므로 신체의 양기가 속으로 들어가 있는 상태이다. 더운 여름철에는 양기가 신체 밖으로 나와 있는 것과는 반대이다. 그러므로 겨울에는 안에만 모여 있는 양기를 밖으로 풀어주기 위하여, 더운 음식과 함께 시원한 동치미를 먹거나 간혹 냉면을 먹거나 또는 식사 후에 따뜻한 방에서 차가운 아이스크림 등을 먹어서 울체된 기운을 풀어주는 것이 기운의 순환을 돕는다. 바로 천지 기운의 상태에 상응하는 고급 양생법이다.

- 겨울에 신장, 방광, 비뇨생식기, 외음부, 골격, 두발 등의 건강에 유념해야 한다.
- 춥고 건조한 계절에 맞도록 활동하고 체질에 맞게 정기를 도우는 음식을 섭취하고, 내년의 봄을 생각하면서 신체의 정기를 잘 보관하도록 한다. 충분한 휴식이 겨울철 양생법의 시작이다.
- 겨울은 찬 계절이므로 신체의 양기가 속으로 들어가 있는 상태이다. 안에만 모여 있는 양기를 밖으로 풀어주기 위하여, 더운 음식과 함께 시원한 동치미, 냉면을 먹거나 따뜻한 방에서 차가운 아이스크림 등을 먹으면 울체된 기운을 풀어주어 순환을 돕는다.